Uwe H. Ross

DER TINNITUS IST NICHT DAS PROBLEM

GUT LEBEN MIT MODERNER HYPNOSE

2024

Reihe »Fachbücher für jede:n«
Reihengestaltung und Satz: Nicola Graf, Freinsheim, www.nicola-graf.com
Umschlaggestaltung: B. Charlotte Ulrich
Umschlagfoto: © Gunnar Assmy – stock.adobe.com
Redaktion: Eva Dempewolf
Printed in Germany
Druck und Bindung: CPI books GmbH, Leck

MIX
Papier | Fördert gute Waldnutzung
FSC® C083411
www.fsc.org

CPI klimaneutral
Mehr Bäume.Weniger CO_2

Erste Auflage, 2024
ISBN 978-3-8497-0544-2 (Printausgabe)
ISBN 978-3-8497-8509-3 (ePUB)

Bibliografische Information der Deutschen Nationalbibliothek:
Die Deutsche Nationalbibliothek verzeichnet diese Publikation in der Deutschen Nationalbibliografie; detaillierte bibliografische Daten sind im Internet über http://dnb.d-nb.de abrufbar.

Informationen zu unserem gesamten Programm, unseren Autoren und zum Verlag finden Sie unter: **www.carl-auer.de**.
Dort können Sie auch unseren Newsletter abonnieren.

Carl-Auer Verlag GmbH
Vangerowstraße 14 · 69115 Heidelberg
Tel. +49 6221 6438-0 · Fax +49 6221 6438-22
info@carl-auer.de

INHALT

Vorwort

In meiner täglichen Arbeit mit Tinnitus-Betroffenen ist immer wieder zu erleben, wie wichtig und überraschend erfolgreich eine Beratung und Behandlung ist, die – bei aller Wertschätzung für die vorhandene persönliche Belastung – ganzheitlich auf die meist verdeckten persönlichen Stärken, Lösungen und Entwicklungspotenziale der Betroffenen ausgerichtet ist.

Eine solche Ressourcenorientierung birgt gerade auch in der Zeit der ersten Auseinandersetzung mit dem Thema Tinnitus große Chancen, das Symptom konstruktiv und gesundheitsfördernd zu nutzen. Dieses Buch macht darüber hinaus einen signifikanten Unterschied zur vorhandenen Tinnitus-Literatur, weil es systemisch-konstruktivistisch, ressourcen- und lösungsorientiert ausgerichtet ist und praktische Ansätze der modernen Hypnose im Umgang mit dem Tinnitus nutzt. Es ermöglicht ein interaktives, erfahrungsorientiertes Lernen, unter anderem über direkt downloadbares Audio-Material.[1]

Dieses Buch ist darüber hinaus ungewöhnlich. Denn es richtet sich zugleich an Betroffene mit Tinnitus, Hyperakusis, Misophonie *und* an fachkundige Profis, die diesen Themen in ihrer Berufspraxis häufig begegnen, also HNO-Ärzt:innen, Hörakustiker:innen, Zahnärzt:innen, Physiotherapeut:innen, Psychotherapeut:innen, Fachärzt:innen Psychosomatische Medizin & Psychotherapie und Psychiatrie & Psychotherapie, Berater:innen und Coachs. Immer mehr Betroffene haben aus speziellen Internet-Foren tiefgehende Hintergrundinformation und auch weiter offene Fragen. Professionelle Berufsgruppen wollen gern aktuelle Erkenntnisse zu diesen speziellen Themen auf fundierte, aber interdisziplinär verständliche Weise aufbereitet nachvollziehen und diese gern als unmittelbar erfahrbare, praktische Anregungen an ihre Patient:innen und Klient:innen weitergeben. So ist dieses Buch als »Fachbuch für jede:n« gedacht.

1 Siehe die QR-Codes im Text, die jeweils direkt zur entsprechenden Audiodatei führen. Alle Audios finden sich auch auf der Seite www.carl-auer.de/der-tinnitus-ist-nicht-das-problem.

Ihnen als Betroffene, liebe Leserinnen und Leser[2], soll es eine Hilfe sein, die Auseinandersetzung mit anhaltendem Tinnitus als ganz persönliche Entwicklungschance zu nutzen – hin zu einem Lebensstil, der auch Ihre bislang nicht gelebten Seiten berücksichtigt. In diesem Sinne wünsche ich Ihnen viel Freude und wertvolle Erfahrungen mit diesem Buch!

Priv.-Doz. Dr. med. Uwe H. Ross
Freiburg, im Sommer 2024

2 Die Formulierungen in diesem Buch schließen Angehörige aller Geschlechter (m/w/d) ein. Der besseren Lesbarkeit halber wird ab hier das generische Maskulinum verwendet.

1 WISSEN HILFT – DAS PROBLEM VERSTEHEN

Das Leben in unserer Informationsgesellschaft ist geprägt von Hektik, Reizüberflutung und Unsicherheit, von Dauerbelastung und wachsender Selbstentfremdung. Dieses Szenario ist der Hintergrund für das Phänomen »Tinnitus« und andere verwandte Hörprobleme wie »Hyperakusis«, »Misophonie«, »Phonophobie«. Wenn Sie unter solchen Symptomen leiden und nach konstruktiven Wegen suchen, mit den Geräuschen im Ohr oder Außengeräuschen klarzukommen, sollten Sie wissen, wie diese entstehen. Was läuft beim normalen Hören in unserem Organismus ab und wie kommt es zum Tinnitus?

1.1 Was ist Tinnitus?

Mit der globalen digitalisierten Informationsgesellschaft hat die Kulturgeschichte der Kommunikation einen vorläufigen Höhepunkt erreicht. Wir erhalten täglich eine unglaubliche Menge an Informationen über moderne Medien und soziale Netzwerke, viele gleichzeitig.

Was einst mit der Erfindung des Buchdrucks begann, haben Smartphone, TV und Internet auf die Spitze getrieben. Kommunikation verstreut sich, wird schneller, offener, unvorhersehbarer. Vernetzung verstört. Dieses »global village« der Bilder und Fakten beruht vor allem auf audiovisueller Kommunikation. Unsere »Kopf- und Fernsinne«, also Hören und Sehen, werden beansprucht wie niemals zuvor. Fühlen und Spüren als »Nahsinne« des Körpers zur Wahrnehmung unserer ureigensten inneren Bedürfnisse treten dagegen in den Hintergrund.

Unsere Ohren sind – anders als die Augen – 24 Stunden am Tag geöffnet. Damit sind sie rund um die Uhr akustischen Reizen ausgesetzt. Ob Beschallung im Supermarkt, Restaurant oder Großraumbüro, ob Handyklingeln, Verkehrs- oder Freizeitlärm wie Club- oder Technomusik oder Musik-Streams via Smartphone etc. – Inseln der Ruhe sind selten geworden. Ausgerechnet hier, in diesem gesellschaftlich wichtigen und zugleich empfindsamen Hörsinnessystem entstehen Störungen, die für viele Menschen zum essenziellen Problem werden: Tinnitus, Hyperakusis und andere.

1.1.1 Tinnitus – Ein natürliches Phänomen?

Wenn Sie zu den vielen Menschen gehören, bei denen es gelegentlich im Ohr »klingelt«, müssen Sie sich deswegen nicht krank fühlen. Ohrgeräusche sind nicht unbedingt unnatürlich oder krankhaft. Das haben die amerikanischen Hörforscher Heller und Bergman erstmals 1953 in einem Experiment an normalhörenden Erwachsenen gezeigt. Nach der Aufforderung, in einem schalltoten Raum auf etwaige Hörwahrnehmungen zu achten, vernahmen 94 Prozent der Probanden tinnitusartige Geräusche: Zischen, Rauschen, Klingeln und vieles mehr. Und das, obwohl sie niemals zuvor Tinnitus-Geräusche wahrgenommen hatten! Neuere Studien haben diese Beobachtung grundsätzlich bestätigt, wenn auch zu geringeren Prozentsätzen von ca. 64 Prozent (Tucker et al. 2008), 68 Prozent (Knobel a. Sanchez 2008) und 82 Prozent (Bo et al. 2008).

Als wichtige Faktoren für die einsetzende Tinnitus-Wahrnehmung bei Hörgesunden werden die akustische Reizarmut (Deprivation), aber auch Aufmerksamkeitsprozesse und Erwartungen verantwortlich gemacht. Denn neben der auditiven Aufmerksamkeitsfokussierung führte auch die selektive visuelle Fokussierung der Aufmerksamkeit zu einer häufigeren Tinnitus-Wahrnehmung bei den Probanden als reine Denksportaufgaben (Knobel a. Sanchez 2008). Nach der Platzierung eines Lautsprechers (ohne Funktion) im schalltoten Raum waren Ohrgeräusche bei den Probanden prozentual häufiger zu beobachten als ohne Lautsprecher (in 92 bzw. 82 Prozent; Bo et al. 2008).

Tinnitus kann also auch ein völlig normales Phänomen innerhalb des intakten Hörsystems sein, das im normalen Leben nicht wahrgenommen wird. Durch Geräuschabschirmung, besondere Aufmerksamkeitsprozesse und Erwartungen kann dieses Phänomen allerdings generiert werden.

1.1.2 Tinnitus als Problem

Wenn Sie jedoch unter Tinnitus leiden, sind Sie in großer Gesellschaft: Etwa 10 bis 15 Prozent der erwachsenen Bevölkerung in westlich zivilisierten Ländern nehmen permanent Ohrgeräusche wahr (Languth et al. 2013). Als behandlungsbedürftig gelten 3 bis 5 Prozent. Etwa 1,5 bis 2,5 Prozent sind erheblich belastet mit Einschränkung der Lebensgestaltungsfähigkeit. Hauptrisikofaktoren sind Lärmbelastung, Hörverlust und psychische Stressoren (Mazurek et al. 2022). Etwa 8 Prozent der Betroffenen haben ein normales Hörvermögen (Knobel a. Sanchez et al. 2008).

INFO: tinnire = klingeln

Unter Tinnitus (von lat. *tinnire* = klingeln) versteht man das bewusste Gewahrwerden von Tönen oder Geräuschen, die ohne äußere Schallquelle in den Ohren oder im Kopf wahrgenommen werden und sich als Pfeifen, Rauschen, Summen, Zischen, Klingeln, Piepsen, Sausen, Brummen oder Ähnliches bemerkbar machen.

International wird als Zeitkriterium eine anhaltende Tinnitus-Wahrnehmung über mindestens 5 Minuten Dauer angegeben, die an den meisten Tagen präsent ist.

Tinnitus wird zum Leiden, wenn er mit emotionalem Stress, kognitiven Einschränkungen (z. B. Konzentration, Denken) und/oder Erregung des autonomen Nervensystems verbunden ist und zu Verhaltensänderungen und funktionaler Beeinträchtigung führt (De Ridder et al. 2021).

Wer hat Tinnitus?

Chronischer Tinnitus, der behandlungsbedürftig ist, kommt besonders oft ab dem 50. Lebensjahr vor. Allerdings gibt es seit einigen Jahren eine deutliche Tendenz zu jüngeren Lebensaltern. Männer und Frauen scheinen gleich häufig betroffen zu sein. Das linke Ohr ist häufiger betroffen als das rechte. Interessant ist, dass ein vergleichsweise kleinerer Anteil von 15 Prozent der Menschen mit permanentem Tinnitus auch unter diesem Symptom leidet (Heller 2003). Anders herum: Die große Mehrheit, nämlich 85 Prozent der Menschen mit chronischen Ohrgeräuschen, lebt recht gut damit. Diese auffallende Akzeptanz hängt nicht etwa von der Lautstärke oder dem Klangcharakter des Tinnitus ab, sondern in erster Linie von der Art der mentalen und emotionalen Verarbeitung. Faktoren, auf die wir später noch ausführlich eingehen werden (siehe dazu S. 26 ff.). Das Risiko, unter anhaltendem Tinnitus zu leiden, ist höher, wenn zum Zeitpunkt des Erstauftretens von Tinnitus eine erhöhte psychosoziale Belastung, Ängstlichkeit, Schlafstörungen oder Lebensunzufriedenheit bestanden (Olderogg et al. 2004, Vielsmeier et al. 2020).

Wenn Tinnitus wichtige Lebensinhalte verdrängt

Auch wenn sich die Mehrheit mit ihrem Tinnitus arrangiert zu haben scheint, gibt es in absoluten Zahlen immer noch sehr viele Betroffene, die erheblich unter dem Ohrgeräusch leiden. Es nimmt in ihrem Leben zunehmend Raum ein und verdrängt dabei andere, wertvolle Lebensinhalte. Die Beschäftigung mit dem störenden Ohrgeräusch fordert immer mehr Aufmerksamkeit und Zeit. Folge sind Konzentrations- und Schlafstörungen, Leistungsabfall, Ängste, Depressionen, muskuläre Verspannungen, Gereiztheit, Nervosität und sozialer Rückzug. Das Ohrgeräusch wirkt sich damit negativ auf das Leben aus. Wer will und kann schon ein solches Symptom ohne weiteres akzeptieren?

INFO: Tinnitus in Zahlen

Häufigkeit in Deutschland und Europa

Etwa 30 bis 45 % der Bevölkerung nehmen gelegentlich Tinnitus wahr: Die Geräusche treten unvermittelt auf und verschwinden nach kurzer Zeit wieder (Coles a. Hallam 1987).

25 % aller Deutschen haben bereits Tinnitus erlebt (Mazurek et al. 2022).

Eine Studie zur Tinnitus-Häufigkeit in Europa 2017–2018 (Biswas et al. 2022) zeigt:

- Ca. 12 % der Bevölkerung Deutschland hatten im letzten Jahr Tinnitus länger als 5 Min. (EU-Durchschnitt: ca. 15 %).
- 5,5 % der Deutschen empfinden den Tinnitus als lästig (EU-Durchschnitt: 6 %).
- 1 % sind schwer beeinträchtigt (EU-Durchschnitt: 1,2 %).
- 6,2 % haben im letzten Jahr wegen Tinnitus medizinische Hilfe benötigt (EU-Durchschnitt: 6,8 %).

In einer früheren Untersuchung aus den späten 1990er-Jahren, die von der Deutschen Tinnitus-Liga in Auftrag gegeben wurde, lag die Punktprävalenz bei 3,9 % (Erwachsene). In Deutschland waren danach 2,7 Millionen Menschen von behandlungsbedürftigem Tinnitus be troffen, davon 1,5 Millionen mittelgradig bis schwerst. Jährlich sollen etwa 340.000 Tinnitus-Neuerkrankungen hinzukommen, 250.000 davon chronisch. Eine bedeutsame Beeinträchtigung (mittel bis unerträglich stark) war bei 1,1 % gegeben (Pilgramm et al. 1999).

Tinnitus bei »Hörsturz«

Hörsturz-Betroffene entwickeln zu ca. 72 % einen neuen Tinnitus, zu 20 % keinen (in 8 % vorbestehend; Mühlmeier et al. 2016), das heißt Patienten mit Hörsturz haben zu 80 % einen Tinnitus.

Tinnitus und Schwerhörigkeit

Mehr als 90 % der Menschen mit Tinnitus haben einen anormalen Hörtest (Sedley 2019, Biswas a. Hall 2021).

Weitere Begleit- und Folgestörungen

Durchschnittlich rund 40 % der Tinnitus-Betroffenen bemerken eine erhöhte Empfindlichkeit in Bezug auf ganz alltägliche Außengeräusche (Hyperakusis; Hazell 1991, Jastreboff 1996, Pilgramm et al. 1999), belastungsabhängig ansteigend bis zu 80 % der schwer Betroffenen (Cederroth et al. 2020).

Das Leiden an Ohrgeräuschen ist zudem Folge von Hörstörungen, Konzentrations- und Schlafstörungen, sozialer Isolation, Angst oder Depression, was die Lebensqualität erheblich beeinträchtigt. Hierzu gibt es folgende Zahlen:

Ca. 60 bis 73 % der Tinnitus-Betroffenen haben Schlafstörungen (Cronlein et al. 2016, Asnis et al. 2021). Die Häufigkeit von depressiven Störungen bei chronisch Tinnitus-Betroffenen wird mit 37 % und gleichzeitigen Angststörungen mit 32 % angegeben (Zirke et al. 2013, Kratzsch u. Goebel 2018).

Unbehandelter Spontanverlauf von Tinnitus

Hierzu gibt es unterschiedliche Zahlen, denn der Verlauf hängt zunächst davon ab, wie lange der Tinnitus besteht:

Akuter Tinnitus (Dauer: < 3 Monate) mit einer akuten Hörminderung (sogenanntem Hörsturz) bildet sich unter dreitägiger Placebo-Behandlung binnen sieben Tagen spontan in 15,6 % der Fälle komplett zurück, binnen 30 Tagen zu 35,6 %. Zwischen 30 und 90 Tagen lag die komplette Rückbildungsrate bei 44 %. Nach drei Monaten hatten zwei Drittel der Patienten eine komplette Hörerholung und das völlige Verschwinden des Tinnitus erfahren (Mühlmeier et al. 2016).

Ca. 18 % der Klinikpatienten hatten den (akuten) Tinnitus innerhalb von sechs Monaten spontan und komplett verloren, wenn er < 28 Tage bestanden hatte (Vielsmeier et al. 2020).

Chronischer Tinnitus (Dauer: ≥ 3 Monate) zeigt nach einer britischen Langzeitstudie mit fast 4.000 Teilnehmern folgenden Verlauf: Bei rund 18,2 % der Betroffenen verschwand der Tinnitus spontan innerhalb von vier Jahren. Bei den verbleibenden 81,8 % der Betroffenen, bei denen ein Tinnitus fortbestand, verbesserte sich dieser in 9 % der Fälle (nicht mehr lästig) und verschlechtert sich in 9 % (lästig) (Dawes et al. 2020).

Tinnitus-Betroffene, die Tinnitus über drei Monate hatten und seit über sechs Monaten keinen Tinnitus mehr, berichteten zu 78 % über ein graduelles und zu 22 % über ein plötzliches Verschwinden des Tinnitus. Während weiterer 18 Monate trat bei 8 % wieder Tinnitus auf, 92 % blieben symptomfrei (Sanchez et al. 2021).

1.1.3 Tinnitus – Ein Grund zur Freude?

Vielleicht empfinden Sie diese Überschrift fast als Provokation. Doch wären Sie zu einer weit früheren Zeit oder in bestimmten anderen Teilen der Welt aufgewachsen, so gäbe es für Sie das Problem Tinnitus überhaupt nicht. Dann nämlich wäre Tinnitus für Sie so etwas wie eine besondere Auszeichnung und damit ein Grund zur Freude. Denn frühen kulturgeschichtlichen Aufzeichnungen zufolge glaubten die alten Griechen, bei Ohrgeräuschen das Summen der Götter zu hören. Bei den alten Römern wurden Knaben wegen ihrer Ohrgeräusche als Medium für Weissagungen ausgewählt (Tenzer 2001, Steiner 2012). Wer im Kulturkreis Nordindien und bei einigen Stämmen der nordamerikanischen Indianer Ohrgeräusche vernimmt, gilt als ein ganz besonderer Mensch. Tinnitus gilt hier ebenfalls als Zeichen für einen besonderen »Draht« zu den Göttern.

Sie mögen darüber schmunzeln. Und doch zeigen diese Beispiele, dass Tinnitus an sich nicht automatisch mit Leiden gleichgesetzt werden kann. Ja, er kann durchaus auch positive, lebensbegünstigende Bedeutungen haben. Und das kann man lernen!

INFO: Welche Formen von Tinnitus gibt es?

Jeder Mensch ist einzigartig. Deshalb sind auch die Ohrgeräusche und die Art, wie sie entstanden sind und verarbeitet werden, bei jedem unterschiedlich. Folgende Formen lassen sich unterscheiden:

Objektiver (mithörbarer) Tinnitus

Diese sehr seltenen Ohrgeräusche sind auch von anderen hörbar (z. B. mittels Stethoskop des Arztes), da sie von inneren Körperschallquellen nahe dem Innenohr des Betroffenen stammen (z. B. gefäß- und muskelbedingte Geräusche). Meist lassen sie sich operativ oder medikamentös behandeln.

Subjektiver (nicht mithörbarer) Tinnitus

Dies ist die häufigste Tinnitus-Form. Sie ist nur vom Betroffenen selbst wahrnehmbar und Ausdruck einer besonderen, als störend empfundenen nervalen Erregungsbildung im Hörsystem. Die Übungen dieses Buches beziehen sich speziell auf diese Tinnitus-Form, soweit körperlich behandelbare Ursachen ausgeschlossen sind.

Akuter Tinnitus

Hierbei treten die Ohrgeräusche mehr oder weniger abrupt auf und bestehen weniger als drei Monate. Sie sollten HNO-ärztlich auf auslösende körperliche Ursachen hin untersucht und behandelt werden.

Chronischer Tinnitus

Die Ohrgeräusche bestehen mindestens drei Monate.

Wichtig zu wissen: Die Einteilung in »akut« und »chronisch« ist aus rein medizinisch-pragmatischen Gründen getroffen worden, um behandelnden Ärzten und Therapeuten entsprechende sinnvolle Handlungsempfehlungen an die Hand zu geben. Die Befürchtung vieler Betroffener, dass nach Ablauf von drei Monaten unumkehrbare körperliche Prozesse das Tinnitus-Leiden zementieren, ist falsch. Vielmehr sind die psycho-physiologischen Prozesse im Verlauf fließend und weiterhin (therapeutisch) gestaltbar.

Erträglich oder belastend?

Tinnitus kann zudem kompensiert (erträglich) oder dekompensiert (belastend) sein. Im letzteren Fall führen die Ohrgeräusche zu erheblichen Störungen in privaten und beruflichen Bereichen des täglichen Lebens: zu Konzentrations- und Schlafstörungen, Ängsten, Depressionen, muskulären Verspannungen, Gereiztheit, Nervosität und sozialem Rückzug.

1.1.4 »Hin zu« statt »weg von«

Dieses Buch unterstützt Sie dabei, das Problem Tinnitus ganzheitlich zu verstehen, es in gesundheitsförderlicher Weise handhabbar und für sich persönlich nutzbar zu machen. Anstelle üblicher »Weg-von«-Strategien wie Ablenkung und Bewältigung von Tinnitus geht es hier um konstruktive neue Wege im Sinne einer

»Hin-zu«-Orientierung. Im Mittelpunkt stehen dabei verdeckte Ressourcen (Ihre Fähigkeiten, Stärken, Talente, Gaben, kraftvolle Zustände), praktikable Lösungsansätze und persönliche Entwicklungschancen. Dabei wird der Tinnitus bewusst einbezogen. Es geht um das Verstehen von Tinnitus. Wer ihn bislang als Problem oder gar quälendes Leiden erlebt, kann mit etwas Anleitung durchaus neue Lösungswege entwickeln.

Dieses Buch lädt Sie mit zahlreichen, auf den ersten Blick vielleicht ungewöhnlichen Übungen dazu ein, auf eine ganz persönliche, interessante innere Erkundungstour zu gehen.

1.1.5 Der Ausblick – Neuer Zusammenhang

Machen Sie eine Forschungsreise zu Ihren verdeckten Ressourcen und Entwicklungsmöglichkeiten. Dabei können Sie erfahren,

- welche persönlichen Fähigkeiten in der Tinnitus-Wahrnehmung selbst liegen,
- welche Faktoren die unwillkürliche Tinnitus-Wahrnehmung aufrechterhalten,
- wie Sie Ihre Fähigkeit zur Fokussierung von Aufmerksamkeit für sich nutzen können,
- wie Sie mit den inneren Vorgängen auf unwillkürlicher Ebene kooperieren und diese in gewünschter Weise beeinflussen können,
- wie aus dem Quälgeist Tinnitus ein freundlicher und nützlicher Begleiter in besonderen Lebenslagen werden kann,
- wie Sie sich dabei neue, gesunde Erlebnisbereiche erschließen, sodass Lebensfreude und Sinnerleben wieder spürbar werden.

1.2 Der normale Hörvorgang

Wenn Sie verstehen wollen, wie Tinnitus entsteht, sollten Sie wissen, wie das Ohr funktioniert. Welche Vorgänge führen dazu, dass wir hören? Wie ist das Hörsystem aufgebaut? Und welche Strukturen sind am Hören beteiligt? In diesem Kapitel zeichnen wir den Weg nach, den der Schall oder das Hörsignal vom Ohr bis in das Gehirn nimmt. Wir beginnen zunächst mit dem Aufbau des Ohrs.

Das Ohr besteht aus dem äußeren Ohr mit Ohrmuschel und Gehörgang, dem Mittelohr mit Trommelfell und Gehörknöchelchen und dem Innenohr mit der Hörschnecke, dem eigentlichen Hörsinnesorgan (siehe 8). Die einzelnen Abschnitte haben verschiedene Funktionen: Äußeres Ohr und Mittelohr dienen dem Schalltransport, und die Hörschnecke ist für die Schallverteilung und Schalltransformation zuständig, also für die Umwandlung von mechanischer Energie (Druckschwankungen) in elektrische Energie.

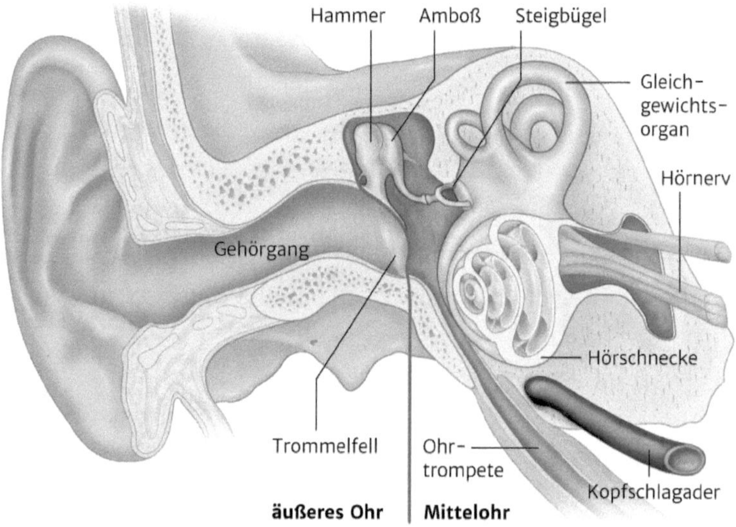

Abb. 1: Aufbau des Ohrs

1.2.1 Von der Schallwelle zum Nervenimpuls

Die Schallwellen treffen zunächst auf das äußere Ohr, also auf Ohrmuschel und Gehörgang. Beide verändern den Schall durch Resonanz und dienen als Schalltrichter beim Richtungshören. Dadurch wird das Hören insbesondere bei niedrigen Schallpegeln besser. Hält man die Handflächen hinter die Ohrmuscheln, lässt sich dieser Effekt verstärken, was manche Schwerhörige nur zu gut wissen. Der Gehörgang ist mit dünner Haut ausgekleidet, die zahlreiche Haare und Drüsen aufweist. Hier wird das Ohrenschmalz (Zerumen) gebildet, das die empfindliche Gehörgangshaut schützt und reinigt.

Die Bedeutung des Mittelohrs

Nachdem die Schallwellen den Gehörgang passiert haben, treffen sie auf das Trommelfell (siehe Abb. 1), eine vierschichtig aufgebaute dünne Membran, die nun in Schwingungen gerät. Diese Schwingungen setzen sich über die drei Gehörknöchelchen im Mittelohr (Hammer, Amboss, Steigbügel) auf die Hörschnecke fort. Grundvoraussetzung für die optimale Übertragung der Schwingungen ist ein gut belüftetes Mittelohr. Dies gewährleistet eine Verbindung des Mittelohrs zum Nasenrachen – die Ohrtrompete oder Eustachische Röhre. Das regelmäßige Öffnen der Ohrtrompete, das sich als hörbares Knacken beim Gähnen oder Schlucken bemerkbar macht, ist wichtig für den Druckausgleich zwischen Umgebung und Mittelohr, beispielsweise beim Aufenthalt im Gebirge, auf einer Flugreise oder beim Tauchen. Nur in einem gut belüfteten Mittelohr ist eine optimale Schwingungsfähigkeit des Trommelfells sowie der Gehörknöchelchen gewährleistet. Wobei sich der Druck des Schalls aufgrund der Flächenverhältnisse von Trommelfell zum Steigbügel um das Vierzehnfache erhöht. So können die Schwingungen des Trommelfells so klein sein wie der Durchmesser eines Atoms und dennoch einen Höreindruck auslösen!

INFO: Schall und Schwingungen

An großen Basslautsprechern lässt sich sehen und fühlen, wie die Membranen bei der Schallerzeugung hin- und herschwingen. So erzeugen sie rhythmisch abwechselnde Verdichtungen und Verdünnungen der Luft, und es entstehen Luftdruckschwingungen beziehungsweise Schallwellen. Physiker formulieren das so: Schall breitet sich wellenförmig in Form von Druck- beziehungsweise Moleküldichteschwankungen in elastischen Stoffen (z. B. der Luft) in die Umgebung aus. Der Frequenzbereich der für Menschen hörbaren Schallwellen liegt zwischen 16–20 und 16–18.000 Hertz (= Schwingungen pro Sekunde, Abk. Hz). Der Frequenzbereich der deutschen Sprache liegt im Bereich von etwa 80 bis 12.000 Hertz. Als Hauptsprachbereich gilt das Spektrum von 125 bis 8.000 Hertz.

Zum Vergleich die Hörbereiche einiger Tiere:

- Hunde: 20 bis 35.000 Hertz
- Vögel: 1.000 bis 10.000 Hertz
- Fledermäuse: 1.000 bis 100.000 Hertz (Ultraschall)
- Wale, Delfine: 10 bis 100.000 Hertz

Die Hörschnecke

Über die drei Gehörknöchelchen des Mittelohrs erreichen die Schwingungen schließlich das Innenohr, genauer gesagt die Hörschnecke (Cochlea) mit dem eigentlichen Hörsinnesorgan. Die Hörschnecke befindet sich mit dem benachbarten Gleichgewichtsorgan im Felsenbein des Schädels, dem härtesten Knochen des Menschen überhaupt. Bereits ab der 23. Schwangerschaftswoche ist sie so groß wie beim Erwachsenen: etwa 4 Millimeter hoch.

Die Hörschnecke besteht aus zweieinhalb Windungen eines mit Flüssigkeit gefüllten Hohlraums, der durch zwei dünne, schwingungsfähige Membranen geteilt ist. Eine dieser Membranen ist die sogenannte Basilarmembran und trägt die Hörsinneszellen des Innenohrs. Die durch die Schallwellen ausgelösten Vibrationen des Steigbügels erzeugen in der Flüssigkeit der Hörschnecke nun ihrerseits Druckwellen, die sich von der Schneckenbasis zur Schneckenspitze hin ausbreiten (daher »Wanderwellen« genannt) und die Membranen einschließlich der Hörsinneszellen in Schwingungen versetzen.

Das Cortische Organ

Um zu verstehen, wie aus den Schwingungen der Basilarmembran Nervenimpulse entstehen, die zu einer Hörempfindung führen, sollten Sie wissen, was auf der Ebene des empfindlichen, mikroskopisch kleinen Hörsinnesapparates auf der Basilarmembran geschieht. Dieses Cortische Organ ist nach seinem Erstbeschreiber Alfonso Corti (1822–1876) benannt. Das Cortische Organ (siehe Abb. 2) enthält unter einer Deckmembran etwa 17.000 Hörsinneszellen, die auf mechanische Reize (z. B. Druck, Biegung) spezialisiert sind. Sie weisen an der Spitze ihres schlanken Zellkörpers jeweils 50 bis 100 Sinneshärchen auf und werden daher Haarzellen genannt. Diese Zellen, die auf einer Länge von nur 28 Millimetern auf der Basilarmembran angeordnet sind, bilden die Grundlage für unsere Hörfähigkeit.

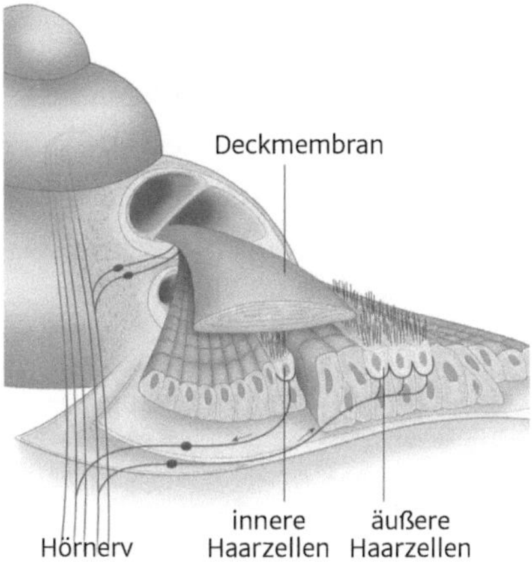

Abb. 2: Hörschnecke mit Cortischem Organ

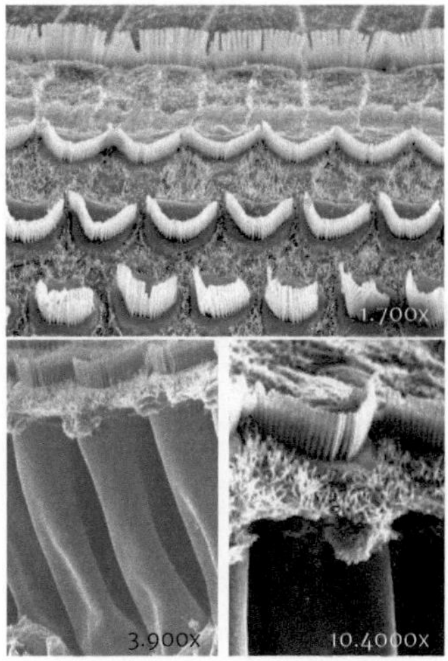

Abb. 3: Innere und äußere Haarzellen

Nach ihrer Anordnung lassen sich drei Reihen äußerer Haarzellen sowie eine Reihe innerer Haarzellen unterscheiden (siehe Abb. 3, Rasterelektronenmikroskopie, REM). Wenngleich die inneren Haarzellen die eigentlichen Hörsinneszellen darstellen, sind die äußeren Haarzellen (etwa 13.000) nicht weniger wichtig: Da sie sich aufgrund spezieller Eiweißstrukturen wie ein Muskel zusammenziehen können, bewirken sie eine Modulierung und Verstärkung der ankommenden Druckwellen. Mit dieser aktiven Verstärkung des Reizes durch die äußeren Haarzellen wird das Hörorgan sehr viel empfindlicher für sehr niedrige Schallpegel (z. B. Blätterrascheln, Flüstern).

Wir hören sehr differenziert

An der Spitze der Wanderwelle werden nur einige wenige innere Haarzellen mechanisch gereizt. Je nach Frequenz des eintreffenden Schalls liegt die Wellenspitze an verschiedenen Orten auf der Basilarmembran – bei hohen Frequenzen an der Basis, bei tiefen Frequenzen an der Spitze der Hörschnecke. Auf diese Weise werden die Hörsinneszellen an verschiedenen Orten der Basilarmembran frequenzspezifisch erregt, das Frequenzband des Schalls wird quasi zerlegt. Dies alles macht ein sehr feines und differenziertes Hören mit Unterscheidung kleinster Frequenz- und Intensitätsunterschiede möglich. Die von der Wanderwellenspitze bewirkte mechanische Reizung der kleinen Sinneshärchen an der Oberfläche der inneren Haarzellen führt nun zu Veränderungen des Stoffwechsels und der elektrischen Eigenschaften der Zellen. Dadurch entstehen an ihren Kontaktstellen zum Hörnerven elektrische Signale. Die inneren Haarzellen im Cortischen Organ verwandeln somit die mechanische Energie der Wanderwelle in elektrische Impulse, die in den Hörnervenfasern zum Gehirn weitergeleitet werden.

1.2.2 Die Hörverarbeitung im Gehirn – Vom Nervenimpuls zur Information

Der physikalische Schall wird also mit Hilfe des Ohrs in elektrische Nervenimpulse verwandelt, die dann über den Hörnerven an das Gehirn weitergeleitet werden. Lassen Sie uns nun weiterverfolgen, welchen Weg diese Nervenimpulse innerhalb der Hörbahn vom Hörnerven bis zum Hörgehirn nehmen und welche Aktivitäten sie an verschiedenen Orten im Gehirn auslösen (vgl. dazu Abb. 4).

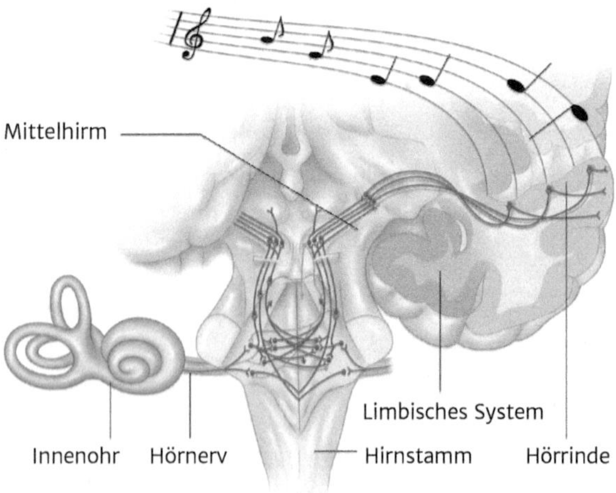

Abb. 4: Hörbahn

Je lauter die Schallreize, desto mehr Nervenimpulse

Im Hörnerv mit mehr als 30.000 Fasern vereinigen sich sämtliche der feinen Fasern, die mit den Haarzellen des Innenohrs in Verbindung stehen. Interessanterweise zeigen die Fasern des Hörnervs selbst in der Stille eines schalltoten Raumes eine spontane elektrische Aktivität von etwa 60 bis 80 Impulsen pro Sekunde, also 60 bis

80 Hertz. Ein Schallreiz führt nach seiner Umwandlung im Innenohr zu einer zusätzlichen elektrischen Impulsrate in den Hörnervenfasern, sodass ein bestimmtes Muster von elektrischen Impulsen entsteht.

Mit zunehmender Lautstärke des Schallreizes nimmt die Zahl der Nervenimpulse pro Zeit immer mehr zu, und das Impulsmuster ändert sich. Die Impulsmuster des Hörnerven werden zunächst im Hirnstamm umgeschaltet. Der Hirnstamm ist entwicklungsgeschichtlich ein sehr alter Hirnteil. Er ist mit dem autonomen Nervensystem verbunden und für lebenswichtige Körperfunktionen verantwortlich, die zumeist unwillkürlich, also ohne unser steuerndes Bewusstsein ablaufen. Hierzu gehören Herzschlag, Atmung, Schlafen und Wachen.

Das Mittelhirn

Im oberen Teil des Hirnstamms, dem Mittelhirn, werden die Fasern der Hörbahn nochmals umgeschaltet. Die Strukturen des Mittelhirns sind für unsere Aufmerksamkeitsleistungen und Bewusstseinszustände wichtig. Deshalb spielen sie auch hinsichtlich Art und Häufigkeit der Tinnitus-Wahrnehmung eine wichtige Rolle. Außerdem ist das Mittelhirn ein wichtiges Integrationszentrum, da es neben den Nervenimpulsen aus dem Hörsystem auch Impulse aus anderen Sinnessystemen, etwa Sehen und Körperempfinden, sammelt und verarbeitet. Ermöglicht wird dies durch besondere Nervenzellen, die im Dienste mehrerer Sinnessysteme stehen: sogenannte multisensorische Neurone.

INFO: Die Verbindung der Sinnessysteme

Bereits im Hirnstamm und auch in höheren Verarbeitungsebenen bis zur Hirnrinde stehen die Sinnessysteme für Hören, Sehen und Körperempfinden eng miteinander in Verbindung. Dieser Wechselwirkung der Nervenzellen, der sogenannten crossmodalen Prozessierung oder multisensorischen Interaktion (Überblick in Spence et al. 2009, Spence 2011), schreibt man zu, dass manche Menschen in der Lage sind, Töne und Farben simultan wahrzunehmen. Dann ist der Ton »D« gleichzeitig blau. Diese Fähigkeit der Synästhesie (griech. *syn* = zusammen und *aisthesis* = Wahrnehmung) wird Berühmtheiten wie Wolfgang Amadeus Mozart, Johann Wolfgang von Goethe, Franz Liszt und Wassily Kandinsky nachgesagt. Kandinsky soll Töne gesummt haben, die ihm halfen, beim Malen die gewünschten Farben auszuwählen. Diese enge Zusammenarbeit der multisensorischen Nervenzellen sieht die moderne Hirnforschung als Grund für die therapeutische Wirkung von Hypnose mit Hilfe innerer Bilder (z.B. in der Schmerzbehandlung). So können auch die therapeutischen Effekte von Hypnose bei Tinnitus erklärt werden. Im Übungsteil dieses Buches finden Sie einige Anleitungen, die Ihnen hierzu eigene Erfahrungen ermöglichen.

In der Hörrinde wird der akustische Reiz bewusst

Von den Umschaltstellen des Mittelhirns ziehen die Nervenfasern der Hörbahn zur Hörrinde im Schläfenlappen unseres Gehirns. Wie die Lämpchen einer Lichterkette werden dabei innerhalb der Hörbahn bestimmte Nervenzellverbände aktiviert, bis die Hörrinde erreicht ist. Jetzt erst wird der akustische Reiz bewusst. Die Umschaltstellen der Hörbahn haben dabei besondere Filterfunktionen für ankommende Nervenimpulse und arbeiten nach dem Prinzip der Mustererkennung: Die Nervenzellverbände werden erst aktiv, wenn ankommende Impulse bestimmte Muster beziehungsweise Zeittakte aufweisen. Erst dann werden diese Impulse weitergeleitet. Das Funktionsprinzip der Mustererkennung ist praktisch und zeitsparend und basiert auf früher erlernten Verknüpfungen von Nervenzellaktivitäten und Informationseinheiten. Auch beim Tinnitus ist dieses Prinzip wirksam, allerdings auf ungünstige Weise. Wir werden später noch darauf zurückkommen.

Das limbische System

Sowohl der Hirnstamm als auch die Hörrinde im Schläfenlappen sind vielfach vernetzt mit der zentralen Bewertungsinstanz unseres Gehirns, dem limbischen System, das verschiedene Hirnteile durchzieht (z.B. Schläfenlappen, Zwischenhirn). Das limbische System ist für »subjektive«, meist unwillkürliche und unbewusste Bewertungsfunktionen zuständig: für unsere Gefühle, Haltungen und Zustände. Über die Ausschüttung von Botenstoffen (z.B. Noradrenalin, Dopamin) bestimmt es maßgeblich unsere unbewussten Körperreaktionen (Atmung, Herztätigkeit, Blutdruck usw.) sowie unsere bewussten Denkprozesse.

Das limbische System erzeugt also emotionale Zustände (Angst, Aggression, Lust usw.), die den Sinneseindrücken eine gefühlsmäßige Färbung geben. Sie führen blitzschnell zu entsprechenden

Körperreaktionen (z. B. Orientierungs- bzw. Hinwendungsreaktionen, Kampf- oder Fluchtreaktionen), ohne dass das Bewusstsein daran beteiligt ist. Das Resultat dieser gefühlsmäßigen Bewertung wird im emotionalen Gedächtnissystem abgespeichert. Treten solche Sinneseindrücke dann erneut auf, so werden sie nach dem Prinzip der Mustererkennung routinemäßig abgerufen – schnell und automatisch. So wird also jedes Hörsignalmuster sofort anhand gespeicherter Erfahrungen nach »bekannt« oder »unbekannt«, »wichtig« oder »unwichtig«, »angenehm«, »störend« oder »bedrohlich« bewertet und löst bestimmte Körperreaktionen aus. Auf diese Weise erhält ein an sich neutrales und bedeutungsloses Nervenimpulsmuster eine subjektive Bedeutung, einen eigenen Informationswert. Was dies konkret für die Tinnitus-Wahrnehmung bedeutet, veranschaulicht die folgende Abbildung 5.

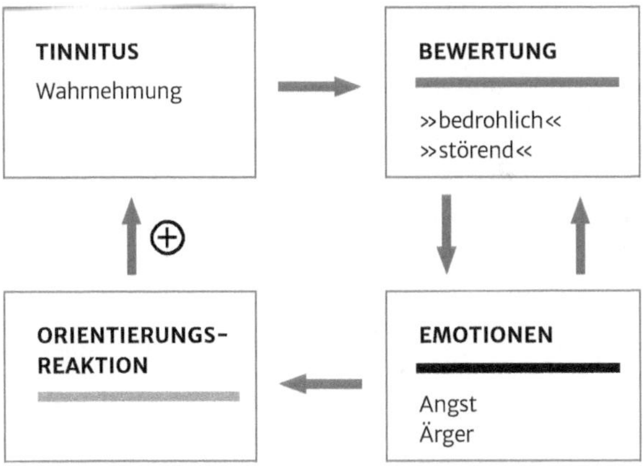

Abb. 5: Sensorische Verstärkung

Bei der Wahrnehmung von Tinnitus erfolgt eine negative Bewertung des Geräusches, die bestimmte aversive Gefühle wie Angst oder Ärger auslöst. Zugleich machen Emotionen wie Angst oder Ärger – ausgelöst durch psycho-soziale Mehrbelastungen und Stress – negative gedankliche Bewertungen wahrscheinlicher. Diese Emotionen, im Mandelkern (lat. *Amygdala*) des limbischen Systems generiert, lösen dann eine Orientierungsreaktion auf den Auslöser des Gefühls aus, was dessen Wahrnehmung verstärkt. Dieser Vorgang hat sich in der Evolution über Millionen von Jahren bewährt, als noch lebensbedrohliche Lebenssituationen an der Tagesordnung waren. Denn gewissermaßen sind wir die Nachkommen derer, die, wenn es im Gebüsch geraschelt hat, nicht cool oder entspannt waren, sondern eher wach und angespannt, und die unbewusst blitzschnell entschieden haben zwischen *»Hau ich drauf?«* oder *»Hau ich ab?«*, also zwischen Kampf-(Aggression) und Flucht-(Angst) Reaktion. Offenbar war es früher in der Evolution von überlebenswertem Vorteil, eher vom Negativen auszugehen als vom Positiven. Dieses Reaktionsmuster ist wohl noch heute in uns aktiv (Baumeister et al. 2001), wenngleich in einer Dienstleistungsgesellschaft – und auch im Umgang mit Tinnitus – meist nicht angebracht bzw. kontraproduktiv.

Der Mensch kann Geräusche filtern

Zwar können wir die beschriebenen unwillkürlichen Vorgänge beim Hören nicht gänzlich kontrollieren, doch durch unser Bewusstsein können wir Aufmerksamkeit lenken und bündeln, was uns gewisse, nicht zu unterschätzende Einflussmöglichkeiten gibt. Zum einen kann man Bewertungen bewusst verändern. So lässt sich ein Geräuschemix nach den Kriterien »wichtig« und »unwichtig« sortieren. Mit dieser Fähigkeit ist es uns beispielsweise möglich, im Geräuschgewirr einer Party das Klingeln unseres Telefons »herauszuhören«. Ebenso können wir den Straßen- oder Kinderlärm »ausblenden«, wenn jemand uns gerade etwas Wichtiges erzählt. Zum anderen lässt sich die Fähigkeit zur Bündelung und Lenkung der Aufmerksamkeit auch bei störendem Tinnitus nutzen, um eine heilsame Umbewertung anzuregen. Im Übungsteil des Buches finden Sie viele Möglichkeiten, dies einmal auszuprobieren.

1.3 Ursachen und Einflussfaktoren – Wie Tinnitus und Hyperakusis entstehen

Aus der praktischen Erfahrung und aus Ergebnissen der modernen Hörforschung sind heute eine Vielzahl möglicher körperlicher Auslöser für Tinnitus bekannt. Sie können das Hörsystem, das Gehirn, aber auch andere Bereiche betreffen. Tritt bei Ihnen der Tinnitus zum ersten Mal auf, lassen Sie sich am besten vom HNO-Arzt untersuchen und gegebenenfalls behandeln.

Grundsätzlich ist es möglich, dass Tinnitus oder Hörminderungen mit Herz-Kreislauf-Erkrankungen, Stoffwechselerkrankungen und gesundheitlichen Risikofaktoren (z. B. Rauchen) zusammenhängen. In eigenen Studien wurden bei Patienten mit plötzlichen Tieftonhörverlusten auffallend häufig nächtliche Blutdruckabfälle bei insgesamt niedrigen Blutdruckwerten beobachtet (Ross et al. 1993). Auch wechselnd oder krisenhaft stark ausgeprägter Bluthochdruck wird als Risikofaktor für Hörstörungen angesehen. Diverse andere Risikofaktoren für Herz-Kreislauf-Erkrankungen wie erhöhte Blutfette und Diabetes werden ebenfalls mit einem erhöhten Risiko für einen Hörsturz in Zusammenhang gebracht. Eine umfangreiche Metaanalyse ergab kürzlich ein erhöhtes Risiko für eine akute Hörminderung bei erhöhten Triglyceriden und hohen Gesamtcholesterinwerten, jedoch nicht bei Bluthochdruck, Diabetes oder hohen Lipoproteinen (low/high density) (Simões et al. 2023).

Auch stellt sich mancher Betroffene die Frage, ob eine akute Hörminderung (sogenannter Hörsturz) oder Tinnitus mit einem erhöhten Risiko für einen Schlaganfall oder Herzinfarkt einhergeht. Jüngste asiatische Studien legen nahe, dass lediglich hochgradige, akute Hörverluste mit einem erhöhten Risiko für Schlaganfall und Arteriosklerose verbunden sind (Tsuzuki et al. 2021). Eine akute Hörminderung ist nicht mit einem erhöhten Herzinfarktrisiko verbunden (Kim et al. 2018).

1.3.1 Körperliche Ursachen als Tinnitus-Auslöser

Der wichtigste Ansprechpartner zur Abklärung möglicher körperlicher Tinnitus-Auslöser ist der Hals-Nasen-Ohren-Arzt. Er wird Sie ausführlich zu Ihren Beschwerden befragen und anschließend die notwendigen Untersuchungen durchführen. Hierzu gehören:

- die Untersuchung von Hals, Nase und Ohren,
- verschiedene Ton- und Sprach-Hörtests,
- die Bestimmung der individuellen Tinnitus-Merkmale (Intensität, Frequenz, Verdeckbarkeit),

- die Untersuchung des Gleichgewichtssinns,
- Spezialuntersuchungen zur Überprüfung der Hörsinneszellen (Otoakustische Emissionen, OAE) und der Hörnerven (BERA).

In Einzelfällen ist eine Kernspintomografie des Gehirns zur Sichtbarmachung des Hörsystems erforderlich. Zur weiteren Abklärung der körperlichen Tinnitus-Ursachen können auch Ärzte anderer Fachgebiete hinzugezogen werden: Orthopäde, Zahnarzt, Internist, Hausarzt oder Neurologe.

Viele der im nachfolgenden Kasten aufgeführten auslösenden Ursachen lassen sich in konventioneller Weise medizinisch erfolgreich behandeln, ein Hörsturz etwa oder die Otosklerose.

INFO: **Auslösende Ursachen für subjektiven Tinnitus**

I. Hörsystem

- **»Hörsturz« – Akute Hörminderung**
  Plötzliche Funktionsstörung des Innenohrs mit Hörverlust von ≥ 30 dB, meist einseitig, ohne erkennbare, äußere Ursache (Chandrasekhar et al. 2019). Als Ursachen werden passagere Durchblutungsstörungen (auch niedriger Blutdruck!), Störungen der Immunabwehr und Virusinfekte angenommen. Spontane Besserungen in den ersten Tagen sind häufig, im Einzelfall jedoch nicht vorhersagbar.
- **Knalltrauma**
  Direkte mechanische Schädigung des Innenohrs durch hohe impulsartige Schalldrucke über 160 dB durch Knallkörper, Schusswaffen oder Spielzeugpistolen.
- **Akutes Lärmtrauma**
  Innenohrschaden mit erhöhtem Sauerstoffverbrauch durch hohe Schallbelastung über 100–120 dB über Minuten bis Stunden durch Diskothekenbesuch (bis 110 dB), Rockkonzerte (bis 120 dB), Kinderspielzeug (bis 140 dB!).
- **Chronische Lärmschwerhörigkeit**
  Beidseitige Innenohrschädigung durch dauerhafte Lärmbelastung mit mehr als 85–90 dB über viele Jahre hinweg bei Lärmtätigkeit ohne Gehörschutz, z.B. Metallarbeiter, Diskjockeys, (Orchester-)Musiker u.a.
- **Menière-Krankheit**
  Überwiegend einseitige, anfallsweise Hörminderung für tiefe und mittelfrequente Töne, mit heftigem Drehschwindel und tieffrequentem Ohrgeräusch durch Zunahme der Innenohrflüssigkeit.
- **Idiopathisch (ohne Hörminderung)**
  »Von selbst« entstandene Ohrgeräusche ohne erkennbare Ursache.
- **Otosklerose**
  Von griech. *otos* = Ohr, *scleros* = hart. Knochenumbaustörung mit Verwachsungen des Steigbügels am Innenohr.

- **Entzündungen**
  Mittelohrentzündungen (u.a. bei Grippe) können auf das Innenohr übergreifen und die Hörsinneszellen dauerhaft schädigen.
- **Medikamente**
  Bestimmte Antibiotika (Aminoglykoside), Schmerzmittel (z.B. Aspirin), entwässernde Mittel (Schleifendiuretika) und Krebsmedikamente, die v. a. bei hoher Dosierung das Innenohr schädigen können.
- **Akustikusneurinom**
  Seltene gutartige Gewebsvermehrung der Hülle des Gleichgewichtsnervs, die auf den Hörnerv drückt und Hörminderung, Tinnitus und Schwindel hervorruft.

II. Zentrales Nervensystem

- **Schädel-Hirn-Trauma**
  Verletzungen des Kopfes mit Erschütterung oder Stauchung des Gehirns und der Hörschnecke, mit oder ohne Bruch des Felsenbeins.
- **Hirnerkrankungen**
  Entzündungen des Gehirns (z.B. multiple Sklerose), Geschwülste, Durchblutungsstörungen u. a. mit Beeinträchtigung der Hörbahn.

III. Andere

- **Funktionsstörungen der Kiefergelenke**
  Bissfehlstellungen, Ungleichgewichte der Kaumuskulatur, Zähnereiben, die nachweislich zu einer Beeinflussung der Hörverarbeitung bis in die Hirnrinde führen.
- **Halswirbelsäulenerkrankungen**
  Beeinträchtigung der Hörverarbeitung durch Irritation der oberen Kopf- und Halswirbelsäulengelenke bei Schleudertrauma, Muskelverspannungen u. a.

INFO: Gelenke von Kiefer- und Halswirbelsäule als Auslöser

Funktionsstörungen der Kiefer-, Kopf- und Halswirbelsäulengelenke (vgl. Übersicht oben) können als Tinnitus-Auslöser in Betracht kommen (Biesinger et al. 2008), wenn Sie folgende Beobachtungen machen:

- Der Tinnitus ändert seine Intensität beim Verschieben des Unterkiefers, beim Zusammenbeißen der Zähne, beim Gähnen oder bei Kopfdrehung.
- Sie spüren starke Verspannungen der Kiefer-(und Nacken-)Muskulatur mit wiederholt vorübergehend auftretenden Schmerzen im Bereich des Ohrs und Ausstrahlung in die Schläfenregion.
- Sie knirschen im Schlaf mit den Zähnen.
- Das Ohrgeräusch trat nach einer Veränderung der Zahn- oder Bissstellung oder nach einer Halswirbelsäulenverletzung auf.

In den oberen Kopf- und Halswirbelsäulengelenken wie auch in unseren Kiefergelenken befindet sich eine Vielzahl von Fühlrezeptoren. Werden sie gereizt, gelangen von hier aus Nervenimpulse in die Umschaltstellen der Hörbahn im Hirnstamm, wo sie die Verarbeitung und Weiterleitung von Hörimpulsen hemmen oder fördern und damit die wahrgenommene Tinnitus-Intensität beeinflussen können.

Das Gehirn »hört« ein Geräusch, das es »gar nicht gibt«

Subjektiver Tinnitus kann auf verschiedenen Ebenen des Hörsystems (von der Hörschnecke über den Hörnerv bis zum Gehirn) ausgelöst werden. Bis heute lässt sich der genaue Entstehungsprozess im Einzelfall nicht direkt beobachten, sondern lediglich indirekt rekonstruieren. So existieren heute verschiedene neurowissenschaftliche Modellvorstellungen zur Entstehung einer Tinnitus-Wahrnehmung, die hier einmal kurz genannt werden: Modell komplexer Netzwerke, Neuroplastizität, zentrale Verstärkung, laterale Hemmung, thalamo-kortikale Dysrhythmie, Predictive Coding und stochastische Resonanz. Aus Gründen der praktischen Relevanz für dieses Buch wollen wir nur die letzten beiden Modelle hier darstellen.

Eine neuere hirnbiologische Modellvorstellung zur Tinnitus-Entstehung basiert auf der Theorie des *Predictive Coding* die (deutsch: prädiktive Kodierung). Eine Theorie, die sich seit gut zwei Jahrzehnten als grundsätzliches Modell der Wahrnehmung in den Neuro- und Kognitionswissenschaften, in der Psychologie und Philosophie verbreitet und unter anderen auf den renommierten Londoner Neurowissenschaftler Karl Friston zurückgeht (Friston 2010). Predictive Coding geht davon aus, dass Wahrnehmungssysteme hierarchisch organisiert sind. Wahrnehmung ist danach nicht einfach nur durch einen (Sinnes-)Reiz bestimmt, sondern das Ergebnis des neuronalen Zusammenspiels der Reizverarbeitung von unteren zu höheren Ebenen des Gehirns (engl.: *buttom-up processing*; z. B. Innenohr bis Hörrinde) und Erwartungen bzw. Vorhersagen »von oben«, von höheren Verarbeitungsebenen (engl.: *top-down predictions*). Wahrnehmung ist danach also ein konstruktiver Akt, der aus vergleichsweise bruchstückhaften Sinnesdaten – aufgrund der Leistungsgrenzen unserer Sinnesorgane – im Verbund mit Erfahrungen eine Wirklichkeit konstruiert.

Dieser Theorie zufolge erzeugt unser Gehirn aufgrund der Vorerfahrungen auf allen Ebenen von der Nervenzelle bis zu komplexen Nervenzellnetzwerken Voraussagen (engl.: *priors*) über zu erwartende Ereignisse und Zustände auf der jeweils darunterliegenden Ebene. Durch den Abgleich mit den aktuell tatsächlichen Sinnessignalen (engl.: *posterior*) entstehen oftmals Diskrepanzen oder sogenannte Vorhersagefehler (engl.: *predictive errors*) wie z. B. die Vorhersage (Erwartung) von Ruhe, aber tatsächlich Eingang eines Tinnitus-Signals. Solche Vorhersagefehler werden dann zur nächst höheren Ebene geleitet, wo sie mit hoher Priorität behandelt werden, höchste Verarbeitungsstufen erreichen, hohe Aufmerksamkeit erhalten und so im Bewusstsein bleiben.

Das sogenannte Predictive Coding-Modell der Tinnitus-Entstehung (Sedley et al. 2016) formuliert die bewusste Wahrnehmung von Tinnitus als Vorhersagefehler des Gehirns: Das Tinnitus-Perzept (»*posterior*«) entspricht dem Ergebnis eines nervalen Verarbeitungsprozesses (Predictive Processing), bei dem eine Ist-Soll-Diskrepanz zwischen erwartetem Ereignis (»*prior*«, kein Tinnitus-Signal) und tatsächlich vorhandenem Nervensignalen in der Hörbahn (tinnitusrelevante neurale Aktivität) entsteht. Solche Vorhersagefehler werden zur nächst höheren Ebene in der Hörbahn geleitet, wo sie mit hoher Priorität verarbeitet werden, höchste Verarbeitungsstufen erreichen und schließlich ins Bewusstsein gelangen. Solche Vorhersagefehler können auf vielfache Weise beeinflusst oder behoben werden, beispielsweise durch:

- Veränderung des sensorischen Inputs, z. B. durch positive Anreicherung der akustischen Umgebung, Ausgleich eines Hörverlustes bei Tinnitus.
- Unterdrückung des Vorhersagefehlers über eine Dämpfung des sensorischen Inputs (Abschwächung der tinnitusrelevanten neuralen Aktivität).
- Verstärkung des sensorischen Signals, um eine solcherart erwartete Vorhersage zu erfüllen, beispielsweise durch bewusste Wahrnehmung des Tinnitus und Entwickeln einer Akzeptanzhaltung (siehe Übung »Feuerprobe«, S. 202). Dadurch wird die Modulation des Tinnitus-Perzepts (»*posterior*«), der Erfahrung und damit die Veränderung des Vorhersagemodells (Ist = Soll) gefördert. Auf diese Weise können neue, funktionale Voraussagen (»*priors*«) entstehen.
- Verlassen der dysfunktionalen Strategien zur Vorhersage und Kontrolle des Tinnitus, wie z. B. Sich-Sorgen, Grübeln, Checking

behavior und Scannen nach vermeintlich bedrohlichen Zeichen, da diese so eine kontinuierliche Quelle für hoch präzise, negative Vorhersagen (»*priors*«) und Erwartungen darstellen, die den aktuellen körperlichen Zustand, z. B. die Gefühle, den psycho-vegetativen Stresslevel und die Wahrnehmung, in Richtung der Erwartungen und Vorhersagen nachweislich bestimmen.

- Veränderung der Überzeugungen, Erwartungen und Vorhersagen (»*priors*«) durch positive, korrigierende Erfahrungen und Sichtweisen in Bezug auf den Tinnitus.
- Senkung der Präzision von Vorhersagefehlern (Erhöhung der Fehlertoleranz) durch positive Emotionen und Senkung des psycho-vegetativen Arousals.

Das vorliegende Buch bietet Ihnen ein breites Spektrum an hilfreichen Ansätzen, die auf jeder dieser Verarbeitungsebenen des neurobiologischen Wahrnehmungsmodells im Sinne des »Predictive Processing« bei Tinnitus ansetzen.

Vorhersagefehler finden ihren Ausdruck im Hirnstrombild in der Zunahme der Synchronizität von hochfrequenten Hirnströmen, der Gamma-Aktivität, und sind bei chronischem Tinnitus über der Hörrinde des Schläfenlappens des Gehirns ableitbar (Sedley et al. 2012, 2016). Diese Gamma-Aktivität (Frequenz 25–140 Hertz) lässt sich mit Hilfe einer Elektroenzephalografie (EEG) nachweisen. Denn die neuronale Aktivität des Gehirns erzeugt schwache bioelektrische Ströme, die sich über EEG-Elektroden an der Kopfoberfläche ableiten und nach Frequenz unterscheiden lassen. Bei starker Aktivität des Gehirns sind diese sehr hochfrequent, bei geringer Aktivität eher langwellig und niederfrequent.

Beispielsweise werden langsame Hirnstromwellen von 1–4 Hertz Deltawellen genannt und treten im Tiefschlaf auf. Alphawellen (8–12 Hertz) sind bei geschlossenen Augen und bei Entspannung im wachen Zustand vorhanden. Über sinnesbezogenen Hirnarealen wie der Hörrinde werden in einem ausgeglichenen Zustand vor allem Alphawellen abgeleitet. Sobald eine erhöhte Aktivität dieses Areals vorhanden ist, z. B. bei Wahrnehmung eines Tons, reduziert sich die Alpha-Aktivität in dieser Hirnregion durch Beschleunigung der Hirnströme zu einem schnelleren Gamma-Rhythmus (Frequenz

32–48 Hertz). Diese Gamma-Aktivität ist bei chronischem Tinnitus als Folge einer Übererregung spezifischer, sinnesverarbeitender Nervenzellkörperverbände im Zwischenhirn (Thalamuskerne) verstärkt vorhanden (Modell der »thalamo-kortikalen Dysrhythmie«), insbesondere in der Stirn-, Schläfenregionen und in der Hörrinde des Gehirns (Prä-, orbitofrontaler, parieto-occipitaler und auditorischer Kortex). Dabei korreliert die erhöhte Gamma-Aktivität mit der Intensität der Tinnitus-Wahrnehmung (Sedley et al. 2012, De Ridder et al. 2015).

Das »Predictive Coding-Modell der Tinnitus-Entstehung« in seiner ursprünglichen Form lässt zwar wichtige Aspekte des Tinnitus-Leidens wie emotionale, gedankliche und vegetative Reaktionen (Sedley et al. 2016) beiseite, legt aber nahe, dass eine Beseitigung der Vorhersageaktivität des Gehirns der Entstehung des Tinnitus-Perzepts vorbeugen oder dieses sogar aufheben kann (De Ridder et al. 2014). Erste Untersuchungen zum Einfluss veränderter Bewusstseinszustände wie Narkose, Meditation oder Hypnose auf die Vorhersageaktivität, insbesondere das Hörsystem betreffend, liegen bereits vor (Lao-Rodríguez et al. 2023, Tivadar et al. 2021).

Im Schlaf werden Vorhersagefehler möglicherweise unterdrückt: Wie eine Studie bei Tinnitus-Betroffenen zeigte, die an ihre Träume erinnerten, bleibt der Tinnitus im Traumschlaf in 97 Prozent der Fälle aus. Eine mögliche Erklärung: Die Diskrepanzen zwischen Top-down-Vorhersagen und empfangenen (fehlenden) Sinnessignalen werden im Schlaf nicht registriert. Eine vorhandene Hörminderung wird im Schlaf nicht durch das Gehirn ausgeglichen, was in einem Ausbleiben des Tinnitus im Traumschlaf resultiert (De Ridder et al. 2014).

Ein anderer Ansatz – der Predictive Coding-Theorie zufolge – wäre die Veränderung des kognitiven (mentalen) Modells, aus dem Vorhersagen getroffen werden, sodass die Vorhersagen dem tatsächlichen sensorischen Input entsprechen und Vorhersagefehler damit ausbleiben. Wir werden später noch auf die Möglichkeiten zu sprechen kommen, Vorhersagefehler mit Hilfe moderner Hypnose zu verhindern (zum möglichen Wirkungsansatz von Hypnose siehe »Hypnose und Predictive Coding«, S. 132).

Zu Entstehung und den zugrundeliegenden Mechanismen des Tinnitus gibt es heute eine Vielzahl von Hypothesen und Modellen (Krauss et al. 2019, De Ridder et al. 2022), wobei es nicht eine richtige Hypothese oder *das eine* Modell gibt. Modelle sind wie unterschiedliche Landkarten, um ein Gebiet zu beschreiben. Je nachdem, welche Fragestellungen beantwortet werden sollen, bevorzugt man das eine oder das andere Modell als Betrachtungsweise. Bei der Fragestellung dieses Buches, nämlich wie das Leiden an Tinnitus gelindert werden kann, eignen sich zum einen Modelle zur Entstehung des Tinnitus-Signals und zum anderen Modelle, die bei der Tinnitus-Verarbeitung und -Aufrechterhaltung emotionale, vegetative und gedankliche Aspekte im Rahmen eines ganzheitlichen, bio-psycho-sozialen Symptomverständnisses einbeziehen. Aufgrund seiner Anschaulichkeit und Vereinbarkeit mit neueren Modellen zur Tinnitus-Generierung (siehe oben) beziehen wir uns hier auf das Neurophysiologische Tinnitus-Modell im Rahmen eines integrativen verhaltenspsychologischen Konzeptes (Cima 2018).

Das Erlanger Modell zur Tinnitus-Entstehung

Üblicherweise wird Tinnitus als Ergebnis einer unangemessenen Fehlanpassung der Hörverarbeitung zum Ausgleich eines Hörverlustes betrachtet. Hörforscher in Erlangen haben 2016 ein alternatives Modell der Tinnitus-Entwicklung vorgestellt (Krauss et al. 2016). Darin wird die Tinnitus-Wahrnehmung als Nebeneffekt eines normalen physiologischen Mechanismus betrachtet, der die Hörleistung nach einem Hörschaden verbessern soll: Die Informationsübertragung in das auditorische System wird dadurch verbessert, dass ein »inneres«, neuronales Rauschen aus dem Fühlsystem (somato-sensorischen System) in die auditive Reizverarbeitung eingespeist wird. Dieser als *stochastische Resonanz* bezeichnete Mechanismus beschreibt die Verstärkung schwacher Signale durch die Anwesenheit von Rauschaktivität, der auch im gesunden Hörsystem die Hörleistung permanent optimiert. Bei einem Hörverlust würde das Hörsystem dem akustischen Signal mehr »inneres« Rauschen beimischen und das vorhandene, schwache Signal verstärken und den Hörverlust so teilweise kompensieren. Das beigemischte

Rauschen führt demzufolge zur neuronalen Überaktivität, die letztlich als Tinnitus wahrgenommen wird. Tinnitus wäre demnach ein Nebeneffekt eines physiologischen Mechanismus, der normalerweise das Hörvermögen optimieren soll.

Hieraus haben die Hörforscher eine therapeutische Idee entwickelt, internes neuronales Rauschen, welches im Modell der Verbesserung des Hörens dient, aber als Tinnitus wahrgenommen werden kann, durch ein externes, individuell angepasstes akustisches Rauschen zu ersetzen. Hierdurch würde das externe Rauschen das Hören über stochastische Resonanz verbessern und es überflüssig machen, internes Rauschen aus dem somato-sensorischen System beizumischen. In ersten Pilotversuchen scheint sich auf diese Weise die Intensität zumindest bei tonalem Tinnitus bis 5 kHz zu verringern (Schilling 2021, Schulze 2023).

Allen möglichen Entstehungsarten ist gemeinsam, dass in der Hörbahn Nervenimpulse und Nervenzellaktivitäten entstehen, die normalerweise von äußeren Schallquellen ausgelöst werden. Da unser Gehirn diese Impulse wie echte Schallsignale behandelt, werden Höreindrücke produziert, obwohl keine äußeren Schallquellen vorhanden sind. Die meisten Ohrgeräusche kommen auf diese Weise zustande. Es muss also keine Krankheit dahinterstecken.

In den folgenden Abschnitten wird beschrieben, was genau bei der Wahrnehmung des Tinnitus im Gehirn geschieht. Sie erfahren, wie es dazu kommt, dass Ohrgeräusche permanent bewusst wahrgenommen werden und hieraus ein Tinnitus-Leiden entsteht.

1.3.2 Was hält den Tinnitus aufrecht?

Bereits Anfang der 1990er-Jahre stellten die Hörforscher Pavel Jastreboff (USA) und Jonathan Hazell (Großbritannien) ihr *Neurophysiologisches Tinnitus-Modell* vor. Darin wurden die Abläufe bei der Entstehung von störendem Tinnitus zusammenfassend dargestellt (Jastreboff a. Hazell 1993). Die früher vorherrschende Vorstellung, Tinnitus sei ausschließlich eine Erkrankung des Innenohrs, wurde hier wesentlich erweitert: Insbesondere das limbische System (das Gefühlssystem) und aufmerksamkeitssteuernde Strukturen des Gehirns, die außerhalb der Hörbahn liegen, aber mit dem Hörsystem verbunden sind, spielen bei der Entstehung, Aufrechterhaltung und der Beeinträchtigung durch Tinnitus eine wesentliche Rolle. Diese sind für negative Bewertungen und emotionale Begleitreaktionen verantwortlich, die das *Leiden* an Tinnitus (im Unterschied zum Phänomen Tinnitus) charakterisieren, wie dies bereits schon früher von Hallam (1984) postuliert wurde. Also die Unterscheidung von Tinnitus als Phänomen und den psychischen Reaktionen auf Tinnitus. So bildet das Neurophysiologische Modell auch weiterhin die Grundlage für neuere, komplexere hirnphysiologische Tinnitus-Modelle (Wallace a. Palmer 2023) sowie für die moderne Tinnitus-Therapie.

Tinnitus – Ein Software-Problem?

So wissen wir heute, dass sich wesentliche Vorgänge, die die bewusste Tinnitus-Wahrnehmung aufrechterhalten, in Regionen unseres Gehirns abspielen, die für Aufmerksamkeit, das Denken und Fühlen verantwortlich sind. Anhaltend störender Tinnitus ist ein »Problem der Bio-Informatik«, wie es ein Betroffener einmal treffend formulierte, also ein »Software-Problem« der Signalverarbeitung im Gehirn. Entscheidend für die störende, zumeist unwillkürliche Hinwendung auf den Tinnitus ist dessen gedanklich-emotionale »Färbung«, die individuell sehr unterschiedlich ist. Im Gehirn spielt sich dabei Folgendes ab: Durch eine auslösende Ursache im Hörsystem oder ganz von selbst, ohne erkennbare Ursache, entsteht ein bioelektrisches Signal. Dies wird genau wie ein durch ein äußeres Schallereignis entstandener Impuls automatisch durch alle Instanzen der Hörbahn bis zur Hörrinde im Schläfenlappen unseres Gehirns nach dem Prinzip der Mustererkennung (oder Predictive Coding, siehe oben) durchgeschaltet (siehe Abb. 6).

Wird dieses Signal dann von der zentralen Bewertungsinstanz unseres Gehirns, dem limbischen System, mit »negativen« Emotionen wie Angst, Aggression oder Traurigkeit belegt, so ist der Weg zur wiederkehrenden quälenden Konzentration auf den Tinnitus gebahnt: Diese individuell sehr unterschiedliche »emotionale Färbung« des Tinnitus sorgt nämlich dafür, dass bestimmte Hörfilter weiterhin für das Tinnitus-Signal offen bleiben. Denn was wichtig

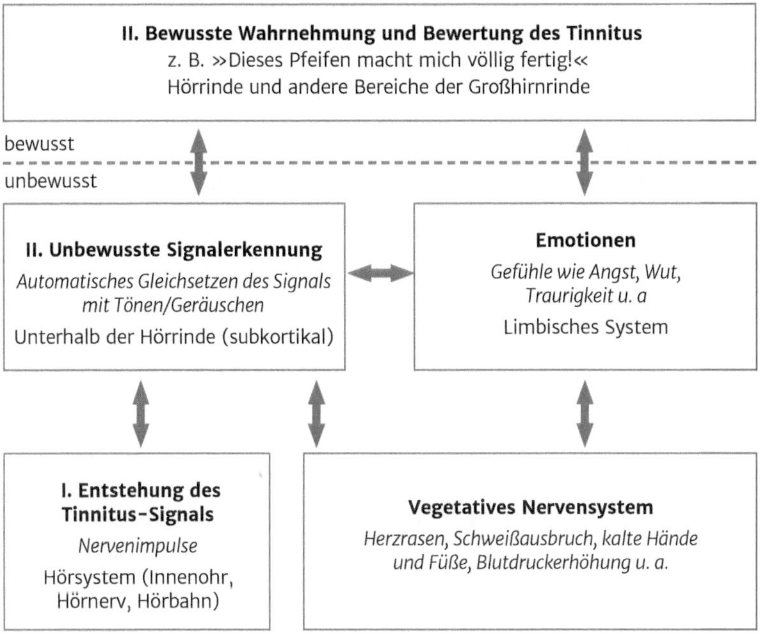

Abb. 6 : Entstehung von störendem Tinnitus – Das Neurophysiologische Tinnitus-Modell (modifiziert nach Jastreboff a. Hazell 1993)

oder neu (also emotional bedeutsam) ist, erregt ganz unwillkürlich unsere Aufmerksamkeit (Orientierungsreaktion) und dringt daher in unser Bewusstsein. Eng verbunden mit einer unangenehmen emotionalen Färbung ist die negative gedankliche Bewertung des Signals. Sie wird der Nervenzellaktivität im Bereich des Stirnhirns zugeordnet und lenkt nun ebenfalls die Aufmerksamkeit auf das Hörphänomen Tinnitus.

INFO: Tinnitus ohne Erkrankung!

Die meisten Ohrgeräusche kommen dadurch zustande, dass Nervenzellen spontan in der Hörbahn aktiv werden und Impulse senden, die normalerweise von äußeren Schallquellen ausgelöst werden. Da unser Gehirn diese Impulse wie echte Schallsignale behandelt, werden Höreindrücke produziert, auch ohne Erkrankung.

Angst verstärkt die Wahrnehmung

Hinzu kommt bei Tinnitus und Hyperakusis meist die wachsende Angst vor Geräuschen überhaupt. Fatale Folge: Man richtet seine

Aufmerksamkeit nur noch mehr auf das, was man fürchtet. Denn all das, wovor wir Angst haben, dringt verstärkt ins Bewusstsein – das gilt für äußere Geräusche ebenso wie für innere Ohr- und Körpergeräusche.

All dies kann dazu führen, dass Nervenimpulse, die sonst unterschwellig bleiben, nun auf einmal bewusst werden. Sie sind dann subjektiv als »neue«, zusätzliche Geräusche hörbar. Im Laufe der Zeit entsteht ein Kreislauf, der das Leiden immer mehr verstärkt:

- Bewusstwerden der Ohrgeräusche mit verstärkter Hör-Fokussierung.
- Dies löst »negative« Emotionen (Angst, Panik, Wut, Traurigkeit, ...) und vegetative Stressreaktionen aus, also unwillkürliche körperliche Reaktionen (z. B. Schweißausbrüche, Herzrasen, Erhöhung des Blutdrucks).
- Folge sind »katastrophisierende« Gedanken.
- Man prüft ständig, ob die Ohrgeräusche noch da sind. Daraus entstehen wiederum negative Emotionen und vegetative Stressreaktionen – man ist im Kreislauf gefangen.

Je negativer das Geräusch gefärbt ist, desto größer ist das Problem

Wie oben beschrieben, ist das Ohrgeräusch im Grunde ein bioelektrisches Aktivitätsmuster im Gehirn. Die Bewertung des Tinnitus erfolgt zunächst überwiegend gefühlsmäßig-emotional durch das limbische System des Gehirns und ist kulturell und individuell sehr unterschiedlich.

Aus den Neurowissenschaften weiß man, dass emotional gefärbte Reize im Gegensatz zu neutralen Reizen sehr früh, nämlich bereits nach etwa 100 Millisekunden (!), die Aufmerksamkeit auf sich ziehen und zu tieferer Verarbeitung und entsprechenden Gedächtniseffekten führen (Bröckelmann et al. 2013). Das Zusammenspiel von kognitiven und emotionalen Prozessen ist damit zentral für die Entstehung, Aufrechterhaltung und Behandlung von Tinnitus (Dobel u. Junghöfer 2023).

Die Art, wie der Tinnitus meist automatisch-unwillkürlich bewertet wird, bestimmt so das Ausmaß des Leidens. Belastend wird der

Tinnitus, wenn man – meist unwillkürlich – anfängt darüber nachzudenken, wo es herkommt, ob es wieder weggeht, ob es vielleicht bleibt oder schlimmer wird. Das wusste schon William Shakespeare (1564–1616), der seinen Hamlet sagen ließ: »There is nothing either good or bad, but thinking makes it so.« (Nichts ist gut oder schlecht an sich, erst das Denken macht es dazu.)

WICHTIG: Je negativer der Tinnitus emotional und gedanklich gefärbt ist, desto stärker und länger bleibt er im Bewusstsein: Einen Feind lässt man nicht so leicht aus dem Blickfeld. Alles, was wir bekämpfen oder weghaben wollen, wird uns noch stärker bewusst! Je mehr die Aufmerksamkeit auf die Ohrgeräusche gerichtet wird, umso mehr werden andere angenehme Sinneseindrücke des Sehens, Fühlens, Schmeckens und Riechens ausgeblendet, was das Leiden drastisch verstärkt. Die Betroffenen entwickeln sich zu leidgeplagten »Hörmenschen«.

Nervenzellverbände organisieren sich um

Wie ein Muskel, der trainiert wird und deshalb Umfang und Dichte ändert, kommt es so zu einer auf den Tinnitus bezogenen Umorganisation von Nervenzellverbänden im Gehirn. Immer mehr Nervenzellen treten in den Dienst der Tinnitus-Wahrnehmung. Diese Umorganisation ist allerdings nicht nur typisch für Tinnitus-Betroffene: Im Gehirn von Berufsmusikern (beispielsweise Violinisten) konnte man ähnliche Veränderungen der Nervenzellorganisation nachweisen.

Die gute Nachricht: Solche Veränderungen der Nervenzellorganisation, die praktisch auch bei jedem andersgearteten komplexen Lernvorgang bis ins hohe Alter stattfinden, lassen sich umgestalten. Auch die tinnitusspezifischen Veränderungen in der Nervenzellorganisation des Gehirns sowie die negative gefühlsmäßige Färbung des Tinnitus können also beeinflusst werden.

1.3.3 Hyperakusis & Co. – Akustisch dünnhäutig und gestresst

Eine häufige Nebenerscheinung bei Tinnitus, die bei etwa 40 Prozent vorhanden ist und die bis zu 80 Prozent der schwer Betroffenen bemerken (Cederroth et al. 2020), die aber auch ohne Tinnitus bei Normalgehör auftreten kann, ist eine Geräuschüberempfindlichkeit oder *Hyperakusis* (von griech. *hyper* = über und *akouein* = hören).

Insgesamt sollen bis zu 15 Prozent der Bevölkerung, mehr Frauen als Männer, von dieser Störung betroffen sein (Anderson et al. 2002): Man ist akustisch dünnhäutig und reagiert bereits auf normale Geräuschpegel unterhalb von 70–80 Dezibel gestresst, meist mit Angst. Schon alltägliche Umweltgeräusche wie Geschirr-, Besteckklappern oder etwa Papierrascheln erscheinen dann unangenehm laut.

INFO: Hyperakusis – Wenn Alltagsgeräusche stressen

Hyperakusis ist eine negativ bewertete, subjektive Überempfindlichkeit gegenüber Geräuschen normaler Lautstärke, unterhalb 70–80 dB HL, die den gesamten Frequenzbereich der menschlichen Hörwahrnehmung betrifft. Die Überempfindlichkeit besteht also gegenüber allen Geräuschen eines Schallpegels von weniger als 70–80 dB HL.

Dabei kommt es unmittelbar zu körperlichen Schreckreaktionen wie Herzrasen, Schweißausbruch, Zu- oder Abnahme des Blutdrucks, Mundtrockenheit, Schmerzen im Ohr, Muskelverspannungen im Schulter-Nacken-Bereich sowie zu Unruhe, Angst und Abwendung von der Geräuschquelle (Schaaf et al. 2003, Schwemmle u. Arens 2022).

Normalerweise liegt die Grenze, ab der Töne oder Geräusche als unangenehm laut empfunden werden, bei etwa 90 Dezibel (Unbehaglichkeitsschwelle).

Hier die Schallpegel einiger Geräuschquellen: normaler Straßenlärm (80 dB), Geschirrgeklapper (75 dB), Geschirrspülmaschine (40 dB), Blätterrascheln (20 dB). Zum Vergleich: Presslufthammer und Diskothek (110 dB), Trillerpfeife (130 dB = Schmerzschwelle), Silvesterböller und Gewehrschuss (170 dB).

Hyperakusis als generelle Geräuschintoleranz ist primär ein zentral-nervöses Filterphänomen der Hörbahn und damit Ausdruck einer veränderten *Hörverarbeitung* (Jastreboff a. Jastreboff 2014, 2023). Wenn sich die Aufmerksamkeit immer stärker auf das Hören richtet, bei Tinnitus oder auch bei Schallarmut, können Nervenimpulse, die durch äußere Schallreize ausgelöst wurden, verstärkt die Hörfilter des Gehirns passieren und sogar Schmerzen auslösen.

Bei Stille dreht das Gehirn den Verstärker auf

Meist ist die Hyperakusis mit Herzrasen, Schweißausbruch, Unruhe oder Angst verbunden. Oft meiden die Betroffenen dann die »nervenden« Geräuschquellen oder stopfen sich die Ohren zu. Das bringt zwar kurzfristige Linderung, doch langfristig wird die übermäßige Geräuschempfindlichkeit dadurch noch schlimmer. Denn das Gehirn erhöht nun die Empfindlichkeit des Hörsystems über eine vermehrte Durchlässigkeit der Filter. Der Verstärker wird quasi weiter aufgedreht. Sie kennen dieses Phänomen vom Sehen: Wenn Sie längere Zeit im Dunkeln waren und dann plötzlich ins Tageslicht treten, empfinden Sie das im ersten Moment als regelrecht schmerzhaft.

Emotionale Geräuschintoleranz – Misophonie und Phonophobie

Ein weiteres Phänomen ist die *Misophonie* (von griech. *misos* = Hass und *phoné* = Geräusch), die eine höchst selektive Intoleranz gegenüber Geräuschen bezeichnet, die mit dem Gefühl von Ärger verbunden ist. Diese emotionale Reaktion ist – anders als bei der Hyperakusis – nicht von physikalischen Charakteristika wie Lautstärke und Frequenz abhängig, sondern vom Geräuschmuster und von der Bedeutung für den Betroffenen (Jastreboff a. Jastreboff 2014, Henry et al. 2022, Schwemmle u. Arens 2022). Die Geräusche, die die Aggression – im Gegensatz zur Hyperakusis – schon bei geringem Schalldruckpegel auslösen, sind individuell ganz unterschiedlich. Es können beispielsweise Essens- oder Atemgeräusche von anderen Menschen oder das Klicken mit dem Kugelschreiber sein. Man führt dieses Phänomen primär auf eine Störung von emotionalen Kontrollmechanismen im Gehirn zurück, bei der insbesondere Regionen der Verarbeitung von Ärger (Amygdala) und der Körperbinnenwahrnehmung (vordere Insula oder Inselrinde) beteiligt sind (Kumar et al. 2017, Neacsiu et al. 2022). Möglicherweise sind übermäßige Spiegelungen der Motorik des Gegenübers und Lernprozesse für die starke emotionale Reaktion auf Geräusche anderer Menschen verantwortlich, wie eine neuere neurowissenschaftliche Untersuchung nahelegt. Die Geräusche wären demnach lediglich Medium des motorischen Spiegelvorgangs (Kumar et al. 2021). Die Häufigkeit in der Allgemeinbevölkerung westlicher Industrieländer wird mit 13 bis 18 Prozent angegeben, wobei Frauen häufiger betroffen sind als Männer (Goebel 2023).

Als weitere Unterform der Geräuschempfindlichkeit ist die *Phonophobie* zu nennen, eine allgemeine, fortbestehende Angst vor ungefährlichen Geräuschen wie Straßenlärm, Küchengeräuschen, lautem Sprechen (Henry et al. 2022, Schwemmle u. Arens 2022), bei der die vorherrschende emotionale Reaktion nicht Aggression, sondern Angst ist.

Bei beiden Formen emotionaler Geräuschintoleranz spielen einfache, unbewusste Lernprozesse eine Rolle, wenn bestimmte Geräusche mit einer negativen emotionalen Reaktion (Aggression, Angst, Ekel) und entsprechenden vegetativen Reaktionen verknüpft werden. Anders als bei der Hyperakusis spielt hier also das limbische System die wesentliche Rolle (Jastreboff a. Jastreboff 2023, Henry et al. 2022).

INFO: Ermutigende Antworten auf quälende Fragen

Viele Betroffene sind beunruhigt durch Fragen wie: Kann ich durch das Ohrgeräusch schwerhörig werden? Ist das Ohrgeräusch ein Vorbote für einen Hörsturz, Herzinfarkt oder Schlaganfall? Was, wenn der Tinnitus jetzt immer lauter wird? Hier einige Antworten.

Tinnitus bedeutet nicht »Hörsturz«!

Ohrgeräusche können mit oder ohne Hörverschlechterung auftreten, so wie ein »Hörsturz«, die plötzliche innenohrbedingte Verschlechterung des Gehörs, mit oder ohne Tinnitus vorkommen kann.

Tinnitus ist kein Vorbote für einen Hörsturz oder Schlaganfall!

Ohrgeräusche sind im Allgemeinen keine Vorboten für einen Hörsturz, auch wenn sie gleichzeitig mit einem Hörsturz auftreten können. Es gibt auch keinen statistischen Zusammenhang zwischen Tinnitus und dem Auftreten eines Herzinfarkts oder gar eines Schlaganfalls.

Tinnitus macht nicht schwerhörig!

Wenngleich das Störgeräusch Tinnitus oft zu Verstehensschwierigkeiten führt, macht Tinnitus nicht schwerhörig und schädigt auch nicht das Innenohr. In etwa 40 % der Fälle tritt sogar eher eine vermehrte Geräuschempfindlichkeit (Hyperakusis) auf.

Sie steuern Ihren Tinnitus zum großen Teil selbst!

So zynisch es klingt: Das beste Rezept, den Tinnitus lauter werden zu lassen, ist, Angst davor zu haben, dass er lauter werden könnte! Dagegen lassen Gefühle von Sicherheit und Vertrauen das Ohrgeräusch zumeist deutlich in den Hintergrund treten. Es gilt also, solche positiven inneren Gefühlszustände im Rahmen der Therapie auszubauen und zu pflegen, z. B. durch Entspannungsübungen.

Die Ohrgeräusche werden nicht immer lauter!

Umfangreiche Untersuchungen belegen, dass die Lautstärke von Tinnitus-Geräuschen, abgesehen von kurzfristigen Schwankungen, in den allermeisten Fällen langfristig konstant bleibt. Lediglich wenn eine vorhandene Schwerhörigkeit zunimmt, kann das Ohrgeräusch intensiver wahrgenommen werden.

1.4 Tinnitus und Schlaf

Der Mensch verbringt durchschnittlich etwa ein Drittel seiner Lebenszeit mit Schlaf (Ohayon 2011). Schlaf ist eine wichtige Ressource für das physische und psychische Wohlbefinden. Er dient zum einen der körperlichen Erholung, der Regeneration von Körperzellen, Immunabwehr und hormoneller Balance. Zum anderen ist Schlaf wichtig für geistige Erholung mit Verarbeitung alltäglicher Informationen und Lernerfahrungen, für die kreative Bewältigung von Problemen und die Integration früherer Erfahrungen in die aktuelle Lebensphase. Dabei ist das »Abschalten«, das Ablösen von beanspruchenden Tätigkeiten und Sinnesreizen, wesentliche Voraussetzung für Schlaf und für Erholung überhaupt (Sonnentag et al. 2022). Die Ablösung von äußeren Umgebungsreizen mit Reduktion des sensorischen Inputs ist für den Schlaf und die Aufrechterhaltung von Schlaf also wesentliches Merkmal. Der Schlaf dient auf diese Weise der Erholung des Gehirns und der Verarbeitung und Festigung (Konsolidierung) von Lernerfahrungen.

1.4.1 Schlafstadien und Hirnstromwellen

Bei allen Säugetieren besteht der Schlaf aus zwei wesentlichen Kernphasen: dem Tiefschlaf (SWS, engl.: *slow-wave sleep* oder Non-REM-Schlaf) und dem Traum- oder REM-Schlaf (engl.: *rapid-eye-movement*, schnelle Augenbewegungen, obwohl die Augen geschlossen sind), die sich in zyklischer Weise abwechseln. Beim Menschen findet der Tiefschlaf im ersten Teil statt, während die Traumstadien des Schlafes gegen Ende des Schlafes auftreten (siehe Abb. 7:).

Der Non-REM-Schlaf wird unterteilt in:

- Stadium N1: Einschlafphase,
- Stadium N2: stabiler Schlaf,
- Stadium N3: Tiefschlaf (Slow-Wave-Schlaf).

Der Anteil der Stadien N1 und N2 am Gesamtschlaf eines gesunden Erwachsenen mittleren Alters liegt bei ca. 55 bis 60 Prozent. Der Tiefschlaf (N3) macht ca. 15 bis 25 Prozent aus. Der Traum- oder

REM-Schlaf umfasst 20 bis 25 Prozent der gesamten Schlafmenge. Der Wachanteil wird in der Regel mit weniger als 5 Prozent der Schlafperiode angegeben (Steinberg 2010).

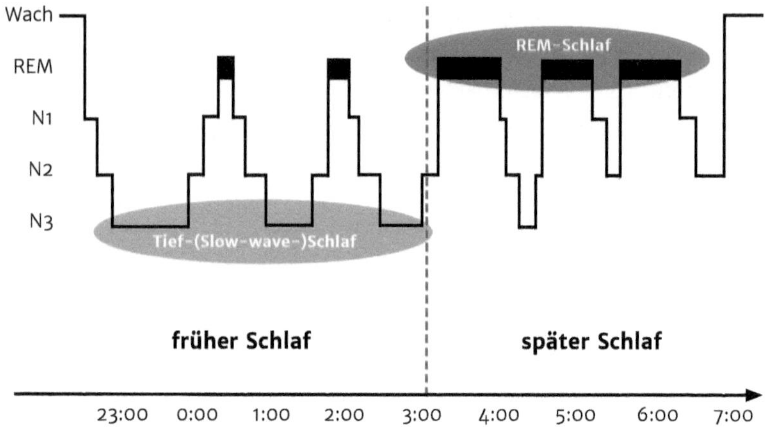

Abb. 7: Die verschiedenen Schlafstadien (in Anlehnung an Rasch a. Born 2013)

Auch im Schlaf ist das Gehirn aktiv. Die neuronale Aktivität des Gehirns erzeugt schwache bioelektrische Ströme, die man mit einem Elektroenzephalogramm (EEG) messen und nach Frequenz unterscheiden kann. Auf diese Weise lassen sich aus dem Wellenbild und den Frequenzen der Hirnströme direkte Rückschlüsse auf die Aktivität des Gehirns auch im Schlaf ziehen.

Das Einschlafen (Non-REM-Schlaf) ist durch das Auftreten von langsamen Hirnstromwellen gekennzeichnet, die üblicherweise im EEG als Theta- (4–8 Hz) oder Deltawellen (0,5–4 Hz) erkennbar sind, wenn wir in den Tiefschlaf übergehen. Diese Wellen finden sich vor allem in frontalen Regionen des Gehirns. Insbesondere die Schlafstadien mit diesen langwelligen Hirnstromwellen (Stadium N3) sind wichtig für die oben genannten Erholungsprozesse, die mentale Gesundheit und Funktion, das Leistungsvermögen und Gedächtnis sowie für die subjektiv empfundene Schlafqualität (Rasch a. Born 2013). Erholsamer Schlaf schafft so die Voraussetzungen für geistige Produktivität.

1.4.2 Schlafstörungen bei Tinnitus

Weit mehr als 50 Prozent der chronisch Tinnitus-Betroffenen haben Schlafstörungen (siehe INFO-Kasten). Diese lassen sich folgendermaßen erklären: Wie das oben erläuterte Neurophysiologische Tinnitus-Modell (vgl. Abb. 6) nahelegt, führt die negative gedankliche und emotionale Reaktion auf den Tinnitus zu Stressreaktionen des limbischen Systems und des vegetativen Nervensystems. Die Tinnitus-Intensität wird durch diese psychovegetative Erregung nochmals verstärkt. So führen Wechselwirkungen der zentralen Hörbahn mit Hirnregionen außerhalb des Hörsystems, etwa limbisches System und vegetatives Nervensystem, nicht nur zur störenden, belastenden Tinnitus-Wahrnehmung am Tage, sondern auch zu Schlafstörungen.

Es verwundert daher nicht, dass Schlafstörungen bei chronisch Tinnitus-Betroffenen häufiger auftreten als in der Allgemeinbevölkerung und die verminderte Schlafqualität wiederum die Tinnitus-Belastung verstärkt (Schecklmann et al. 2015).

INFO: **Schlafstörung (Insomnie)**

Begriffsbestimmung

Wer in mindestens 3 Nächten pro Woche und mehr als 1 Monat so schlecht schläft, dass die Tagesbefindlichkeit oder Leistungsfähigkeit am Tag beeinträchtigt ist, hat eine Schlafstörung (S3-Leitlinie Nicht erholsamer Schlaf/Schlafstörungen, AWMF 2017).

Häufigkeit in der Bevölkerung

Etwa 1/3 der deutschen Erwachsenenbevölkerung ist von Ein- und/oder Durchschlafstörungen mit potenziell klinischer Relevanz (3-mal pro Woche und mehr) betroffen. Dabei sind Durchschlafstörungen mit 23 % häufiger als Einschlafstörungen mit 11 %. Eine echte Schlafstörung (Insomnie) haben etwa 5,7 % der Deutschen (Schlack et al. 2013)

Die Häufigkeit von echten Schlafstörungen bei Erwachsenen in industrialisierten Ländern wird international mit 4,4 bis 11,7 % beziffert (Ohayon 2002).

Häufigkeit bei chronischem Tinnitus

Neuere wissenschaftliche Studien zeigen, dass ca. 54 bis 76 % der chronisch von Tinnitus Betroffenen echte Schlafstörungen haben (Koning 2019, Gu et al. 2022).

Tinnitus verändert die Hirnaktivität im Schlaf

Untersuchungen der Schlafstadien (Polysomnografie) bei chronischem Tinnitus zeigen eine veränderte Schlafarchitektur: Chronisch von Tinnitus Betroffene haben meist weniger Tiefschlaf des Stadiums N3 (Slow-wave-Schlaf), längere Phasen von leichtem oder Halbschlaf und sowie verzögerten REM-Schlaf. Betroffene mit oberflächlich-leichtem Schlaf berichteten auch eine höhere Tinnitus-Intensität und -Belastung (Attanasio et al. 2013, Teixeira et al. 2018).

Bezogen auf den Schlaf kann andauernder, störender Tinnitus aus aktueller neurobiologischer Sicht als »lokale Wachheit« des Gehirns verstanden werden, die den Eintritt in den allgemeinen, erholsamen Tiefschlaf verhindert (Milinski et al. 2022): Normale Tiefschlafphasen, normalerweise kurz nach dem Einschlafen, sind von tieffrequenten, hochsynchronisierten Hirnstromwellen (Slow-waves, Deltawellen 0,5–4 Hz), gekennzeichnet, die insbesondere vom Stirngehirn (präfrontaler Kortex) ausgehen und sich im Tiefschlaf natürlicherweise weit über die Hirnrinde ausbreiten.

Die tinnitusbezogene Nervenzellaktivität zeigt sich im Hirnstrombild in einer hochfrequenten Gammawellen-Aktivität (Frequenz 32–48 Hz) insbesondere in den Stirn-, Schläfenregionen sowie in der Hörrinde des Gehirns. Wenn diese lokale, hochfrequente, tinnitusbezogene Gammawellen-Aktivität während des Schlafes fortbesteht, kann dies die für den Tiefschlaf typische Entwicklung und Ausbreitung von tieffrequenten Hirnstromwellen (Slow-waves) stören und so das Gehirn daran hindern, in den allgemeinen, erholsamen Tiefschlaf einzutreten.

Tinnitus könnte so auf zweifache Weise den Schlaf stören: zum einen als eine Form als »lokaler Wachheit« des Gehirns, zum anderen als Trigger für psycho-vegetative Erregung wie durch einen Hörreiz, der Nervenzellen der Hörbahn aktiviert (Milinski et al. 2022).

Schlaf, Hirnwellen und Hypnose

Kennzeichen von tiefem Schlaf ist die Ablösung von äußeren Sinnesreizen, sodass die Wahrnehmungsschwellen für äußere Reize auf dem Weg zu tiefem Schlaf schrittweise ansteigen. Dabei korreliert das Abschalten mit dem Ausmaß an Slow-wave-Aktivität im Gehirn (Milinski et al. 2022).

Wir hatten gesagt, dass die lokale, hochfrequente, tinnitusbezogene Gammawellen-Aktivität (Frequenz 32–48 Hz) etwa in der Hörrinde und anderen Regionen während des Schlafes fortbesteht. Dies stört die Entwicklung und Ausbreitung von tieffrequenten Hirnstromwellen (Slow-waves), was das Gehirn daran hindert, in einen erholsamen Tiefschlaf einzutreten.

Ähnlich ist dies bei primären Schlafstörungen (Insomnie), deren Kennzeichen übermäßige körperlich-vegetative und geistige Erregung (kognitives Arousal) sind. Die geistige Erregung zeigt sich typischerweise in nächtlichen Grübelschleifen und Sorgen über den gestörten Schlaf und die möglichen Auswirkungen am Tage (Dressle et al. 2023).

Im Schlaf-EEG der Polysomnografie zeigen primär schlafgestörte Menschen (ohne Tinnitus) eine verminderte Deltawellen-(Slow-wave-)Aktivität und eine vermehrte Gammawellen-Aktivität. Letztere sowohl im Non-REM- als auch im REM-Schlaf. Dieser Befund nimmt mit höherem Alter zu. Auch eine erhöhte geistige Erregung vor dem Schlaf ist mit einer nachfolgend erhöhten Gamma-Aktivität während des Nachtschlafes verbunden. Eine erhöhte geistige Erregung geht also mit einer Zunahme der Hirnrindenerregung einher (»Neuro-kognitives Modell der Insomnie«, Dressle et al. 2023).

Ein anderes Modell (»Psychobiologisches Inhibitionsmodell der Insomnie«, Espie 2023) beschreibt die biologischen Ursachen der primären Schlafstörung als Unfähigkeit, die geistige Erregung herunterzufahren, und berücksichtigt insbesondere Aspekte der Aufmerksamkeitsfokussierung: Ein Schlafgestörter kämpft meist damit, die geistige und körperliche Übererregung, ausgelöst durch einen Stressor (z. B. ein Gesundheitsproblem, Familienkonflikt, die Arbeit), herunterzuregeln. Die Aufmerksamkeit des Betroffenen richtet sich dabei meist auf den vermeintlichen Auslöser, das heißt die Stresssituation, was die geistige Erregung steigert und den Schlaf unwahrscheinlicher macht. Zugleich wird der merklich gestörte Schlaf der Stresssituation ursächlich zugeschrieben. Die

Aufmerksamkeit geht sodann zunehmend auf die Schlafstörung an sich: »Ich kann immer noch nicht schlafen!« Dann fasst der Betroffene den willentlichen Entschluss, nun schlafen zu wollen. Allerdings ist die explizite Absicht, Schlaf finden oder Wachheit beseitigen zu wollen, kontraproduktiv. Ärger und Frustration sind oft die Folgen, das heißt, es kommt zu noch mehr geistiger und körperlicher Erregung, Gamma-Hirnaktivität und Wachheit. Auf diese Weise kann sich eine anhaltende Schlafstörung einstellen (siehe Abb. 8).

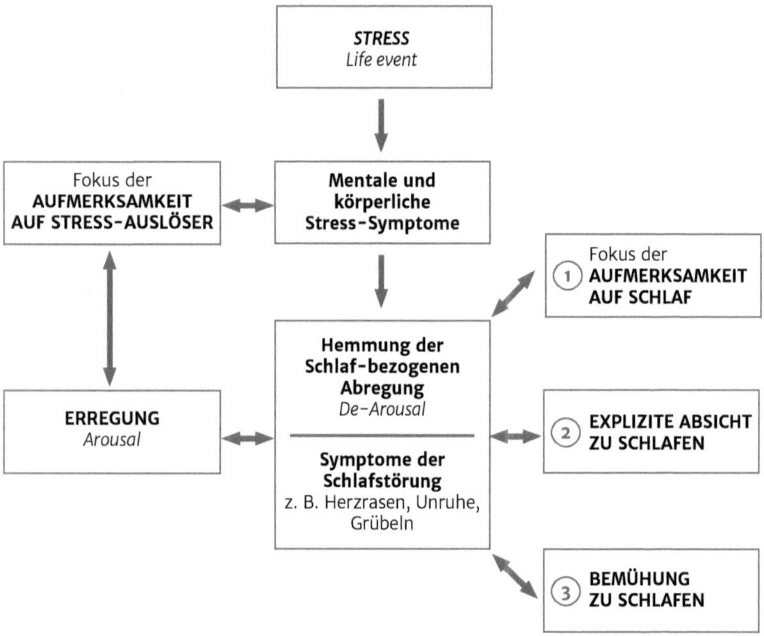

*Abb. 8: Entstehung anhaltender Schlafstörung (in Anlehnung an Espie 2023). Insbesondere die Faktoren **1** bis **3** können zu einer chronischen Schlafstörung führen*

Wenn also Zusammenhänge, wie wir sie bei primären Schlafstörungen gesehen haben, auch bei Tinnitus-assoziierten Schlafstörungen im Sinne einer lokalen, neuronalen Übererregung des Gehirns, etwa in der Hörrinde (»lokale Wachheit«) gelten, sollte es möglich sein, durch gezielte Anregung und Vermehrung von Slow-wave-Aktivität eine Ausbreitung der lokalen Gamma-Überaktivität im Gehirn zu verhindern. Auf diese Weise sollten sich also sowohl der Tiefschlaf fördern als auch der Tinnitus abschwächen lassen. Denn Hirnwellen lassen sich beeinflussen.

Bis heute wurden vielerlei Methoden zur Schlafverbesserung durch akustische Reize beschrieben. So haben weißes und rosa Rauschen sowie langsame Musik mit ca. 60–80 Schlägen/Minute nachweislich positive Effekte – sowohl auf die subjektive Schlafqualität als auch auf das Hirnstrombild mit Vermehrung von Slow-wave-Aktivität (Cordi et al. 2019, Cordi 2021, Yoon a. Baek 2022). Auch viele Tinnitus-Betroffene berichten über positive Auswirkungen von Geräuschen und Musik auf die Schlafqualität.

Für das überaus populäre ASMR (engl.: *Autonomous Sensory Meridian Response*, deutsch: Autonome sensorische Meridianreaktion), ein angenehm empfundenes Kribbeln auf der Haut, das akustisch durch leise alltägliche Geräusche, wie Flüstern, Lippengeräusche, Fingerreiben ausgelöst wird und meist mit Entspannung und Wohlbefinden einhergeht, sind schlaffördernde Effekte nur unzureichend belegt. Dagegen konnte eine polysomnografisch nachweisbare, nachhaltige Zunahme von Slow-wave-Aktivität (Thetawellen, Frequenz: 4,5–8 Hz) im Schlaf (Tiefschlaf) durch hypnotische Suggestionen gezeigt werden. In der ersten Stunde des Nachtschlafes war dieser Effekt am stärksten feststellbar (Cordi et al. 2014, 2020). Dazu hörten die Probanden vor dem Nachtschlaf im Schlaflabor eine Audioaufnahme einer Hypnoseinduktion mit Vertiefung und nachfolgender metaphorischer Geschichte (»Wie ein Fisch im Wasser«; Cordi et al. 2014, Gößling 2023).

Negative Gedanken vor dem oder während des Schlafes stören den Tiefschlaf. Dagegen können selbst einzelne positive, mit Entspannung assoziierte Worte, sogar wenn sie im Schlaf abgespielt werden, die Slow-wave-Aktivität und damit den Tiefschlaf nachweislich fördern, beispielsweise entspannen, abtauchen, erholen, ausruhen etc. (Beck et al. 2021).

Wirkungen von Schlaf auf Tinnitus

Schlaf hat offensichtlich auch Auswirkungen auf die Tinnitus-Intensität: Tinnitus-Betroffene berichten retrospektiv über eine geringere Tinnitus-Intensität im Schlaf (Koning 2019). In einer anderen, neurowissenschaftlichen Studie zeigte sich, dass sich etwa 97 Prozent der Tinnitus-Betroffenen an ihre Träume erinnern. Von diesen berichteten wiederum ca. 98 Prozent, dass sie während des Träumens keinen Tinnitus wahrgenommen hätten oder sich des Tinnitus während des Schlafens nicht gewahr gewesen seien. (Ähnliches ist von Phantomschmerz bekannt: Viele – 33 bis 100 Prozent – Phantomschmerz-Betroffene nehmen den Schmerz während des Träumens nicht wahr.)

Die Untersuchung zeigt also, dass die Tinnitus-Wahrnehmung während des veränderten Bewusstseinszustandes des nächtlichen Träumens abgeschaltet wird, auch wenn weiterhin Gewahrsein wie im Wachzustand besteht. Denn auch im Traum haben wir Gewahrsein (= Bewusstsein mit Inhalt), wenngleich mit geringer Wachheit (De Ridder et al. 2014).

Erklärt wird dieses Phänomen wiederum durch die Theorie des Predictive Coding von Karl Friston (2010), derzufolge das Gehirn auf allen Ebenen Voraussagen über zu erwartende Ereignisse erzeugt. Durch den Abgleich mit den tatsächlichen Sinneseindrücken entstehen oft Diskrepanzen, Vorhersagefehler (*predictive errors*), wie beispielsweise die Vorhersage (Erwartung) von Ruhe, aber die tatsächliche Wahrnehmung eines Tinnitus-Signals. Tinnitus wird aus dieser Sicht als Vorhersagefehler des Gehirns auf Ebene des Zwischenhirns verstanden, der zu höheren bis zur höchsten Verarbeitungsebene (Hörrinde) geleitet und dort mit hoher Priorität behandelt wird und so ins Bewusstsein gelangt. Im Schlaf werden solche Vorhersagefehler meist unterdrückt: Die Diskrepanzen zwischen Top-down-Vorhersagen und empfangenen (fehlenden) Sinnessignalen werden nicht registriert. Eine vorhandene Hörminderung wird im Schlaf nicht durch das Gehirn ausgeglichen, was in einem Ausbleiben des Tinnitus im Traumschlaf resultiert (De Ridder et al. 2014).

Das obstruktive Schlafapnoe-Syndrom (OSAS)

Eine besondere Beachtung soll hier das obstruktive Schlafapnoe-Syndrom (OSAS) bekommen, da es durch nächtlichen Sauerstoffmangel mit einem etwa 30-prozentigem Risiko einer akuten

Hörminderung einhergeht (Chopra et al. 2016). Das Risiko des Auftretens von Tinnitus ist bei einem vorhandenen obstruktiven Apnoe-Syndrom ca. 1,4-mal größer als ohne diese Störung, so eine große taiwanesische Untersuchung (Koo et al. 2017).

Beim obstruktiven Schlafapnoe-Syndrom handelt es sich um eine körperlich bedingte Atemstörung aus mehreren Episoden einer teilweisen oder vollständigen Blockierung der oberen Atemwege, die während des Schlafs auftreten und zu Atemaussetzern führen – definiert als eine Apnoe- oder Hypopnoe-Phase von > 10 Sekunden –, zwischen 5- bis mehr als 30-mal pro Stunde.

Die Betroffenen schnarchen in der Regel sehr laut, während sie schlafen. Ursachen für die Verlegung der Atemwege sind beispielsweise eine Nasenscheidewandverbiegung, eine Erschlaffung der Muskulatur des Rachens und Gaumens oder der Zunge mit Kollaps der oberen Atemwege. Als Folge davon setzt die Atmung für einige Sekunden bis zu 1 Minute aus, bis sie laut hörbar wieder einsetzt. Die Phasen während der Atemaussetzer gehen mit einer verringerten Sauerstoffzufuhr und Stressreaktionen des Körpers mit erhöhtem Puls und der Ausschüttung von Stresshormonen einher. Dies verhindert eine normale Regeneration während des Schlafes, die zum nächtlichen Schlafrhythmus gehörenden Tiefschlafphasen finden nicht statt.

Risikofaktoren für ein Obstruktives Schlafapnoe-Syndrom sind:

- Übergewicht (Adipositas),
- Nasenatmungsbehinderung durch Nasenscheidewandverbiegung, Nasenpolypen,
- vergrößerte Rachen- oder/und Gaumenmandeln,
- Fehlstellung des Unterkiefers,
- Nikotin- und/oder Alkoholkonsum.

Symptome sind lautes Schnarchen, Atempausen, nächtliche Unruhe, wiederkehrendes Aufwachen mit Luftnot, Schwitzen und Herzrasen, morgendliche Mundtrockenheit, Kopfschmerzen sowie ausgeprägte Tagesschläfrigkeit. Unbehandelt können häufige Atemaussetzer während der Nacht zu Bluthochdruck, Störungen der Herzfunktion und Schlaganfall führen. Das Risiko für eine akute

Hörminderung und oder Tinnitus ist – wie erwähnt – ebenfalls erhöht.

Ein obstruktives Schlafapnoe-Syndrom mit ausgeprägter Tagesmüdigkeit findet sich bei ca. 5 Prozent der deutschen Bevölkerung (Vergleich: 2–4 Prozent in den USA; Ohayon 2011). Die Erkrankung ist häufiger bei Männern und älteren Menschen > 60 Jahre (Fietze et al. 2019).

Bei Vorliegen der oben genannten Symptome empfiehlt es sich also unbedingt, einen Arzt aufzusuchen. Die Diagnose wird durch eine Schlafanamnese und eine Polysomnographie gestellt, die ambulante Untersuchung der Körperlage, des Schnarchens, der Schlafstadien, der Herzfrequenz und der nächtlichen Sauerstoffsättigung im Blut.

Die Therapie besteht – neben einer Gewichtsreduktion bei Übergewicht – in der sogenannten nasalen CPAP-Beatmung. Dabei wird während der Nacht bei der Ein- und Ausatmung über eine Nasenmaske kontinuierlich Luft in den Rachen gepumpt, um ihn von innen her offenzuhalten. In leichteren Fällen kann eine spezielle Schiene zum Vorschieben des Unterkiefers (sogenannte Protrusionsschiene) oder – bei Vorliegen korrigierbarer Atmungshindernisse (etwa Nasenscheidewandverbiegung, Nasenpolypen, vergrößerte Rachen- oder/und Gaumenmandeln) – auch eine Operation sinnvoll sein (Stuck et al. 2020).

2 TINNITUS – WAS TUN?

Sie wissen jetzt eine Menge über Ihr Hörsystem, die Entstehung von Tinnitus und verschiedene Formen von Geräuschintoleranz. Nun geht es darum, wie diese Störungen behandelt werden können, sodass sie verschwinden oder zumindest erträglich werden. In diesem Kapitel bekommen Sie einen Überblick über die gängigen Methoden. Sie erfahren, wie diese funktionieren und was sich in der Therapie besonders bewährt hat.

2.1 Untersuchungen und Behandlungsmöglichkeiten

Tinnitus ist nicht gleich Tinnitus! So wie jeder Mensch einzigartig ist, so sind auch die Ohrgeräusche bei jedem Betroffenen verschieden. Eine Standardbehandlung nach Schema F, die jedem hilft, kann es also nicht geben. Vielmehr muss die Behandlung eines Tinnitus sorgsam und vor allem ganzheitlich auf die persönliche Situation des Einzelnen abgestimmt werden. Wir sind immer ganzheitlich »unterwegs«: Selbst eine scheinbar rein körperliche Erkrankung, etwa ein Knochenbruch oder ein grippaler Infekt, hat mehr oder weniger spürbare Auswirkungen auf unser seelisches Befinden und auch auf unsere sozialen Beziehungen, auf Partnerschaft, Familie und Beruf. Für den Tinnitus gilt diese ganzheitliche Verknüpfung von biologischen, seelischen und sozialen Einflussfaktoren in ganz besonderer Weise.

2.1.1 Ruhe bewahren – Akuter Tinnitus ist kein Notfall

Entgegen der immer noch verbreiteten, aber überholten Einschätzung ist ein plötzlich auftretender Tinnitus oder Hörsturz kein Notfall, der sofort behandelt werden muss. Denn die Wahrscheinlichkeit der spontanen Besserung innerhalb der ersten Tage nach dem Auftreten ist hoch. Panikmache wie »Wenn man nicht innerhalb von 24 Stunden behandelt, ist das Gehör verloren!«, die sich bereits in dem Unwort Hör»sturz« ausdrückt, ist also unangebracht und zudem stressfördernd (besser: »akuter Hörverlust«). Nicht selten ist so eine alarmierende Fehlinformation der Beginn des eigentlichen Leidens. Denn das, was uns Angst macht, wird auf diese Weise noch mehr ins Scheinwerferlicht unserer Aufmerksamkeit gerückt!

Dennoch sollten Tinnitus und/oder Hörsturz zügig von einem HNO-Arzt untersucht und behandelt werden. Untersuchungen zeigen: Für die Erholung des Gehörs (bei Hörsturz oder Tinnitus) spielt es keine Rolle, wann nach dem Erstauftreten von Tag eins bis sieben mit der Behandlung begonnen wird. Es sollte allerdings innerhalb einer Woche geschehen (Egli Gallo et al. 2013). Ein Tinnitus oder Hörsturz ist somit kein Notfall, sondern eher ein Eilfall mit aufgeschobener Dringlichkeit (Michel 2022).

Oftmals hilft der Körper sich selbst

Tatsächlich ist die Wahrscheinlichkeit einer spontanen Ausheilung ohne jegliche Behandlung bei akutem Tinnitus ebenso wie beim Hörsturz bemerkenswert hoch: Verschiedenen Untersuchungen zufolge geschieht das in bis zu 68 von 100 Fällen (Überblick in Labus et al. 2010, Singh a. Irugu 2020). Der Organismus ist somit offenbar in hohem Maße in der Lage, Hörstörungen selbst zu heilen.

Die richtige Beratung

Bereits in der Frühphase des Auftretens von Ohrgeräuschen ist eine gute Beratung durch den betreuenden HNO-Arzt wichtig. Er sollte Sie beruhigen, Ihnen die Angst vor dem Tinnitus nehmen. Leider hören Tinnitus-Betroffene immer wieder Äußerungen wie: »Da kann man nichts machen, damit müssen Sie leben.« In diesem Fall sollten Sie sich als Betroffener einen Ansprechpartner suchen, der mehr Erfahrung mit dem Thema Tinnitus hat und Ihnen hilfreiche Therapiemöglichkeiten aufzeigen kann.

2.1.2 Therapieangebote sorgfältig prüfen

»Alternative« Verfahren haben Konjunktur, und die Verfahren der Schulmedizin werden heutzutage bisweilen etwas abschätzig betrachtet. Doch auch in der Alternativmedizin ist nicht alles Gold, was glänzt. Wenn Sie also eine »alternative« Heilmethode außerhalb der Schulmedizin ausprobieren möchten, prüfen Sie diese vorher bitte sehr genau! Folgende Fragen sollten Sie offen ansprechen:

- Was ist als Behandlungserfolg zu erwarten? Und was wird in diesem Fall als Erfolg definiert?
- Wie viele gleichermaßen Betroffene wurden bereits behandelt?
- Welche Art von Erfolg ist eingetreten? In wie viel Prozent der behandelten Fälle?
- Nach welcher Zeit und nach wie vielen Behandlungen ist mit dem Erfolg zu rechnen?
- In wie viel Prozent der behandelten Fälle hatte die Methode nachhaltige Wirkung?
- Welche Nebenwirkungen können auftreten?
- Und schließlich: Was kostet die Behandlung?

Bei der Auswertung der Informationen, die man Ihnen gibt, sollten Sie auch berücksichtigen: Wie lange haben die Ohrgeräusche bereits bestanden? Denn insbesondere bei akutem Tinnitus – wie auch beim »Hörsturz« – sind die Chancen einer kompletten spontanen Ausheilung auch ohne Behandlung sehr hoch, nämlich bis zu 68 Prozent. Eine wirkungsvolle Behandlung sollte daher in deutlich mehr als 68 von 100 behandelten Fällen zu einer Ausheilung führen.

WICHTIG: Gestalten Sie Ihre Therapie mit!

Bereits in der Frühphase des Auftretens von Ohrgeräuschen müssen körperliche, seelische und soziale Einflussfaktoren berücksichtigt und ganz individuell gewichtet werden. Ziel ist es herauszufinden, von welcher Ebene aus (der biologisch-körperlichen, seelisch-geistigen oder sozialen) die störende Tinnitus-Wahrnehmung am ehesten positiv beeinflusst werden kann – wohlwissend, dass sich Veränderungen auf der einen auf alle anderen Ebenen auswirken.

Worüber Sie mit Ihrem Arzt sprechen sollten

Gehen Sie mit dem Arzt Ihres Vertrauens auf folgende wichtige Aspekte ein:

- Fragen Sie nach Informationen über die Entstehung von Ohrgeräuschen und danach, was sie aufrechterhält.
- Teilen Sie Ihre Ängste und Sorgen in Bezug auf die Ohrgeräusche mit, nur so kann Ihr Arzt darauf eingehen.
- Äußern Sie Ihre eigenen Vermutungen und Vorstellungen, wie das Ohrgeräusch bei Ihnen entstanden sein könnte.
- Schildern Sie Ihre aktuelle Lebenssituation in Bezug auf besondere Stressfaktoren, vorangegangene oder momentane kritische Ereignisse in Partnerschaft, Familie und/oder Beruf.
- Erfragen Sie, was Sie darüber hinaus wissen möchten.

Auf diese Weise kann in Übereinkunft zwischen Ihnen und Ihrem Arzt ein ganzheitlicher Behandlungsplan entwickelt werden, der sowohl den medizinischen Erfordernissen als auch Ihren ganz persönlichen Bedürfnissen gerecht wird.

Ungeeignete Methoden

Experten sind sich einig, dass folgende Behandlungsverfahren wegen zweifelhafter Wirksamkeit beim Hörsturz und auch zur Behandlung beziehungsweise Beseitigung von Tinnitus kritisch zu sehen sind:

- Sauerstoff-Atmung bei normalem Umgebungsdruck,
- Ozon-Therapie,
- jede Form von Laserbehandlung,
- Eigenblutbehandlung,
- Akupunktur oder Elektroakupunktur als alleinige Behandlungsform,
- Suggestive Psychotherapie,
- Klangtherapie nach Tomatis.

Wie Studien zeigten, kann auch eine Amalgamsanierung den Tinnitus nicht tatsächlich heilen oder beseitigen. Die alleinige Anwendung von Homöopathie, Traditioneller Chinesischer Medizin oder

Bachblütentherapie ist zur Behandlung von Tinnitus ebenfalls ungeeignet, was erfahrene und ernstzunehmende Anwender dieser Verfahren bestätigen.

Auch die Behandlung von Tinnitus mit Geräuschen (Noiser) oder Klangtherapie erbrachte keinen zusätzlichen Vorteil gegenüber Placebo oder Aufklärung und Beratung. Rauschgeneratoren oder Noiser, die in der ursprünglichen Form der Tinnitus-Retraining-Therapie (TRT, Jastreboff a. Hazell 1993) Anwendung fanden, werden bei Tinnitus daher nicht mehr empfohlen (AWMF 2021). Musiktherapeutische Ansätze und Sound Therapie werden im Kapitel »Akustische Ansätze« (ab S. 93) gesondert besprochen.

Auf die transkranielle Magnetstimulation bei Tinnitus zur Beeinflussung der Nervenzellaktivität des Hörgehirns (auditorischer Kortex) sollte wegen mangelnder Wirksamkeitsnachweise verzichtet werden (AWMF 2021).

Bewährte Methoden

In den folgenden Kapiteln bekommen Sie einen Überblick über wirklich erfolgreiche Behandlungsansätze. Damit können Sie sich den langen und kostspieligen Weg erfolgloser Behandlungen und wiederholter Enttäuschungen ersparen, den viele Betroffene hinter sich haben. Ich stelle Ihnen Methoden vor, deren Wirksamkeit wissenschaftlich an großen Patientenzahlen belegt ist. Diese Ansätze und Verfahren ermöglichen eine optimale, phasengerechte sowie belastungsgemäße Betreuung von Tinnitus-Betroffenen unter Berücksichtigung ganzheitlicher Aspekte.

2.2 Phasengerechte Maßnahmen

Welche Maßnahmen empfohlen werden, hängt unter anderem davon ab, seit wann die Ohrgeräusche bestehen. Dabei unterscheidet man zwei Phasen:

- Akute Phase: Die Ohrgeräusche treten mehr oder weniger abrupt auf und bestehen bis zu drei Monate.
- Chronische Phase: Die Ohrgeräusche halten mindestens drei Monate an.

Im Folgenden wird ausführlich dargestellt, welche wissenschaftlich fundierten Maßnahmen für jede dieser Phasen empfohlen werden können.

2.2.1 Akute Phase (bis 3 Monate)

Hier sollten zunächst mögliche Auslöser für den Tinnitus, das heißt körperliche Ursachen (siehe S. 27), abgeklärt werden. Die Behandlungsmaßnahmen zielen auf eine direkte Beseitigung oder Minderung des Ohrgeräusches ab.

Ärztliche Maßnahmen

Wichtig ist zunächst die Blutdruckmessung. Wenn Sie zu hohen oder zu niedrigen Blutdruck haben, sollte dieser von Ihrem Hausarzt medikamentös auf normale Werte »eingestellt« werden. Lassen Sie auch eine Laboruntersuchung des Blutes machen mit Blutbild, Bestimmung des roten Blutfarbstoffes sowie des Blutzellgehaltes.

Spezialuntersuchungen und Therapie beim HNO-Arzt

Die Untersuchungen, die der Hals-Nasen-Ohren-Arzt durchführt oder veranlasst, um körperlicher Ursachen für das Ohrgeräusch abzuklären, wurden auf Seite 28 f. bereits kurz aufgelistet. Im Einzelnen sind dies:

- Ohrinspektion,
- Erfassung der Mittelohrfunktion (Tympanometrie und Reflexmessung),
- Hörprüfung in der Hörprüfkabine mit Tonschwellenaudiometrie auch Sprachaudiometrie,
- Erfassung der Aktivitäten der äußeren Haarzellen des Innenohrs durch die sogenannten Otoakustischen Emissionen (OAE),
- Untersuchung der Funktion des Hörnervs durch Hirnstammaudiometrie (BERA), ggf. Kernspintomografie des Kopfes zur visuellen Darstellung der gesamten Hörbahn,
- Tinnitus-Analyse mit Messung der Tinnitus-Lautheit (in dB) mit Bezug zur jeweiligen Hörschwelle und die Frequenzcharakteristik (Tonhöhe des Ohrgeräusches in kHz) sowie die Verdeckbarkeit des Tinnitus.

- Bei Hyperakusis und anderen Störungen der Geräuschtoleranz wird tonaudiometrisch die Unbehaglichkeitsschwelle bestimmt.

In der akuten Phase besteht das Ziel der Therapie darin, das Ohrgeräusch zu beseitigen oder deutlich zu bessern. Um auszuschließen, dass eine Kiefergelenksfehlfunktion oder Bissfehlstellung Auslöser ist, empfiehlt sich bei anhaltendem Tinnitus eine zahnärztliche Untersuchung, bei Blockaden der Halswirbelsäule die Konsultation eines manualtherapeutisch (osteopathisch) arbeitenden Orthopäden. Im Einzelfall kann es sinnvoll sein, weitere Fachkollegen hinzuzuziehen: Internist oder Neurologe.

Medikamente

Insbesondere bei Tinnitus mit akuter Hörminderung (»Hörsturz«) sollte trotz hoher Spontanheilungsrate von bis zu 68 Prozent binnen einer Woche eine Behandlung erfolgen. Denn eine aufwendige Metaanalyse mit fünf verschiedenen statistischen Analysemethoden hat gezeigt, dass der Behandlungseffekt einer jedweden medikamentösen Therapie geringfügig besser war als die Hörverbesserung unter Placebo, bei der von einer spontanen Erholung ausgegangen werden kann. Das rechtfertigt eine Behandlung als solche (Labus et al. 2010). Wenn ein Tinnitus plötzlich mit einer akuten Hörminderung eintritt, wird dies als Hörsturz-Äquivalent angesehen und kann daher ebenso behandelt werden.

Eine durchblutungsfördernde Behandlung mit oder ohne Volumenersatzmittel, die sich jahrzehntelang bis in die 2000er-Jahre vor allem in Deutschland gehalten hatte, ist heute allerdings obsolet. Im Folgenden werden medikamentöse Behandlungsansätze erläutert, die eine gewisse Wirksamkeit beim Hörsturz gezeigt haben.

Kortison

Wenn ein Ohrgeräusch mit einem akuten Hörverlust auftritt, ist eine Kortisonbehandlung sinnvoll. Vor der Kortisongabe kann ein bis zwei Tage zugewartet werden, weil Spontanheilungen häufig sind (s. o.).

Tritt der Tinnitus akut bei völlig normalem Hörvermögen auf, ist weniger eine Haarzellschädigung als vielmehr eine Übererregung mit abnormaler Aktivität in der Hörbahn als auslösende Tinnitus-Ursache wahrscheinlich. Daher sollte eine Kortisonbehandlung hier nicht erfolgen, weil dadurch der psychovegetative Erregungsgrad steigt und so zusätzlich Schlafstörungen begünstigt werden.

Aufgrund der in zahlreichen Studien beschriebenen Behandlungsergebnisse war die hochdosierte Kortisontherapie bei Hörsturz mit oder ohne Tinnitus jahrzehntelang internationaler Standard. Diese wird kurzzeitig über drei bis vier Tage als Tablette (oral) oder über die Vene (intravenös) gegeben.

Kortison ähnelt vom Aufbau her einem körpereigenen Hormon, dem Kortisol, das in der Nebennierenrinde gebildet wird, und wirkt antientzündlich und abschwellend. Da immunologisch-entzündliche Vorgänge des Innenohrs sowie Schwellungen des Hörnerven als Auslöser für Tinnitus beziehungsweise Hörsturz infrage kommen, kann die Gabe von Kortison sinnvoll sein. Die Wirkung bei Tinnitus wird auf das Vorhandensein von entsprechenden Rezeptoren (»Andockstellen«) im Cortischen Organ des Innenohrs zurückgeführt.

Eine kürzlich in 46 deutschen Behandlungszentren durchgeführte Studie stellt diese, seit 50 Jahren international verbreitete Art der Behandlung infrage: Insgesamt 325 Patienten mit einer akuten Hörminderung von 50 dB oder mehr in den drei am meisten betroffenen benachbarten Hörfrequenzen wurden innerhalb von sieben Tagen nach dem Ereignis zufallsbasiert über fünf Tage entweder mit hohen oder niedrigen Kortisondosen behandelt, um zu sehen, inwiefern sich das Gehör nach 30 Tagen bessert und welche Beschwerden dabei auftreten. Die Behandlung führte in den meisten Fällen zu einer Besserung des Hörvermögens. Eine vollständige Erholung des Gehörs fand sich bei 24 bis 39 Prozent der behandelten Personen. Das heißt, in allen Studiengruppen bestanden bei 61 bis 76 Prozent weiterhin Hördefizite. Die durchschnittliche Verbesserung der drei meistbetroffenen Frequenzen lag zwischen 34,2 und 41,4 dB. Die Hochdosis-Kortisonbehandlung brachte insgesamt allerdings keine besseren Ergebnisse als die niedrige Behandlungsdosis, zeigte aber mehr Nebenwirkungen, etwa Bluthochdruck, Blutzuckererhöhungen (Plontke et al. 2023, Plontke 2024).

Wenn eine orale oder intravenöse Behandlung erfolglos oder – beispielsweise wegen bestehendem Diabetes und Bluthochdruck – nicht möglich ist, kann das Kortison auch örtlich, das heißt direkt ins Mittelohr (intratympanal) verabreicht werden. Das Kortison diffundiert dann durch das runde Fenster in das Innenohr und kann dort seine Wirkung entfalten. In den letzten Jahren haben zahlreiche Studien die Wirksamkeit dieser Behandlung belegt. Allerdings ist sie einer herkömmlichen Kortisonbehandlung (s. o.) nicht überlegen (Plontke et al. 2022; Plontke 2024). Der Vorteil dieser Anwendungsform besteht darin, dass keine allgemeinen Nebenwirkungen in Form von Magenreizungen, Blutdruck- oder Blutzuckererhöhungen, Erregungszustände oder Schlafstörungen auftreten.

Andere Pharmazeutika: Ginkgo, Vitamine, Spurenelemente

Ginkgo-biloba-Präparate, die aus dem Fächerblattbaum gewonnen werden, sind für die adjuvante Therapie bei Tinnitus zugelassen. Sie gehören zu den bei Tinnitus und Hörsturz mit am häufigsten angewandten Medikamenten und sind im Allgemeinen sehr gut verträglich. Als Hauptwirkungen werden durchblutungsfördernde und antioxidative Effekte angesehen (Radikalfänger). Während die Verbesserung von Hirnfunktionen bei Demenzkranken inzwischen mehrfach nachgewiesen werden konnte, sind die aktuellen Ergebnisse zur Wirksamkeit von Ginkgo-Präparaten bei Hörsturz und Tinnitus uneinheitlich. Eine aktuelle Metaanalyse ergab, dass die Einnahme von Ginkgo biloba im Vergleich zu einem Placebo möglicherweise lediglich eine geringfügige bis keine Wirkung hat. Die Evidenz hierzu ist allerdings sehr unsicher (Sereda et al. 2022).

Insbesondere für die antioxidativ wirkenden Vitamine A, C, E und Magnesium sind innenohrschützende (Otoprotektion) und Erholungseffekte nach lärmbedingten Haarzellschäden in tierexperimentellen Untersuchungen gezeigt worden (Alvarado et al. 2020, Le Prell 2022). In Studien an Menschen konnten diese Effekte bislang nicht zuverlässig nachgewiesen werden.

Hyperbare Sauerstoffbehandlung (HBO)

Das Grundprinzip der hyperbaren Sauerstoffbehandlung (von griech. *hyper* = über und *báros* = Schwere, Gewicht) besteht darin, dass der Patient in einer Druckkammer reinen Sauerstoff unter erhöhtem Umgebungsdruck einatmet. So soll der Anteil des gelösten Sauerstoffs im Blut erhöht werden, was letztlich auch dem Innenohr zugutekommt. Eine solche Wirkung ließ sich in Tierversuchen tatsächlich bestätigen. Diese Behandlungsform geht also von einem Sauerstoffmangel im Innenohr als Tinnitus-Auslöser aus. Ein solcher Sauerstoffmangel im Innenohr konnte bislang allerdings lediglich im Tierexperiment nach plötzlicher starker Lärmbelastung (Knall- beziehungsweise Lärmtrauma) nachgewiesen werden. Nach akuten Hörschäden durch Lärm ist eine hyperbare Sauerstoffbehandlung daher durchaus sinnvoll. Inwieweit sie auch beim Hörsturz oder Tinnitus als Erstbehandlung wirklich hilfreich ist, wird in der Fachwelt weiterhin kontrovers diskutiert. Abschließende Studienergebnisse liegen noch nicht vor. So gilt dieser Ansatz vorerst als Reservetherapie, insbesondere für schwere akute Hörverluste (Rhee et al. 2018), wenn alle anderen medizinischen Maßnahmen ausgeschöpft sind. Außer beim Lärmtrauma müssen die Behandlungskosten in der Regel vom Patienten selbst getragen werden.

Manuelle Medizin/Physiotherapie

Finden sich Hinweise für Tinnitus-Auslöser oder Verstärker im Bereich der Halswirbelsäule oder des Kiefergelenks ist die Untersuchung und gegebenenfalls Behandlung durch einen einfühlsamen (!) Arzt oder Physiotherapeuten nützlich, der in der manuellen Medizin Erfahrung hat. Dies gilt unter anderem bei Veränderung des Tinnitus bei Kopfdrehungen oder Kieferbewegungen und Verspannungen der Nackenmuskulatur (»somatosensorischer« Tinnitus, Biesinger et al. 2008). Leider berichten Patienten immer wieder über unschöne Erfahrungen beim unangekündigten »Einrenken« der Halswirbelsäulengelenke. Zwar kann der Handgriff des Therapeuten Ohrgeräusche beseitigen, er kann diese aber auch hervorrufen und verstärken.

Die manuelle Medizin beinhaltet allerdings auch »sanfte« Techniken der Osteopathie, die auf ausgesprochen entspannende Weise die Selbstregulation des Organismus anregen und muskuläre Ungleichgewichte, Verspannungen und Blockierungen lösen. Physiotherapeutisch angeleitete Übungen für die Halswirbelsäulen- und/oder Kiefermuskulatur sind hier eine hilfreiche Ergänzung. In einer deutschen Pilotstudie konnte die Wirksamkeit der manuellen Therapie mit Reduktion der Tinnitus-Belastung und Muskelanspannung belegt werden (Fobbe et al. 2022).

Stressabbau und Entspannung

Bereits in der Akutphase des Auftretens von Ohrgeräuschen ist es sehr wichtig, auch seelische und soziale Aspekte der Lebenssituation zu berücksichtigen, um frühzeitig einer stressbedingten Chronifizierung der Ohrgeräusche vorzubeugen. Denn bei Menschen, die beim akuten Auftreten der Ohrgeräusche viele Ängste haben, mit ihrem Leben unzufrieden sind, unter Tinnitus-bedingten Einschlafstörungen leiden und psychosozial stark belastet sind, entwickelt sich Tinnitus in seiner chronischen, belastenden Form deutlich häufiger (Olderog et al. 2004).

INFO: Was ist Stress?

Der Begriff »Stress« (engl. *stress* = Druck, Anspannung; von lat. *stringere* = anspannen) kommt ursprünglich aus der Metallurgie und bezeichnet das Biegungsverhalten von Metallen durch äußere Einwirkungen.

In Bezug auf Alarmreaktionen durch äußere Bedrohung bei Tieren wurde der Begriff erstmals von dem amerikanischen Physiologen Walter Cannon (1871–1945) verwendet (Fight-or-Flight-Reaction).

Ausgehend davon formulierte der ungarisch-kanadische Mediziner Hans Selye (1907–1982) folgende Definition: Stress bezeichnet zum einen durch spezifische äußere Reize (Stressoren) hervorgerufene psychische und physische Reaktionen bei Lebewesen, die zur Bewältigung besonderer Anforderungen befähigen, und zum anderen die dadurch entstehende körperliche und geistige Belastung.

In der Frühphase sollten also körperliche, seelische und soziale Einflussfaktoren ganz individuell gewichtet werden, um herauszufinden, von welcher Ebene aus die störende Tinnitus-Wahrnehmung aufrechterhalten wird und am ehesten positiv beeinflusst werden kann.

INFO: Stress als Tinnitus-Verstärker

Das Wort »Stress« ist heute in aller Munde. Es ist eine eher allgemeine Beschreibung für eine erhöhte Beanspruchung physischer und/oder psychischer Art, die bestimmte Reaktionen des Organismus hervorruft, z. B. Adrenalinausschüttung, Blutdrucksteigerung, erhöhte Reaktionsbereitschaft und Wachheit. Stress kann durchaus die Gesundheit schädigen – muss es aber nicht!

Entscheidend für die Stresswirkung ist, wie die Belastungen persönlich bewertet und verarbeitet werden. Äußere Belastungen wirken besonders dann gesundheitseinschränkend, wenn sie negativ bewertet werden.

Bis zu 60 % der Tinnitus-Patienten einer deutschen Beobachtungsstudie berichten über anhaltenden emotionalen Stress, und ca. 25 % der Tinnitus-Betroffenen sehen chronischen Stress als Hauptgrund für ihren Tinnitus an (Schaaf et al. 2014).

Stress ist ein subjektives Phänomen

Tinnitus und Stress verstärken sich gegenseitig. Doch was man als übermäßig belastend empfindet, ist individuell sehr unterschiedlich: Für den einen ist rastlose Betriebsamkeit (z.B. ständige Arbeitsbelastung) Stress, für den anderen das Nichtstun und die Leere am Wochenende oder im Urlaub. Für wieder andere sind es Belastungen durch entscheidende Lebensereignisse wie Trennung oder Verlust.

Auf die persönlichen Ressourcen kommt es an

Inwieweit Belastungen als »zu viel« empfunden werden, hängt – außer von der inneren Einstellung – stark davon ab, welche persönlichen Reserven an Energie, Fähigkeiten und Möglichkeiten (Ressourcen) zur Verfügung stehen. Sicherlich können Sie sich an Situationen erinnern, in denen Sie scheinbar große Anforderungen geradezu spielerisch meisterten, weil die Anforderungen und Ihre persönlichen Ressourcen in einem optimalen Verhältnis zueinander standen.

Mit Stress umgehen lernen, statt ihn zu vermeiden

Es geht nicht darum, jeglichen Stress von sich fernzuhalten. Viele »Gestresste« oder Burnout-Betroffene entwickeln als Reaktion auf Überforderung eine Art »Standby- oder Schonhaltung« dem Leben gegenüber. Sie versuchen, jede Form von Belastung von sich fernzuhalten, und tun alles, um möglichst oft entspannt zu sein. Das ist sehr verständlich, wenn man sich überfordert hat, krank wird und dann unsicher ist, was man sich noch zumuten kann. Eine solche einseitige Stressvermeidung hat jedoch nichts mehr mit »Leben« zu tun. Nicht selten nimmt der Aktionsradius damit rapide ab, man empfindet sich als Opfer der Lebensereignisse und verliert wertvolle Gestaltungsmöglichkeiten.

Ausgleich zwischen Spannung und Entspannung

Bei Stressabbau geht es vielmehr darum, ein optimales Verhältnis zwischen zwei Polen zu finden: Anspannung – Entspannung, Belastung – Leichtigkeit, Leistung – Genuss, Anforderung – Belohnung. Bei starker und unausweichlicher Belastung braucht es daher auch Lebensbereiche, wo Ressourcen wieder aufgefüllt werden können.

Mit einer Tracking-App ließ sich nachweisen, dass der jeweilige Gefühlszustand der Betroffenen den Effekt der Tinnitus-Lautheit auf die individuelle Belastung signifikant beeinflusst. Die Autoren folgern daraus, Ziel der Prävention und Behandlung von Tinnitus sollte der emotionale Ausgleich sein (Probst et al. 2016). Anders gesagt: Um einem chronischen Verlauf vorzubeugen, die Tinnitus-Belastung zu senken und die Erträglichkeit zu bessern, ist es am besten, Aktivitäten und Dingen nachzugehen, die Ihnen das subjektive Gefühl von Sicherheit, Geborgenheit und Freude vermitteln.

Was bringt Ihnen Kraft und Freude?

Richten Sie Ihre Aufmerksamkeit nach Möglichkeit auf die Dinge im Leben, die Sie wirklich interessieren und die Ihnen Kraft geben und Freude machen. Jeder von uns hat ganz persönliche Vorlieben und Methoden, sich selbst eine Freude zu bereiten und sich zu entspannen. Wenn man es sonst schon nicht leicht hat, warum auf solche Annehmlichkeiten verzichten? Und wie steht es bei Ihnen mit Hobbys? Wann haben Sie zum letzten Mal gemalt, musiziert, fotografiert, gebastelt, getanzt oder Sport getrieben?

Stress und Tinnitus bedingen sich meist gegenseitig. Daher kann man über den Abbau von Stress die Tinnitus-Wahrnehmung positiv beeinflussen. Liegen also konkrete Stressfaktoren vor, ist es dringend zu empfehlen, Methoden zur Stressreduktion, zur Entspannung und zur Schlafförderung einzusetzen. Je nach Situation und Bedarf kann auch eine psychosomatische Aufarbeitung sehr hilfreich sein.

Stressabbau durch Entspannungsverfahren

Ein leicht erlernbares Entspannungsverfahren ist die progressive Muskelentspannung (PME) nach Jakobson, die sich bei Tinnitus gut bewährt hat. Weitere hilfreiche Entspannungsverfahren sind das autogene Training (AT), Atemübungen, Tai Chi, Qi Gong, Yoga und Biofeedback-Verfahren, die in diesem Buch noch näher beschrieben werden.

Auch die von Physiotherapeuten und Ärzten angewandte Kraniosakrale Therapie, ein sanftes Verfahren der Osteopathie zur Lösung muskulärer Verspannungen und Blockaden, sorgt für erholsame ganzheitliche Entspannung und Entlastung. Für viele Tinnitus-Betroffene, denen es aufgrund der zahlreichen Alltagsaktivitäten schwerfällt, überhaupt einmal »runterzuschalten«, ist diese Methode sehr entlastend, zumal sie hier nicht »schon wieder etwas tun« müssen, sondern einmal passiv sein dürfen.

Erholungskompetenz – Auf die persönlichen Ressourcen achten

Als ich diesen Begriff erstmals hörte, wollte ich kaum glauben, dass man zum Erholen irgendwelche Kompetenzen braucht. Tatsächlich gibt es, seit wir gesellschaftlich mit arbeitsbedingter Erschöpfung konfrontiert sind, auch eine Erholungsforschung, die die Bedingungen für eine gelingende Erholung klärt (Übersicht in Sonnentag et al. 2022). Denn in einer global vernetzten Dienstleistungsgesellschaft tritt Erholung inzwischen nicht mehr automatisch mit Beendigung der Arbeit oder mit dem (Feier-)Abend ein. Anders als im Landwirtschafts- und Handwerkssektor haben die Arbeitsprozesse im Dienstleistungsbereich meist kein konkret sichtbares und greifbares Ende. Ein Vorgang eröffnet hier meist viele weitere Prozesse. Zur Einleitung von Erholung muss man folglich aktiv ein Ende setzen, ohne dass der Arbeitsprozess vollständig beendet ist. Dadurch ist die Erfahrung von Erfüllung oft deutlich geschmälert. So sehnen sich viele von Tinnitus betroffene Beschäftigte im Dienstleistungsbereich nach körperlicher Tätigkeit, wo das Arbeitsergebnis eher konkret physisch wahrnehmbar ist, wie beispielsweise bei der Handwerks- oder Gartenarbeit, und nicht ideell, »in den Köpfen anderer« oder virtuell, wie meist in Beratungs-, Bildungs- und IT-Bereichen.

Sich von arbeitsbezogener oder auch privater Belastung zu erholen, um neue Kraft zu schöpfen, ist heute also nicht so einfach wie in früheren Zeiten.

Für die Erfahrung von Erholung sind vier Merkmale essenziell:

1. *»Abschalten«* (Detachment): Sich mental lösen und Abstand nehmen von arbeitsbezogenen Gedanken als Grundlage.
2. *Entspannung* (Relaxation): Niedrige sympathische Aktivierung bei körperlicher und geistiger Ruhe.

3. *Können* (Mastery): Erfahrung von Wachstum, beispielsweise durch Lernen, Meistern einer Herausforderung.
4. *Kontrolle* (Control): Erfahrung von Selbstbestimmtheit und Handlungsfähigkeit, beispielsweise eigenen Rhythmus und Entscheidungsspielraum bei der Wahl der Erholungsaktivitäten.

Alle vier Erholungserfahrungen sind nachweislich mit psychischem und somatischem Wohlbefinden und Leistungsfähigkeit verbunden. Gutes Abschalten, Entspannung und das Gefühl von Selbstbestimmtheit gehen mit besserer emotionaler Befindlichkeit am Abend, besserer Schlafqualität und mehr Energie am Morgen einher (Sonnentag et al. 2022).
Ergänzend zu den obigen werden zwei weitere wichtige Erholungserfahrungen genannt: die Erfahrung von *Sinn* (Meaning) aus Aktivitäten, die uns etwas Wichtiges im Leben geben (Hobbys, Kunst, Spirituelles), und von *Zugehörigkeit* (Affiliation) aus sozialen Aktivitäten mit dem Gefühl von Verbundenheit (Newmann et al. 2014).

Aus den Erkenntnissen der Erholungsforschung lassen sich folgende Regeln ableiten:

- Aktive, insbesondere körperliche und soziale Freizeitaktivitäten begünstigen mentales Abschalten (Detachment), Entspannung, Herausforderung (Mastery), das Gefühl, selbstbestimmt zu sein, sowie das Wohlbefinden in höherem Maße als passive Aktivitäten wie Fernsehen, Musikhören.
- Schlechtes mentales Abschalten bei hoher Arbeitsanforderung führt mittelfristig (über zwölf Monate) zu einem geringeren Arbeitsengagement.
- Wenig aufwendige Freizeitaktivitäten führen zu größerer Erholung als körperlich und/oder mental mehr fordernde Aktivitäten wie Hausarbeiten oder Kinderbetreuung.
- In Paarbeziehungen wirkt sich das eigene Abschalten und Entspannung am Abend positiv auf den Partner aus.
- Online-Aktivitäten zur Erholung via Tablet oder Smartphone führen zu verzögertem Zubettgehen, schlechter Schlafqualität und verminderter Vitalität. Allerdings helfen diese Aktivitäten beim mentalen Abschalten von arbeitsbezogenen Gedanken.

- Negative emotionale Zustände nach arbeitsbedingtem Stress beeinträchtigen sowohl das Erholungsverhalten als auch die Erholungserfahrung. Obwohl Erholung bei erhöhter Belastung besonders nötig ist, schalten Menschen weniger ab, gehen seltener körperlichen Erholungsaktivitäten nach und schlafen schlechter. Das heißt, Erholung wird umso unwahrscheinlicher, je größer die Erschöpfung – und damit die Notwendigkeit ist (»Erholungsparadox«, Sonnentag et al. 2022).
- Ein positiver Gefühlszustand am Ende des Arbeitstages beeinflusst die Wahl der Erholungsaktivität und erhöht die Intensität der Erholungserfahrung.
- Kurze Pausen während der Arbeit, etwa in Form eines Spaziergangs, einer Unterhaltung, einer Entspannungs- oder Stretchingübung, bringen kurzfristig Energie und begünstigen das Wohlbefinden am Nachmittag und Abend.

INFO: Erholungskompetenz = Erholung mit System

Erholung – Was ist das?

Unter Erholung versteht man die Verbesserung des Befindens und Wiederherstellung der Handlungs- und Leistungsfähigkeit (Sonnentag et al. 2022), das heißt die Wiedererlangung von physischen und psychischen Kräften und Wohlbefinden nach einer anstrengenden Tätigkeit, nach körperlicher Ermüdung und geistiger Erschöpfung.

Erholung geschieht meist nicht automatisch, sobald die Beanspruchungsphase endet. Zur Erholung braucht es zunächst einmal ein Bewusstsein *für erschöpfende Beanspruchungen und Erfahrungen* mit konkreten Stressauslösern. Außerdem bedarf es einer gewissen *Erholungsbereitschaft und -fähigkeit*, das heißt der Motivation, eine Erholungsphase einzulegen und bestimmte Strategien und Fertigkeiten situationsgemäß und wirkungsvoll anzuwenden (Clauss 2016).

Hieraus ergeben sich überaus wichtige allgemeine Empfehlungen:

- Erholen Sie sich, *bevor* Ihre Ressourcen erschöpft sind, denn Abgrenzung von der Arbeit (Erwartungen anderer) und die Planung von Erholungsaktivitäten brauchen Kraft.
- Schließen Sie beanspruchende Aufgaben ab und beenden Sie den Arbeitstag mit etwas Positivem!
- Richten Sie sich Freizeitroutinen zur Erholung ein, das heißt regelmäßige Termine zur Ausübung von Erholungsaktivitäten, beispielsweise jeden Mittwoch Tanzen gehen, jeden Donnerstag Badminton spielen.

Erholung in 3 Phasen

Formal ist folgende Abfolge von Schritten für die Erholung grundlegend:

1. *Distanzierung:* Rituale zum Ablösen von der Arbeit, beispielsweise Orts- oder Kleidungswechsel, Duschen.
2. *Regeneration:* Eigentliche Erholungsaktivität je nach Bedürfnis, etwa zur Ruhe kommen, Anregung, Energie tanken, Sinn finden.
3. *Orientierung:* Rituale zum Ausrichten auf die Arbeit mit der Bereitschaft für erneute Beanspruchung, beispielsweise PC hochfahren, Arbeitsmaterialien vorbereiten.

So gelingt das Abschalten

- Räumlicher Abstand zur Arbeit
- Periodischer Tätigkeitswechsel
- Faszination und mühelose Bindung von Aufmerksamkeit durch:
  - soziale Kontakte
  - Sport: Ballsport, Tanzen, Klettern, Surfen ...
  - Spiele
  - Kreatives Tun: Malen, Basteln, Garten, Musik ...
  - Kulturelles: Film, Theater, Konzert ...
- Entspannungsübungen (PME, AT)
- Achtsamkeitsmeditation (→Gegenwartsorientierung)
- Selbsthypnose (siehe unten)

Effektive Erholungsaktivitäten

- Regelmäßige Pausen, auch »Microbreaks« während der Arbeit, etwa Stretching, Spaziergang
- Sport!
- Entspannungsübungen, Selbsthypnose
- Power-Nap: 15 bis maximal 30 Min. dösen (nicht schlafen!)
- Ausreichend nächtlicher Schlaf
- Nährende soziale Kontakte
- Hobbys/Aktivitäten mit wenig Aufwand
- »Mastery«-Aktivitäten mit Wirksamkeits- und Erfolgserleben
- Naturerleben
- Kurzurlaub über vier bis sieben Tage

Resilienz – Mit Stress gut umgehen

Die Sichtweise der westlichen Industriegesellschaften auf Gesundheit und Krankheit ist durch eine überwiegend pathogenetische Betrachtungsweise gekennzeichnet: Im Mittelpunkt stehen Symptome, Ursachen und Risikofaktoren von Krankheit (Pathogenese-Modell), die es zu beseitigen gilt. Im folgenden Abschnitt stehen hingegen schützende Faktoren im Vordergrund, die sich stärkend auf die psychische und physische Gesundheit auswirken. In aktuellen Forschungsarbeiten werden für diese Faktoren häufig die

Begriffe Schutzfaktoren, Ressourcen und Resilienzfaktoren synonym verwendet.

Der Begriff »Resilienz« (von lat. *resilire* = zurückspringen) kommt ursprünglich aus den Materialwissenschaften und beschreibt, wie ein hochelastischer Werkstoff nach starken Verformungen wieder in seine Ausgangsform zurückkehrt. Der Ausdruck wurde inzwischen von vielen Disziplinen aufgegriffen, beispielsweise der Psychologie, der Pädagogik, der Ökologie, Architektur, Ökonomie. In der Psychologie bezeichnet Resilienz die jedem Menschen innewohnende psychische Widerstandskraft zur Aufrechterhaltung oder Rückgewinnung der psychischen Gesundheit während oder nach widrigen Lebensereignissen (Masten a. Obradović 2008) und damit die Fähigkeit, ungünstige Lebensumstände und Krisen erfolgreich zu meistern.

Das Resilienzkonzept geht auf Langzeitstudien an ca. 700 Kindern zurück, die 1955 auf der Hawaii-Insel Kauai geboren wurden: Ein Drittel dieser Kinder entwickelte sich trotz widriger Lebensumstände (Armut, psychische Krankheit der Eltern, Gewalt) zu physisch und psychisch unauffälligen und erfolgreichen Erwachsenen (Werner a. Smith 1982).

Resiliente Menschen verfügen also über bestimmte Eigenschaften, die ihnen ermöglichen, an widrigen Lebensumständen und Krisen nicht zu zerbrechen, sondern diese ohne dauerhafte Beeinträchtigung zu überstehen. Resilienz ist somit das Endprodukt eines Prozesses, der Stressoren nicht eliminiert, sondern Menschen befähigt, gut damit umzugehen.

Resilienz resultiert aus dem Zusammenspiel verschiedener Einflussfaktoren (s. u.) und zeichnet sich durch folgende Eigenschaften aus (Helmreich u. Lieb 2015):

- *dynamisch:* der gute Umgang mit Stressoren entwickelt sich im zeitlichen Verlauf und in der Interaktion des Menschen mit seiner Umwelt. Resilienz erweist sich erst in der Situation.
- *variabel:* Menschen können zu einem bestimmten Zeitpunkt ihres Lebens relativ resilient sein und zu anderen Zeitpunkten wesentlich vulnerabler.

- *situationsspezifisch:* Personen können gegenüber einem bestimmten Stressor (etwa Verkehrsunfall) resilient sein und gegenüber einem anderen (etwa Tod des Ehepartners) durchaus größere Probleme haben. Bedeutsam scheint weniger die Stärke des Stressors als die persönliche Wahrnehmung desselben und dessen erlebte Bedrohlichkeit.
- *multidimensional:* Anpassungs- und Bewältigungsleistungen können in verschiedenen Lebensbereichen unterschiedlich ausgeprägt sein.

Die Resilienzfaktoren, auch Schutz- oder Protektivfaktoren genannt, helfen bei der Bewältigung eines Stressors oder verhindern ein negatives Entwicklungsergebnis (Helmreich u. Lieb 2015). Folgende Faktoren stärken die Resilienz erwiesenermaßen (Bengel u. Lyssenko 2012):

- *Positive Emotionen:* regelmäßig positive Gefühle und Stimmungen erleben.
- *Optimismus:* Tendenz zu positiven Bewertungen und Erwartungen bezüglich eines Ereignisses. Optimisten bewerten die Wahrscheinlichkeit, Art und Größe möglicher Bedrohungen als geringer. Ein positiver Bewertungsstil führt zu geringerem Stresserleben.
- *Hoffnung:* die positive Erwartung, ein Ziel zu erreichen.
- Selbstwirksamkeitserwartung: das Vertrauen, Anforderungssituationen aus eigener Kraft bewältigen zu können.
- *Soziale Unterstützung:* ein funktionierendes soziales Netzwerk haben.

Resilienz ist ein alltägliches Phänomen, das bei jedem Menschen entwickelt und gefördert werden kann (ein wissenschaftlich fundiertes Online-Resilienztraining finden Sie unter: www.studicare.com/resilienz).

INFO: **Resilienz in 10 Schritten**

1. **Knüpfen Sie soziale Kontakte**

   Gute Beziehungen zur Familie, zu Freunden und anderen Menschen sind wichtig. Nehmen Sie Unterstützung an, wenn es Menschen gibt, die Ihnen zuhören und Anteil an Ihrem Leben nehmen. Auch anderen zu helfen kann sinnvoll sein und die eigenen Probleme in Relation rücken, z. B. in Vereinen, Aktionsgruppen oder Gemeinschaften.

2. **Betrachten Sie Krisen als vorübergehende, überwindbare Schwierigkeiten**

   Sie können Stress und Krisen nicht verhindern. Allerdings können Sie Einfluss nehmen auf die Art, wie Sie die Ereignisse bewerten und interpretieren – und damit darauf, wie sie wirken. Gedanken beeinflussen ganz direkt unsere Gefühlswelt. Hilfreich ist es, sich zumindest dafür zu öffnen, dass es Ihnen bald wieder besser gehen wird.

3. **Akzeptieren Sie Veränderungen als Teil des Lebens**

   Akzeptieren von Gegebenheiten, die man nicht ändern kann, erleichtert Ihnen, Ihre Aufmerksamkeit auf die Dinge zu lenken, die Sie beeinflussen können.

4. **Richten Sie sich auf Ihre Ziele aus**

   Entwickeln Sie einige realistische Ziele. Tun Sie regelmäßig einen kleinen Schritt, der Sie in die Richtung Ihrer Ziele bringt. Fragen Sie sich: Welche kleine Sache kann ich heute tun, die mich in die gewünschte Richtung bringt?

5. **Handeln Sie entschlossen**

   Nehmen Sie konkret Einfluss auf widrige Situationen soweit es geht – statt diese zu vermeiden und zu hoffen, dass Stress und Probleme von selbst verschwinden.

6. **Gehen Sie auf Entdeckungsreise zu sich selbst**

   Suchen Sie nach Wegen oder Aktivitäten, die Ihnen helfen, sich selbst besser kennenzulernen. Vielleicht gehört dazu auch die Feststellung, an einer Herausforderung gewachsen zu sein. Viele Menschen haben in Krisenzeiten intensivere Beziehungen und ein Gefühl von Stärke, obwohl sie sich verletzlich fühlen.

7. **Nähren Sie die positive Sicht auf sich selbst**

   Entwickeln Sie Vertrauen in Ihre Problemlösefähigkeiten und Ihre Intuition.

8. **Rücken Sie die Ereignisse ins rechte Licht**

   Versuchen Sie, bei schmerzhaften Ereignissen auch den größeren Kontext zu sehen (auch das, was gut läuft) und die Langzeitperspektive zu bewahren. Bauschen Sie das Problem nicht auf.

9. **Bewahren Sie eine optimistische Grundhaltung**

   Eine optimistische Einstellung verhilft Ihnen zu einer positiven Erwartungshaltung. Versuchen Sie sich zu vergegenwärtigen, was Sie sich wünschen, und weniger das, was Sie befürchten.

10. **Sorgen Sie für sich selbst**

    Seien Sie achtsam für Ihre Bedürfnisse und Gefühle. Gehen Sie regelmäßig Aktivitäten nach, die Sie entspannen und Ihnen Freude machen. Regelmäßige Selbstsorge hilft Körper und Geist, mit schwierigen Situationen umzugehen, die Widerstandskraft erfordern.

    Hinweis: Finden Sie selbst heraus, welche dieser Wege als persönliche Strategie für Sie stimmig sind, um Ihre seelische Widerstandskraft zu stärken.

    In Anlehnung an: *The Road to Resilience*: American Psychological Association, 2014

Das Resilienzkonzept hat Gemeinsamkeiten mit dem schon früher entwickelten *Salutogenese-Konzept* des Medizinsoziologen Aron Antonovsky (1923–1994). Das Salutogenesekonzept (von lat. *salus* = gesund und griech. *genesis* = Entstehung) geht der Frage nach: Was hält Menschen gesund – auch in Gegenwart von Stress?

Auf dieses Konzept in der Tinnitus-Therapie und der praktischen Umsetzung mit Hilfe der modernen Hypnose kommen wir später noch (siehe »Salutogenese – Wie Gesundheit entsteht«, S. 102).

2.2.2 Chronische Phase (ab 3 Monate)

Eines vorweg: »Chronisch« bedeutet nicht unheilbar oder hoffnungslos krank! Auch wenn der Tinnitus nun drei Monate oder mehr besteht. Die Einteilung des Verlaufs in »akut« und »chronisch« wurde von anerkannten Tinnitus-Fachleuten aus rein pragmatischen Gründen vorgenommen und hat etwas mit den jeweils notwendigen Maßnahmen des behandelnden Arztes zu tun.

In Bezug auf die funktionellen Veränderungen innerhalb der Hörbahn sind die Grenzen zwischen »akut« und »chronisch« fließend. Bei akutem Tinnitus steht eine Behandlung mit Medikamenten im Vordergrund. Ziel ist es, das Ohrgeräusch zu beseitigen oder zu verringern. Beim chronischen Tinnitus hingegen geht es um die Veränderung der störenden tinnitusbezogenen Hörverarbeitung, und zwar durch aktive Mitarbeit der Betroffenen im Rahmen einer modernen Tinnitus-Therapie.

Zum aktiven »Manager« des Ohrgeräusches werden

Der HNO-Arzt ist nun nicht mehr der Behandler, sondern Ihr Berater. Wichtig ist eine sprechende Medizin, an der Sie als Patient aktiv beteiligt sind. Es geht dabei darum, die nächsten sinnvollen Schritte und die Therapiemaßnahmen abzustimmen und zu koordinieren. Ihre persönlichen Bedürfnisse stehen dabei im Vordergrund.

Entsprechend kann sich Ihre Rolle als Tinnitus-Betroffener entwickeln: Waren Sie anfänglich noch der »Behandelte«, so lernen Sie jetzt immer mehr über den Tinnitus und über sich selbst und können im weiteren Verlauf immer mehr zum eigenverantwortlichen »Manager« Ihres Ohrgeräusches und Ihres Befindens werden. Dazu ist es wichtig, dass Sie zunächst wissen, wie Ihr Hörsystem und die Mechanismen bei der Verarbeitung von Hörsignalen funktionieren, wie es im ersten Kapitel dargestellt wurde. Gemeinsam mit Ihrem Arzt sollten Sie klären, welche biologischen, seelischen und sozialen Faktoren das Ohrgeräusch aufrechterhalten. So lässt sich Ihr ganz persönliches Störungsmodell erarbeiten, das Ihnen neue Möglichkeiten für Ihre Tinnitus-Wahrnehmung eröffnet. Natürlich haben in dieser Phase Entspannungsverfahren und eine gesunde Lebensführung ihren festen Platz.

Das Hören erleichtern

Besteht neben dem Tinnitus eine Hörbeeinträchtigung oder Schwerhörigkeit? Dann sollte zunächst die Versorgung mit einem Hörgerät überlegt werden – auch wenn dies aus klassisch-medizinischen Gründen der reinen Sprachverständlichkeit noch nicht notwendig wäre.

Viele Betroffene können Gesprächen im Alltag nur unter größter Anstrengung folgen, sie müssen ständig »die Ohren spitzen«. Bei angestrengtem Hören verändern sich allerdings die Hörfilter unseres Gehirns: Das Hörsystem wird nicht nur empfänglicher für Nervenimpulse, die durch äußere akustische Reize ausgelöst werden, sondern auch für tinnitusbezogene Impulse. Die Folge: Das Ohrgeräusch tritt vermehrt ins Bewusstsein. Zudem kostet eine vermehrte Höranstrengung geistige Ressourcen: Tinnitus-Betroffene, insbesondere solche in kommunikativen Berufen, zeigen am Ende eines Arbeitstages eine wesentlich höhere mentale Erschöpfung als Hörgesunde. Die Vorteile eines Hörgeräts bestehen darin, dass es zum einen die Außengeräusche verstärkt und so das Hören verbessert. Auf diese Weise wird das eigene Ohrgeräusch oftmals verdeckt. Zum anderen wird das Sprachverstehen bei Tinnitus mit zusätzlicher Hörminderung wesentlich erleichtert, sodass viele Betroffene sich abends mental frischer fühlen.

INFO: **Hörvermögen und Tinnitus**

Hör- oder Sprachverstehensschwierigkeiten können den Tinnitus verstärken. Daher sollten Sie auch bei geringgradiger Schwerhörigkeit und gleichzeitigem Tinnitus einen Hörgeräte-Anpassversuch in Erwägung ziehen. In Absprache mit

Ihrem HNO-Arzt können Sie bei einem Hörakustiker unter verschiedenen Geräten auswählen und diese in Ihrer gewohnten Umgebung zu Hause eine Zeitlang unverbindlich ausprobieren. Dadurch, dass das Gerät äußere Schallreize verstärkt, können die eigenen Ohrgeräusche in den Hintergrund treten.

Die Stille meiden

Eine gute Möglichkeit, die ständige störende Präsenz des Ohrgeräusches zu reduzieren, ist die Vermeidung von Stille. Gestalten Sie besonders am Abend Ihre akustische Umgebung so angenehm wie möglich und betten Sie den negativ besetzten Tinnitus in ein angenehmes Geräusch ein. Viele Betroffene empfinden es sehr entlastend und weitaus angenehmer, dem Plätschern von Wasser beziehungsweise Musik zu lauschen als einzig und allein dem Ohrgeräusch.

Hirnbiologisch gesehen aktivieren Sie mit angenehmen Geräuschen Ihr Belohnungssystem und dämpfen so das emotionale Stresssystem im limbischen System des Gehirns (den »Mandelkern«, lat. *Amygdala*). Etwas pointiert ausgedrückt: Wenn Sie dem Tinnitus in Stille zuhören, aktivieren Sie Ihren Mandelkern mit der Folge von negativer Stimmung (meist Angst oder Ärger) und Adrenalinausschüttung. Das macht wacher als jeder Espresso! Wenn Sie den Tinnitus allerdings in eine angenehme Geräuschumgebung einbetten, aktivieren Sie akustisch Ihr Belohnungssystem (den »Lustkern«, lat. *Nucleus accumbens*) und dämpfen die Amygdala. Dazu können Sie sich einen leise plätschernden Zimmerspringbrunnen ins (Schlaf-) Zimmer stellen. Oder Sie hören Entspannungsgeräusche oder -musik bis zum Einschlafen. Geräusche-Apps bieten eine Vielzahl angenehmer Klänge und Geräusche an, von Bachplätschern über Meeresrauschen bis hin zu Katzenschnurren oder Vogelzwitschern (siehe »Hilfreiche Apps«, S. 227).

Die Seele stärken – Ausgleiche schaffen

In dieser Phase ist es zusätzlich wichtig, den seelischen Zustand zu stabilisieren und zu optimieren. Dazu gehören zum einen eine ausgewogene Ernährung und ein Mindestmaß an sportlicher Betätigung. Vor allem aber sollten Sie auf eine Balance zwischen Spannung und Entspannung achten! Das heißt: Suchen Sie den Ausgleich von

Beruf und Freizeit, Leistung und Genuss, Pflicht und Lust, Altruismus und Egoismus, Geselligkeit und Für-sich-Sein und so weiter.

Besprechen Sie außerordentliche berufliche oder private Problembereiche und Belastungen mit Ihrem Arzt. Scheuen Sie sich nicht, diese nötigenfalls auch mit psychotherapeutischer Hilfe anzugehen. Denn bestimmte Probleme und außergewöhnliche Belastungen können die Wahrnehmung des Ohrgeräusches situationsabhängig verstärken. Bei folgenden seelischen Störungen sollten Sie in jedem Fall psychotherapeutische Hilfe in Anspruch nehmen: bei Schlafstörungen, übermäßigen Ängsten und Krankheitsbefürchtungen, bei depressiven Symptomen wie beispielsweise anhaltender Niedergeschlagenheit, Antriebslosigkeit, rascher Ermüdbarkeit, Interesse- und Freudlosigkeit, unter Umständen verbunden mit Appetitlosigkeit oder Gewichtsverlust, sowie bei einer Abhängigkeitserkrankung. Solche Störungen wirken sich verstärkend und chronifizierend auf das Tinnitus-Leiden aus.

INFO: Anzeichen von Überlastung erkennen

Frühzeitig die seelischen und körperlichen Zeichen von Stress bei sich wahrzunehmen, ist keine Schwäche, sondern eine wertvolle Fähigkeit. Sie macht es Ihnen in kritischen Lebensphasen sowie bei außergewöhnlichen Beanspruchungen möglich, frühzeitig Hilfe oder Entlastung zu finden und schwerwiegenderen psychischen und körperlichen Erkrankungen vorzubeugen.

Wenn Sie sich in schwierigen Lebenssituationen professionelle Unterstützung gönnen, zeigen Sie, dass Sie verantwortungsbewusst mit sich und Ihrer Gesundheit umgehen.

Die richtige Therapie

Für viele Betroffene ist es schwer, chronischen Tinnitus als etwas Unabänderliches in ihrem Leben anzunehmen. Es wundert daher nicht, dass – einer Erhebung der Deutschen Tinnitus-Liga im Jahre 1998 zufolge – die von chronischem Tinnitus Betroffenen im Durchschnitt etwa zehn verschiedene Therapien ausprobiert hatten.

Nicht selten ist damit eine lange, leidvolle und kostspielige Suche nach dem »Wundermittel« verbunden, das das Ohrgeräusch endlich »wegmacht«. Außerdem ist dies Ausdruck eines kräftezehrenden Kampfes gegen das Symptom, der das Leiden am Ohrgeräusch jedoch nur noch verstärkt. Denn: Solange Tinnitus mein »Feind« ist, kann ich ihn nicht aus dem Auge – sprich: aus dem Ohr – lassen.

Dem Tinnitus die Wirkung nehmen

Die Chancen, das Ohrgeräusch in der chronischen Phase auf direktem Wege zu beseitigen, sind gering. Diese Feststellung ist für viele Betroffene zunächst ernüchternd. Viele erwarten von der heutigen Hochleistungsmedizin, dass man unliebsame Symptome einfach »abschalten« kann. Doch bei Ohrgeräuschen und auch vielen anderen Phänomenen funktioniert das nicht. Die Erfahrung lehrt, dass Tinnitus sehr individuell und komplex ist, daher wird es auch in absehbarer Zukunft ein solches Medikament oder Verfahren nicht geben. Auch technische Geräte (siehe »Akustische Ansätze«, S. 92) sowie die Digitalen Gesundheitsanwendungen (siehe S. 98) können den Tinnitus nicht abschalten.

So bleibt nur die »zweite Wahl«, doch die ist durchaus erfolgversprechend: Denn durch spezielle Maßnahmen, an denen Sie als Betroffener aktiv mitwirken, können Sie dem Tinnitus seine negative gedankliche und emotionale Färbung nehmen und damit die Voraussetzung dafür schaffen, dass er unter die Bewusstseinsschwelle treten kann. Schließlich gibt es auch andere Dauerreize, die wir im Alltag nicht bewusst wahrnehmen, etwa den permanenten Berührungsreiz unserer Kleidung. Wir sind nämlich grundsätzlich durchaus in der Lage, Dauerreize aus unserem Bewusstsein auszublenden. Diese Fähigkeit zur Gewöhnung oder »Habituation« gilt es auch in Hinblick auf den Tinnitus zu nutzen. Ziel ist es dabei gewissermaßen, einen »roten« Tinnitus in einen »weißen« Tinnitus zu verwandeln, mit dem man gut leben kann. Und das ist in den allermeisten Fällen möglich.

Den Belastungsgrad einschätzen – Ihr persönliches Erleben zählt

Zunächst sollte geklärt werden, ob das Ohrgeräusch für Sie überhaupt ein Problem darstellt und wenn ja, wie sehr. Denn wenn es für Sie gut erträglich ist, sind außer einer eingehenden HNO-ärztlichen Untersuchung und Beratung meist keine weiteren Maßnahmen erforderlich. Ganz anders sieht es aus, wenn Sie wegen Tinnitus an

Konzentrations- und Schlafstörungen, Leistungsabfall, Ängsten, Depressionen, muskulären Verspannungen, Gereiztheit, sozialer Isolation oder Ähnlichem leiden. In diesem Fall sollten individuell auf Ihre Situation abgestimmte Maßnahmen ergriffen werden.

Um die Art und Intensität der notwendigen therapeutischen Maßnahmen einschätzen zu können, hat sich eine Einteilung nach dem Grad der Belastung bewährt. Ihr individueller Belastungsgrad lässt sich am besten aus dem persönlichen Gespräch mit Ihrem Arzt und dem Tinnitus-Fragebogen (nach Goebel u. Hiller 1998) ermitteln. Dieser Fragebogen wird in spezialisierten Tinnitus-Einrichtungen auch zur Bewertung der Therapieergebnisse nach standardisierten Kriterien verwendet. Auf der Website der Deutschen Tinnitus Liga können Sie eine Kurzversion des Tests (Mini-TF12; Hiller a. Goebel 2004) online machen (siehe »Hilfreiche Apps und Links«, S. 227).

Mit der ausführlichen Fragebogenversion lässt sich differenzieren, wie sehr Sie gedanklich und gefühlsmäßig, durch Hörprobleme, körperliche Beschwerden oder Schlafstörungen beeinträchtigt sind, und welche dieser Aspekte bei Ihnen im Vordergrund stehen. Er besteht aus einer Reihe von Aussagen wie beispielsweise: »Wegen der Ohrgeräusche wache ich morgens früher auf«, »Fast alle meine Probleme sind durch diese Ohrgeräusche bedingt«, »Ich kann keine Musik genießen wegen der Ohrgeräusche «, »Meistens sind die Ohrgeräusche ziemlich leise«, »Wenn die Ohrgeräusche andauern, wird mein Leben nicht mehr lebenswert sein«, »Die Geräusche machen mir manchmal Ohren- und Kopfschmerzen«. Bei jeder Aussage ist »stimmt«, stimmt teilweise« oder »stimmt nicht« anzukreuzen.

Auf diese Weise lässt sich der Tinnitus in vier Belastungsgrade einteilen, die mit der klinischen Einteilung nach den geklagten Beschwerden (Biesinger et al. 1998) gut korreliert (siehe INFO-Kasten S. 79). Aus dem individuell ermittelten Belastungsgrad ergeben sich dann bestimmte sinnvolle Maßnahmen.

2.3 Geeignete Maßnahmen nach Grad der Belastung

Wenn einmal feststeht, wie stark und welcher Art die Belastung durch das Ohrgeräusch ist, kann man festlegen, welcher therapeutische Weg gegangen werden soll. In diesem Kapitel geben wir einen

INFO: Tinnitus-Belastungsgrad und geeignete Maßnahmen
(modifiziert nach Biesinger et al. 1998)

	Tinnitus-Belastungsgrad	Geeignete Maßnahmen
Kompensiert (erträglich)	**Grad I:** Das Ohrgeräusch wird nur bei Konzentration darauf und in Stille wahrgenommen. Es stört nicht.	– *Eingehende HNO-ärztliche Beratung*, keine Therapie
	Grad II: Tinnitus tritt hauptsächlich in Stille in Erscheinung und wirkt störend bei Stress bzw. bei vermehrter beruflicher oder privater Belastung. Keine wesentliche Einschränkung, jedoch Entlastung erwünscht.	– *Entspannungsverfahren* zum Stressabbau wie Progressive Muskelentspannung (PME), Atemübungen, Autogenes Training, Tai Chi, Qi Gong, Yoga o.ä. – Beratung über *Tinnitus-Retraining-Therapie* (s.u.), – evtl. psychologische Diagnostik und Beratung, z.B. Klärung beruflicher oder privater Problemfelder
Dekompensiert (belastend)	**Grad III:** Der Tinnitus führt zu einer dauernden Beeinträchtigung im privaten und beruflichen Bereich. Das Erleben in gefühlsmäßigen, gedanklichen und körperlichen Bereichen ist gestört. Es bestehen Schlafstörungen.	– *ambulante Tinnitus-Retraining-Therapie* (s.u.) – *Entspannungsverfahren* – *Psychologische Diagnostik und Psychotherapie*
	Grad IV: Gravierende Störung der bisherigen Lebensführung mit völliger Dekompensation im privaten und beruflichen Bereich: Schlafstörungen, Arbeitsunfähigkeit, Ängste oder depressive Symptome (gedrückte Stimmung, Antriebsminderung, Interesse- Appetit-, und Freudlosigkeit, Hoffnungslosigkeit, vermindertes Selbstwertgefühl u.a.)	– *Stabilisierende sowie entlastende Beratung* bzw. Therapie als Vorbereitung für eine *stationäre Tinnitus-Therapie in einer Spezialklinik* mit umfassendem Therapieangebot danach: – *Weitere, ambulante Betreuung durch HNO-Arzt und Psychotheut entsprechend Grad III*

Überblick über die Maßnahmen, die bei den unterschiedlichen individuellen Belastungsgraden geeignet sind. Auf Seite 79 finden Sie eine Übersicht über diese Maßnahmen.

Körpermedizinische Behandlungen befinden sich nicht darunter – schließlich weiß man aus langjähriger Erfahrung, dass medikamentöse oder auch operative Ansätze mit dem Ziel das Ohrgeräusch zu beseitigen, bei chronischem Tinnitus ungeeignet sind. Denn jede Bemühung mit dem Ziel, den Tinnitus »beseitigen« zu wollen, verstärkt das Leiden am Tinnitus. Was für körperliche Störungen eine bewährte Strategie ist, erweist sich bei Tinnitus als Wahrnehmungsphänomen als kontraproduktiv. Denn für die Wahrnehmung gelten andere Regeln: »Energy flows where attention goes« (Wo die Aufmerksamkeit hingeht, geht die Energie hin). Oder die bis heute gültige Regel des Psychologen und Neurophysiologen Donald O. Hebb (1904–1985), die da lautet: »Neurons that fire together, wire together« (Nervenzellen, die miteinander feuern, vernetzen sich miteinander). Wenn man also versucht, den anhaltenden und störenden Tinnitus zu bekämpfen, wird der Tinnitus bewusster, die Wahrnehmung und das Leiden verstärken sich. Auf diese Weise entstehen im Gehirn zunehmend tinnitusbezogene Nervenzellaktivitäten und Nervenzellverbindungen bis hin zu einem komplexen Tinnitus-Nervenzell-Netzwerk, das alle beschriebenen Stationen des neurophysiologischen Tinnitus-Modells umfasst. Wenn nicht schon in der Anfangsphase, so doch spätestens in der chronischen Phase gewinnen die wahrnehmungspsychologischen und seelischen Aspekte des Tinnitus wesentlich an Bedeutung – und damit auch die Beratung und Begleitung durch einen in der psychologischen Tinnitus-Therapie erfahrenen Therapeuten. Die in der Tabelle genannten Maßnahmen haben sich sowohl aus Sicht der Betroffenen als auch aus Expertensicht als wirkungsvoll erwiesen.

2.3.1 Methoden für Entspannung und Stressabbau

Sie wissen inzwischen: Stress und Tinnitus bedingen sich gegenseitig. Eine sehr wichtige Möglichkeit, die Tinnitus-Wahrnehmung und -Verarbeitung positiv zu beeinflussen, ist daher der Weg über die Entspannung. Entspannung ist ein natürliches Reaktionsmuster unseres Körpers mit vielfältigen Erfahrungsdimensionen (Übersicht in Ross 2010). Sie gehört wie die Stressreaktion zur Grundausstattung jedes Menschen. Mit der Entspannungsreaktion, die der Harvard-Physiologe und Arzt Herbert Benson (1974), Begründer der Mind-body Medicine, erstmals beschrieben hat, sind Gefühle der inneren Ruhe, Gelöstheit und des Wohlbefindens verbunden – also hochwillkommene positive Emotionen. Zusätzlich wird die Amygdala und damit die Orientierungsreaktion auf den Tinnitus gedämpft, was zu einer Gelassenheit oder Gleichgültigkeit im positiven Sinne führt. Diese affektive Indifferenz ist neben der Anhebung von Wahrnehmungsschwellen und vermehrt assoziativem Denken ein wichtiges psychologisches Kennzeichen der Entspannungsreaktion (Vaitl u. Petermann 2000). Daher sind Entspannungsverfahren aus der Tinnitus-Therapie nicht mehr wegzudenken. Im Folgenden stellen wir Ihnen die wirkungsvollsten Entspannungstechniken vor.

Progressive Muskelentspannung (PME)

Die progressive Muskelentspannung – auch progressive Muskelrelaxation genannt – wurde von dem amerikanischen Physiologen Edmund Jacobson erstmals 1929 publiziert. Seit Ende der 1960er-Jahre ist sie im deutschen Sprachraum bekannt und seit 1987 in der kassenärztlichen Versorgung von den Krankenkassen voll anerkannt. Das Prinzip der PME besteht in der willkürlichen, maximalen An- und Entspannung bestimmter Muskelgruppen, um über die Kontrastwahrnehmung von angespannter und entspannter Muskulatur eine Entspannungsreaktion einzuleiten. Dieses selbst durchführbare und leicht erlernbare Verfahren basiert auf Beobachtungen von Jacobson, dass hohe seelische Spannungszustände, etwa bei Angst und Unruhe, mit einem deutlich erhöhten Spannungszustand der Muskulatur verbunden sind. Umgekehrt lassen sich diese Zustände über einen Abbau der Muskelspannung vermindern. Das heißt: Durch die Muskelentspannung lösen Sie zugleich auch innere geistig-seelische Spannungen. Sie können die progressive Muskelentspannung in Online-Kursen der Krankenkassen, Volkshochschulen oder bei einem Psychotherapeuten relativ schnell lernen und im Alltag anwenden.

Autogenes Training (AT)

Eine andere klassische Methode zur Selbstentspannung wurde von dem deutschen Arzt Johannes H. Schultz im Jahre 1932 eingeführt: das autogene Training. Der Grundgedanke besteht darin, den Patienten über eine leicht erlernbare, selbst durchführbare Technik in die Lage zu versetzen, »gesunde eigene Anteile« bei sich wahrzunehmen. Dadurch entsteht eine vegetative »Umstimmung« des Organismus, die sodann eine Entspannungsreaktion eingeleitet. Hierzu werden in sechs aufeinander folgenden Standardübungen jeweils kurze Sprachformeln wiederholt (beispielsweise: »Mein rechter Arm wird ganz schwer. Arme und Beine sind ganz schwer.«) und möglichst mit einer inneren bildhaften Vorstellung verknüpft (etwa mit dem Bild eines bleischweren Arms). Nach einer Weile stellt sich die entsprechende Empfindung (Schwere oder Wärme) ein – und damit verbunden auch eine Entspannung. Erfahrungsgemäß ist die Kurzform des autogenen Trainings bestehend aus Schwere-, Wärme- und Atemübung ebenso effektiv wie die Langform aus sechs Übungen. Autogenes Training lernt man am besten in Kursen unter Anleitung, wie sie die Krankenkassen, Volkshochschulen und Psychotherapeuten anbieten. Es ist wie die PME von den Krankenkassen anerkannt.

Achtsamkeitsbasierte Stressreduktion (MBSR)

Die achtsamkeitsbasierte Stressreduktion (engl.: *Mindfulness-Based Stress Reduction*) ist eine Methode zur Stressbewältigung durch Achtsamkeit, die in den späten 1970er-Jahren von dem Molekularbiologen Jon Kabat-Zinn an der University of Massachusetts Medical School/USA entwickelt wurde. Er hat die ursprünglich auf buddhistischer Achtsamkeitsmeditation basierende Meditationspraxis von ihren religiösen und weltanschaulichen Aspekten befreit und die bloße Technik herausgearbeitet. Die inzwischen standardisierte Methode vermittelt in acht wöchentlichen Gruppensitzungen relativ einfache Übungen (beispielsweise die Körperwahrnehmungsübung »Bodyscan«), die die Teilnehmer im Anschluss daran täglich über 45 Minuten durchführen.

INFO: Achtsamkeit – Was ist das?

Achtsamkeit ist eine bestimmte Form der Aufmerksamkeitsausrichtung und bezeichnet einen Zustand nichtwertenden, gegenwärtigen Gewahrseins. Achtsamkeit bedeutet, seine Aufmerksamkeit der jeweils gegenwärtigen Erfahrung zu schenken, und zwar auf eine akzeptierende, das heißt nicht analysierende oder beurteilende Weise.

Dieses nichtwertende Gewahrsein schließt alle inneren und äußeren Wahrnehmungen, Gedanken, Körperempfindungen und Gefühle des gegenwärtigen Moments ein. Das heißt, der Fokus der Aufmerksamkeit ist bei der Achtsamkeit weitgestellt und nicht wie bei der Konzentration eng und auf ein Objekt begrenzt.

Die Übung von Achtsamkeit führt zu einer bewussteren, detailreicheren und intensiveren Wahrnehmung der Innen- und Außenwelt. Zugleich wird der »Innere Beobachter« aktiviert und gestärkt.

Auf diese Weise werden Wahrnehmung und Bewertung entkoppelt, sodass negative Bewertungen nicht mehr oder zumindest abgeschwächt erfolgen.

Vier Mechanismen, durch die Achtsamkeit wirken soll, scheinen bedeutsam:

- Aufmerksamkeitsregulierung,
- Körperbewusstsein,
- Emotionsregulation,
- Perspektivenwechsel.

Seit geraumer Zeit gibt es Hinweise darauf, dass Achtsamkeitspraxis mit plastischen Veränderungen in verschiedenen Regionen des Gehirns einhergeht (Hölzel et al. 2011).

Ziel der Achtsamkeitspraxis ist es, mit einiger Übung eine wahrnehmende Distanz zum Vorgang des Bewertens selbst und jedem anderen Aspekt des Gewahrseins zu entwickeln: innere und äußere Wahrnehmungen, Körperempfindungen, Gefühle, Gedanken. Dieses Prinzip wird in achtsamkeitsbasierten Ansätzen der Psychotherapie wie der achtsamkeitsbasierten kognitiven Therapie (Mindfulness-based cognitive therapy, MBCT) als »Dritte Welle« der Verhaltenstherapie (Heidenreich u. Michalak 2011) genutzt. Sie ist außer bei Rückenschmerzen (Day et al. 2019) und zur Migränevorbeugung (Klan et al. 2020) auch bei chronischem Tinnitus (McKenna et al. 2017) wirksam. Angst- und depressive Symptome lassen sich moderat beeinflussen (Goyal et al. 2014).

Biofeedbackverfahren

Das Biofeedbackverfahren ist schulmedizinisch als Teil der Verhaltenstherapie anerkannt. Die Methode basiert auf der Tatsache, dass

Menschen ihr Nervensystem beeinflussen können. Dies betrifft unter anderem das vegetative oder autonome Nervensystem (ANS) zur Regulierung biologisch festgelegter, automatisch ablaufender Vorgänge des Körpers, wie beispielsweise Pulsrate, Blutdruck, Verdauung oder Muskeltonus. Das autonome Nervensystem ist zunächst meist nicht direkt und willentlich beeinflussbar. Doch so »autonom« wie ursprünglich vom britischen Physiologen John Newport Langley (1852–1925) beschrieben, ist das vegetative Nervensystem des Menschen heute nicht mehr. Bereits früh haben wir gelernt, die ursprünglich autonomen Schließmuskelfunktionen von Blase und Darm willentlich zu beeinflussen. Wir können durch körperliche Aktivitäten wie das Anhalten, Verlangsamen oder Beschleunigen des Atems die vegetativ regulierten Funktionen des Körpers beeinflussen, beispielsweise die Pulsrate. Und Sie können auch durch Vorstellungen Ihr vegetatives Nervensystem beeinflussen. Dazu ein kleines Experiment. Bitte beantworten Sie einmal folgende Fragen:

- *Was müssten Sie sich vergegenwärtigen (bildlich oder gedanklich), um jetzt Ihre Pulsrate zu erhöhen?*
- *Woran müssten Sie denken, um die Pulsrate zu senken?*
- *Und wenn Sie das tun, wie reagiert Ihr Herzschlag?*

Über Biofeedback lässt sich diese Fähigkeit technikgestützt lernen. Dazu werden die Reaktionen des vegetativen Nervensystems mit Elektroden aufgezeichnet und über einen Monitor sichtbar gemacht, beispielsweise die Muskelspannung, der Hautwiderstand (Schweißabsonderung), die Hauttemperatur, die Herzrate. Durch die sichtbare Rückmeldung (engl: *feedback*) über die biologischen Reaktionen des Körpers am Monitor lernt man, diese Reaktionen bewusst zu beeinflussen und gewünschte Reaktionen wie etwa Entspannung willentlich herbeizuführen. Ziel ist es, dies im Verlauf auch ohne technische Unterstützung zu beherrschen. Eine besondere Form des Biofeedbacks ist das Neurofeedback, wo Hirnströme (EEG-Wellen) abgeleitet und in Echtzeit analysiert werden, um bestimmte Aktivitäten des zentralen Nervensystems (ZNS) im Gehirn zu erfassen und zu trainieren.

> **INFO: Methoden zur Beeinflussung des autonomen Nervensystems**
> Wir leben heute in einer Zeit, wo wir – erstmals in der Evolution – eine Vielzahl von Methoden zur Verfügung haben, um unser vegetatives Nervensystem bewusst und willentlich zu beeinflussen. Diese Methoden lassen sich folgendermaßen gliedern:
>
> 1. Körperliche Ansätze: Atemübungen, Progressive Muskelentspannung (PME), Tai Chi, Qi Gong, Yoga u.a.
> 2. Mentale Techniken:
>   a. Aufmerksamkeitssteuerung: Achtsamkeitsbasierte Stressreduktion (MBSR), Autogenes Training, Hypnose
>   b. Imagination, Suggestion: Autogenes Training, Hypnose

In der Tinnitus-Therapie zeigten erste Pilotstudien einen signifikanten Nutzen von Neuro- und Biofeedbackverfahren zur Reduktion der Tinnitus-Belastung (Gosepath et al. 2001, Weise et al. 2007). Die detaillierte Absicherung der klinischen Wirksamkeit durch große Studien steht noch aus (Kreuzer et al. 2013, Güntensperger et al. 2017).

Tai Chi und Qi Gong

Das ursprünglich aus den chinesischen Kampfkünsten entwickelte Tai Chi (»Das erhabene Letzte«) und das Qi Gong (»Stete Arbeit am Qi« oder »Fähigkeit, Qi zu nutzen«) gehören zum chinesischen Volkswissen und sind Teil der Traditionellen Chinesischen Medizin. Beide Methoden beinhalten bestimmte, zumeist langsame Atem-, Bewegungs-, Konzentrations- und Meditationsübungen. Sie sind seit langem auch im Westen sehr populär, weil man damit eine Harmonisierung der Lebensenergie (chin. *Chi* oder *Qi*) und damit innere Gelassenheit und Ausgeglichenheit erreichen kann. Darüber wird die Körperwahrnehmung verbessert.

In einer Umfrage der Deutschen Tinnitus-Liga bei Tinnitus-Betroffenen zu hilfreichen Ansätzen landete Qi Gong auf dem 1. Platz (Tinnitus-Forum 1/1998). Der positive Effekt von Qi Gong bei chronischem Tinnitus in Hinblick auf die Tinnitus-Belastung wurde zudem in einer kontrollierten Studie klar gezeigt (Biesinger et al. 2010).

Yoga

Das indische Meditationssystem Yoga (sanskr. = Verbindung) hat seine Wurzeln in den ältesten heiligen Schriften aus der Zeit um

1.500 v. Chr. Yoga bietet neben geistiger Anleitung zahlreiche Atem- und Körperübungen zur Förderung der Konzentrationsfähigkeit sowie der inneren Ruhe und Ausgeglichenheit. Von den verschiedenen Yogaformen wird im Westen meist das Hatha-Yoga gelehrt.

Atemtherapie

Die Art und Weise, wie wir atmen, ist eng mit unserem Befinden verbunden. In Erregungs- und Stresszuständen beispielsweise verändert sich unser Atemmuster hin zu einer eher oberflächlichen oder gepressten Atmung. Natürlicherweise sinkt die Herzrate beim Ausatmen, sodass man beispielsweise durch die Betonung und Verlängerung des Ausatmens die Pulsrate und den Stresslevel senken kann. Diesen wechselseitigen Zusammenhang zwischen innerem Zustand und Atemmuster nutzt die Atemtherapie, die von Physiotherapeuten durchgeführt wird, unter anderem zu Entspannungszwecken. Sie ist insbesondere bei Angst- und anderen Erregungszuständen zu empfehlen. Denn diese Stresszustände lassen sich durch die bewusste Veränderung des Atemmusters hin zur tieferen und ruhigen Bauchatmung sehr schnell und leicht unterbrechen, sodass sich wohltuende seelische und körperliche Entspannung einstellt. Im Übungsteil dieses Buches finden Sie hierzu eine Übung (siehe S. 162).

Klangmassage

Der von dem Physiker Peter Hess entwickelten Klangmassage liegen Erkenntnisse über die wohltuende Wirkung von Klängen zugrunde, die bereits vor mehr als 5.000 Jahren in der vedischen Heilkunst Verwendung fanden. Zu diesem Zweck werden speziell gefertigte Klangschalen verschiedener Grundfrequenzen und Größen auf den Körper gesetzt und sanft angeschlagen. Die Schwingungen der Klangschalen übertragen sich auf den Körper und bewirken eine sanfte Reizung der Rezeptoren für Tastempfinden und Tiefensensibilität in der Haut beziehungsweise der Muskeln und Gelenke (Erklärungsmodell in Ross 2010). Das hat eine schnell einsetzende innere Beruhigung und tiefe Entspannung zur Folge. Viele Tinnitus-Betroffene schätzen diese Art der Behandlung sehr, da sie hier

Klänge nach langer Zeit wieder einmal auf sehr angenehme Weise erleben. Die Klangmassage wird bei der Tinnitus-Behandlung meist von Physiotherapeuten und Masseuren durchgeführt, kann aber auch in speziellen Kursen selbst erlernt werden.

Feldenkrais

Diese Form der Körperarbeit trägt den Namen des Physikers und Judolehrers Moshé Feldenkrais. Im Mittelpunkt steht die bewusste Wahrnehmung von einfachen, langsamen Bewegungen. Durch erhöhte Achtsamkeit werden Bewegungsmuster erschlossen, um chronische Muskelverspannungen und Blockaden zu lösen. Mit der Erweiterung des Körperbewusstseins sowie der körperlichen Ausdrucksformen bilden sich auch auf der seelisch-geistigen Ebene neue Erlebens- und Verhaltensmuster aus, die zu Entspannung und Wohlbefinden führen. Sie können Einzelbehandlungen bekommen oder die Feldenkrais-Methode in Gruppenkursen erlernen.

2.3.2 Tinnitus-Retraining-Therapie (TRT) und Tinnitus-Bewältigungs-Therapie (TBT)

Bei der Tinnitus-Retraining-Therapie (TRT) geht es darum, das Tinnitus-Leiden gezielt und spürbar reduzieren, indem die Hörwahrnehmung verändert wird (engl. *retrain* = umlernen). Das Hauptziel von TRT ist es, die Gewöhnung an den Tinnitus durch die Umschulung auditorischer, limbischer und autonomer Verarbeitung im Hirn zu erreichen (Jastreboff 2015). Dies geschieht mit Methoden zur Aufmerksamkeitsumlenkung, zur Tinnitus-Habituation (Gewöhnung) und zur Neubewertung des Ohrgeräusches. Hier geht es also um die Veränderung der Tinnitus-Wahrnehmung und -Verarbeitung an sich.

Sie haben erfahren, dass bei allen Hörvorgängen neben dem Hörsinnesorgan verschiedene Teile des Gehirns zusammenwirken. Dem limbischen System, unserem zentralen Bewertungssystem, das für unsere Gefühle und Zustände verantwortlich ist, kommt dabei eine ganz besondere Rolle zu. Es gibt jedem Höreindruck unwillkürlich eine gefühlsmäßige Färbung und löst entsprechende vegetative Körperreaktionen aus, die unter anderem den Herzschlag, die Atmung, die Schweißproduktion, die Muskelspannung und unser Verdauungssystem betreffen. Andere Hirnregionen sind mit der bewussten gedanklichen Bewertung des Höreindrucks verbunden. Diese Erkenntnisse bilden die Basis für die Tinnitus-Retraining-Therapie. Sie wurde von den Hörforschern Pavel Jastreboff (USA) und Jonathan Hazell (Großbritannien) Anfang der 1990er-Jahre formuliert und besteht aus tinnitusspezifischer Beratung (»positive Counseling«) und der Therapie mit Rauschgeräten (»Noiser«) zur Teilmaskierung des Tinnitus. Diese ambulante Therapie hat sich inzwischen weltweit bei einer Vielzahl von Tinnitus-Betroffenen bei länger anhaltendem Ohrgeräusch als hilfreich erwiesen (Überblick in Jastreboff 2015).

In Abgrenzung dazu wurde in Deutschland seit 1996 für die Tinnitus-Retraining-Therapie ein erweitertes, »integratives« Konzept entwickelt (TRT nach ADANO), um die TRT an deutsche Verhältnisse anzupassen und Qualitätsanforderungen festzulegen. Treffender wird dieser Ansatz heute Tinnitus-Bewältigungs-Therapie (TBT) genannt und umfasst die enge Zusammenarbeit zwischen HNO-Arzt, Psychotherapeut und Hörakustiker, ergänzt durch eine psychologische Diagnostik sowie bei Bedarf eine psychotherapeutische Behandlung. Die in der ursprünglichen Form der TRT enthaltene Versorgung mit einem Rauschgerät (»Noiser«) ist aus heutiger wissenschaftlicher Sicht nicht erforderlich (S3-Leitlinie Chronischer Tinnitus; AWMF 2021). Da der deutsche Ansatz der Tinnitus-Retraining-Therapie (TRT nach ADANO) unter dem Begriff Tinnitus-Bewältigungs-Therapie (TBT) noch nicht sehr verbreitet ist, werden im Folgenden beide Begriffe verwendet. Unter Tinnitus-Retraining-Therapie ist daher hier das erweiterte deutsche, integrative Konzept zu verstehen.

Die Tinnitus-Wahrnehmung »verlernen«

Ziel der Tinnitus-Retraining-/Bewältigungs-Therapie ist es, über den Prozess der Gewöhnung zu lernen, das Ohrgeräusch nicht mehr als störend wahrzunehmen. Dies erhöht die Wahrscheinlichkeit, dass das Ohrgeräusch in den Hintergrund treten oder auch gänzlich aus der bewussten Wahrnehmung verschwinden kann. Sie kennen diesen Effekt von anderen Dauerreizen. So registrieren Sie beispielsweise den Berührungsreiz Ihrer Kleidung nur anfänglich. Dann gewöhnen Sie sich schnell daran und nehmen diesen Reiz im Alltag schließlich gar nicht mehr wahr, da Sie ihm keine besondere Bedeutung beimessen. In ähnlicher Weise können Sie die Wahrnehmung des Ohrgeräusches durch die Tinnitus-Retraining-/Bewältigungs-Therapie »verlernen«. Die Tinnitus-Wahrnehmung wird von den damit verbundenen negativen Gefühlen, Körperreaktionen und Gedanken einfach abgekoppelt.

Die Elemente der Tinnitus-Retraining-Therapie

Die Tinnitus-Retraining-Therapie beinhaltet im Wesentlichen drei Elemente:

1. Intensive Beratung (»positive Counseling«)

Die Aussage »Bei Tinnitus kann man nicht machen, es gibt keine Therapie.« ist faktisch falsch. Deshalb umfassen die Ziele dieser intensiven, positiven Beratung durch den HNO-Arzt:

- die ganzheitliche Aufklärung über die Tinnitus-Entstehung, die Tinnitus verstärkenden und abschwächenden Faktoren,
- die Ermutigung zum gesundheitsfördernden Umgang mit dem Tinnitus,
- die Aufklärung über wirksame Behandlungsmöglichkeiten und Arten des konstruktiven Umgangs mit dem Geräusch und
- die Aussichten hinsichtlich der zu erwartenden Lebensqualität im Alltag.

Dazu bespricht der HNO-Arzt die Ergebnisse der speziellen Tinnitus-Diagnostik mit Ihnen und klärt, wie der Tinnitus bei Ihnen zu erklären ist und wie sehr Sie das Ohrgeräusch in Ihrer aktuellen Lebenssituation belastet. Je nachdem, wie stark Sie durch das Ohrgeräusch beeinträchtigt sind, wird Ihr Arzt Ihnen weitere Behandlungsschritte vorschlagen und diese einleiten.

Dieses Tinnitus-Counseling ist ein nachweislich wirksamer Baustein der Therapie. Es kann negative, selbstverstärkende Mechanismen bei Tinnitus verhindern und ist daher grundlegend für einen gelingenden Bewältigungsprozess. Ist dem Arzt ein ausführliches

Counseling aus Zeitgründen nicht möglich, so sollte er den Patienten einem in der Tinnitus-Therapie ausgewiesenen Arzt oder Psychotherapeuten zuweisen.

2. Psychische Stabilisierung

Die psychische Stabilisierung ist eine wichtige Voraussetzung für den Gewöhnungsprozess. Hierzu ist es sehr nützlich, Entspannungsverfahren zum Stressabbau zu erlernen. Gemeinsam mit einem Therapeuten können Sie zudem jene seelischen Faktoren beleuchten, die in Ihrem speziellen Fall das Ohrgeräusch aufrechterhalten und verstärken. Abgestimmt auf Ihre persönliche Situation lassen sich so weitergehende hilfreiche psychologische Behandlungsstrategien entwickeln, um die Tinnitus-Wahrnehmung günstig zu beeinflussen. Bei starken Begleit- und Folgeerscheinungen des Tinnitus (etwa Schlafstörungen, Ängsten, Depression) ist eine Psychotherapie zur seelischen Stabilisierung zu empfehlen.

3. Apparative Versorgung

Die Versorgung mit Hör- und/oder Rauschgeräten ist das dritte Element der Tinnitus-Retraining-Therapie. Mehr als 90 Prozent der Betroffenen haben neben dem Ohrgeräusch eine mehr oder weniger ausgeprägte Hörminderung, die die Wahrnehmung des Tinnitus noch deutlich verstärkt. Wenn Sie als Tinnitus-Betroffener also nur unter Anstrengung einem normalen Gespräch folgen oder Geräusche schlecht orten können, sollten Sie sich wenigstens probeweise Hörgeräte anpassen lassen. Testen Sie, ob Sie mit so einem, heute sehr kleinen und dezenten Hilfsmittel leichter und müheloser hören und verstehen. Zudem wird der Tinnitus durch die besser wahrgenommenen äußeren Geräusche meist verdeckt und verliert dadurch seine Dominanz.

Liegt bei Ihnen kein wesentlicher Hörverlust vor, so können Sie sich bei anhaltendem Tinnitus und insbesondere auch bei übermäßiger Geräuschempfindlichkeit (Hyperakusis) sogenannte Rauschgeräte vom HNO-Arzt verordnen und durch den Hörakustiker anpassen lassen. In Einzelfällen kann auch eine Kombination von Hör- und Rauschgerät (»Tinnitus-Instrument«) sinnvoll sein.

INFO: Die Tinnitus-Retraining-/Bewältigungs-Therapie auf einen Blick

Die ambulante Tinnitus-Retraining-Therapie (TRT/TBT) setzt sich aus drei Elementen zusammen:

1. Intensive Beratung (Counseling)
2. Psychische Stabilisierung
3. Geräteversorgung

Sie ist für Sie geeignet, wenn der Tinnitus Ihr Erleben in gefühlsmäßigen, gedanklichen und körperlichen Bereichen stört und Ihre normale Lebensführung beeinträchtigt. Wenn Sie unter übermäßiger Geräuschempfindlichkeit (Hyperakusis) leiden, ist die TRT/TBT ebenfalls sinnvoll. Ursachen, die körpermedizinisch behandelt werden können, sollten HNO-ärztlich ausgeschlossen oder entsprechende Behandlungsmöglichkeiten ausgeschöpft worden sein.

Ziel der TRT/TBT ist es, das Ohrgeräusch über einen Gewöhnungs- und Umlernprozess immer mehr und öfter in den Hintergrund treten zu lassen, bis es als unbedeutend wahrgenommen wird oder gar verschwindet. Zu diesem Zweck werden verschiedene Berufsgruppen in die Behandlung einbezogen: HNO-Ärzte und Psychotherapeuten in Kooperation mit Hörakustikern.

Leider stehen solche ambulanten Teams noch nicht flächendeckend zur Verfügung. Allerdings führt die Deutsche-Tinnitus-Liga eine Liste bereits bestehender TRT-/TBT-Teams, die laufend aktualisiert und auf Anfrage an Betroffene weitergegeben wird (siehe »Adressen, die weiterhelfen«, S. 229).

Obwohl wissenschaftlich als wirksam belegt, ist die ambulante Tinnitus-Retraining- Therapie nicht als Regelleistung von den gesetzlichen Krankenversicherungen anerkannt. Dennoch können die Kosten von den gesetzlichen Krankenkassen im Einzelfall zumindest teilweise übernommen werden. Bevor Sie sich zu einer solchen Therapie entschließen, achten Sie auf Folgendes:

- Fragen Sie nach den Kosten der Behandlung.
- Prüfen Sie die Möglichkeit der Kostenerstattung durch Ihre Krankenkasse.
- Checken Sie das Leistungsangebot des TRT-/TBT-Anbieters.
- Führen Sie unbedingt ein persönliches Gespräch mit den durchführenden Ärzten beziehungsweise Therapeuten. (Wie ist Ihr persönlicher Eindruck? Fühlen Sie sich gut aufgehoben?)
- Erkundigen Sie sich nach der Erfahrung des TRT-/TBT-Anbieters. (Zahl der behandelten Patienten, mit welchem Erfolg?)
- Auch eine Nachbetreuung nach einem längeren Zeitraum sollte gegeben sein, unter anderem zur Überprüfung der Nachhaltigkeit der Therapie.

Ihr persönlicher Weg

Natürlich ist auch die Tinnitus-Retraining-/Bewältigungs-Therapie kein Wundermittel, und sie ist nicht für jeden Tinnitus-Betroffenen gleichermaßen geeignet. Tatsächlich ist es möglich, auch über andere Wege den gesundheitsfördernden Umgang mit dem Ohrgeräusch und Hyperakusis zu lernen. In jedem Fall muss der eingeschlagene Weg für Sie stimmig sein!

Ergänzende Maßnahmen

Außer den drei Elementen der oben genannten Tinnitus-Therapie können nachfolgende Maßnahmen im Einzelfall nützlich sein:

Psychotherapie

Tinnitus ist keine psychische Krankheit! Dennoch sind viele psychologischen Methoden in der Tinnitus-Retraining-/Bewältigungs-Therapie überaus wirksam. Hierzu zählen Methoden aus der Verhaltenstherapie sowie Entspannungstechniken zum Stressabbau. Leiden Sie neben Tinnitus unter Schlafstörungen, übermäßigen Ängsten und Krankheitsbefürchtungen, depressiven Symptomen wie Niedergeschlagenheit, Antriebslosigkeit, rascher Ermüdbarkeit, Interesse- und Freudlosigkeit, gegebenenfalls verbunden mit Appetitlosigkeit oder Gewichtsverlust, oder einer Abhängigkeitserkrankung (Alkohol, Medikamente), so ist eine psychotherapeutische Unterstützung unbedingt zu empfehlen. Damit wirken Sie einer Verschlimmerung und weiteren Verfestigung des Tinnitus-Leidens entgegen.

Von den beiden anerkannten, klassischen Psychotherapieverfahren (Verhaltenstherapie, tiefenpsychologisch orientierte Psychotherapie) haben sich für Tinnitus-Betroffene Methoden der Verhaltenstherapie bewährt. Bei der Suche nach einem tinnituserfahrenen Psychotherapeuten helfen Ihnen Ihr Arzt sowie Selbsthilfeorganisationen (siehe »Adressen, die weiterhelfen«, S. 229).

Psychologische Interventionen sollten das subjektive Wohlbefinden steigern, indem sie:

- negative Interpretationen der Tinnitus-Wahrnehmung verändern,
- die Verarbeitung negativer Gefühle erleichtern,
- angemessene Bewältigungsstrategien vermitteln.

In diesem Sinne sind Methoden der Verhaltenstherapie nachweislich wirksam (McKenna et al. 2014). Das Angebot für ambulante tinnitusspezifische Verhaltenstherapie existiert allerdings nur vereinzelt. Hier ergeben sich durch online-basierte Angebote neue Möglichkeiten (siehe »Digitale Gesundheitsanwendungen bei

Tinnitus«, S. 98 ff.). In mehreren Studien wurde für online-basierte verhaltenstherapeutische Ansätze bei Tinnitus eine ähnlich hohe Wirksamkeit beschrieben wie für klassische Verhaltenstherapie in Präsenzform.

Hörtraining/Hörtherapie

Verschiedene Übungen wurden im Rahmen von auditorischen Trainings formuliert, unter anderem Frequenz- und Intensitäts-Unterscheidungs-Trainings sowie Übungen zum analytischen Hören zur Geräuschidentifikation und -lokalisation (Übersicht/Manual: Hesse u. Schaaf 2012). Ein Wirksamkeitsnachweis durch methodisch hochwertige Studien liegt bisher jedoch nicht vor (Kreuzer et al. 2013). Dennoch schulen diese Übungen die Fähigkeiten des Richtungshörens und der Unterscheidung von Stör- und Nutzschall, sie fördern positive Hörerfahrungen trotz Ohrgeräusch, und sie vermitteln Strategien, den Tinnitus zu überhören (Hesse u. Schaaf 2012). Diese hörtherapeutischen Ansätze werden vereinzelt ambulant, zumeist jedoch in Spezialkliniken angeboten (siehe »Adressen, die weiterhelfen«, S. 229).

2.3.3 Akustische Ansätze (Geräusche, Rausch-, Musiktherapie, ANM, NMT)

Im folgenden Abschnitt werden verschiedene Verfahren beschrieben, die Geräusche, Musik oder Töne verwenden, um

- direkt Einfluss auf die störende Tinnitus-Wahrnehmung zu nehmen,
- die emotionale Reaktion auf den Tinnitus positiv zu verändern und den Gewöhnungsprozess voranzutreiben (Habituation der Reaktion auf den Tinnitus) oder
- die tinnitusrelevante Hörverarbeitung (neurale Tinnitus-Generierung) zu verändern und so die störende Tinnitus-Wahrnehmung indirekt zu beeinflussen.

Anwendung äußerer Geräusche

Grundsätzlich gilt bei Tinnitus – und auch bei Hyperakusis – die dringende Empfehlung, Stille zu meiden. Denn wenn man dem störenden Tinnitus in Stille zuhört, wird das limbische System, speziell die Amygdala aktiv. Die Folgen sind Angst oder Ärger, Herzrasen, Schweißausbruch und Unruhe als Ausdruck der Ausschüttung von Adrenalin. Da dies der beste Wachmacher ist, sind Schlafstörungen in diesem Fall vorprogrammiert. Die Reaktionen der Amygdala kann man zwar nicht ausschalten, durch Aktivierung des Belohnungssystems lassen sie sich aber dämpfen. Und das Belohnungssystem kann man eben auch akustisch durch seine Lieblingsmusik oder positiv besetzte Geräusche aktivieren.

In den meisten Fällen ist es daher hilfreich, sich angenehmen Geräuschen auszusetzen, nicht um den Tinnitus zu verdecken, sondern um ihn einzubetten in positiv besetzte Geräusche wie Zimmerspringbrunnen, Waldgeräusche, Bachplätschern oder Meeresrauschen. Hierfür gibt es zahlreiche Apps (siehe »Hilfreiche Apps«, S. 227). Einige meiner Patienten schlafen beispielsweise mit Katzenschnurren recht gut ein – trotz Tinnitus.

Etwas pointiert zusammengefasst heißt dies: Wenn Sie Ihrem störenden Ohrgeräusch in Stille zuhören, feuern Sie Ihre Amygdala an mit all den unerwünschten aktivierenden Wirkungen wie Adrenalinausschüttung, Herzrasen, Schweißausbruch, Angst oder Ärger, Schlafstörung. Wenn Sie Ihren Tinnitus allerdings in einen angenehmen Geräuschkontext oder Ihre Lieblingsmusik einbetten und hierauf fokussieren, aktivieren Sie Ihr Belohnungssystem und dämpfen die Reaktionen der Amygdala. Sie sehen: Wo Ihre Aufmerksamkeit hingeht, bestimmt die Reaktion Ihres Organismus mit all seiner Biochemie und Physiologie.

Hör- und Rauschgeräte

Sehr häufig, nämlich in mehr als 90 Prozent der Fälle, geht der Tinnitus mit einer Hörminderung einher (Sedley 2019; Biswas a. Hall 2021)! Da Sie nun wissen, dass der Tinnitus durch Schallarmut oder -abschirmung verstärkt wird, können Sie leicht nachvollziehen, dass der apparative Ausgleich einer Hörminderung den Tinnitus in den Hintergrund bringen und einen günstigen Einfluss auf die tinnitusrelevanten Filterprozesse des Gehirns haben kann. Dies gilt vor allem, wenn man sich als Betroffener beim Hören anstrengen, also beispielsweise in Gesprächen mit mehreren Leuten »die Ohren spitzen« oder den Fernseher lauter drehen muss. Viele Betroffene gleichen ihr Hördefizit zwar mental aus, was jedoch zu schneller mentaler Erschöpfung führt und dann mehr Zeit zur geistigen Erholung bedarf.

Auch aus diesem Grunde gilt es, Betroffene mit Hörminderung mit Hilfe von Hörgeräten möglichst in die Lage bequemen Hörens zu versetzen. Daher hat die Hörgeräteversorgung bei Tinnitus und Schwerhörigkeit einen hohen Stellenwert. Denn die meisten Betroffenen erleben durch den Ausgleich einer bestehenden Hörminderung eine deutliche Tinnitus-Verbesserung, wie auch wissenschaftliche Untersuchungen zeigen: Bei mehr als 70 Prozent der Teilnehmenden mit Hörminderung hatte sich der Tinnitus um mindestens 20 Prozent gebessert (Yakunina et al. 2019). Fazit: Der Ausgleich eines bestehenden Hörverlustes durch Hörgeräte ist Voraussetzung für eine Tinnitus-Habituation und kann den Tinnitus-Belastungsgrad positiv beeinflussen.

Moderne digitale Hörgeräte (Abb. 9) können an die individuelle Hörschwelle angepasst werden, sodass nur der Teil des Frequenzspektrums mit der Hörminderung verstärkt wird, alle anderen Frequenzen aber auf natürlichem Wege unverstärkt hörbar sind. Selbst in Fällen, wo eine ein- oder beidseitige geringe Hörminderung noch nicht zu einer Einbuße des Sprachverstehens führt, kann ein Hörgeräte-Anpassversuch durchaus sinnvoll sein, um positive Auswirkungen auf die Tinnitus-Wahrnehmung zu testen.

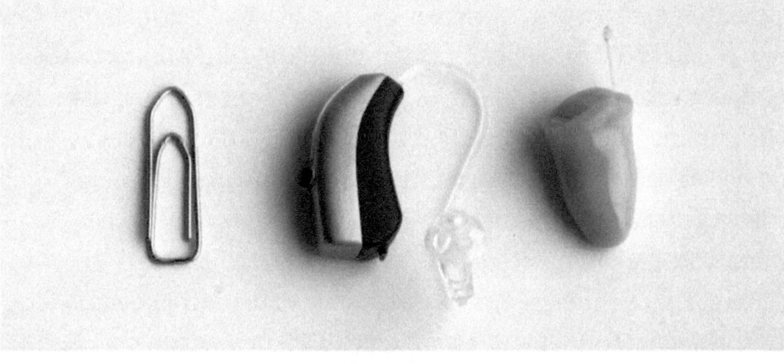

Abb. 9: Moderne Hörgeräte: Hinter-dem-Ohr (HdO; Mitte) und In-dem-Ohr (IdO; rechts)

Rauschgeneratoren oder »Noiser« (Geräte, die nur ein Rauschen abgeben) sind aufgrund mangelnder Wirksamkeit bei Tinnitus nicht zu empfehlen. Bei der Hyperakusis können Sie als apparativer Ansatz zur Gewöhnung (Habituation) an Geräusche im Sinne eines Expositionstrainings jedoch nützlich sein.

Musik- und Sound-Therapie

Ansätze, die tinnitusrelevanten Hörverarbeitungsprozesse über Musik, Töne oder Rauschen positiv zu beeinflussen, werden heute in vielerlei Formen angeboten und vermarktet – auch als Smartphone-Apps. Wir stellen Ihnen hier die bekanntesten vor.

Musiktherapie

Die Anwendung von Musik und Klängen als Therapie erfolgt meist im Rahmen stationärer Tinnitus-Behandlungen. Sie ist grundsätzlich sinnvoll zur Schulung der Hör- und Filterfähigkeit und Aufmerksamkeitssteuerung, zur Schaffung neuer, positiv besetzter Hörerfahrungen sowie zum Expositionstraining bei Hyperakusis. Eine spezifische Einflussnahme der Musiktherapie allein auf die tinnitusrelevante Hörverarbeitung und eine Wirksamkeit im Sinne einer Senkung der Tinnitus-Belastung konnte wissenschaftlich allerdings bisher nicht gezeigt werden.

Frequenzgefilterte Musiktherapie

Die Frequenzgefilterte Musiktherapie (engl.: *Tailor-made notched music training*, TMNMT), von dem Audiologen Prof. Pantev (Universität Münster) 2010 beschrieben und zunächst an Normalhörenden mit tonalem Tinnitus erprobt, hat zum Ziel, die tinnitusbezogene Nervenzellaktivität in der Hörrinde zu hemmen. Dazu dient ein Hörtraining mit Musik, bei dem die Tinnitus-Frequenz des Betroffenen aus seiner Lieblingsmusik herausgefiltert und über Kopfhörer wiedergegeben und in dieser verfremdeten Form über einen Zeitraum von drei Monaten ein bis zwei Stunden täglich gehört wird. Untersuchungen zeigten, dass sich vor allem bei leicht oder moderat Betroffenen mit einem tonalen Tinnitus (Pfeifen, Frequenz < 8 kHz) nicht während oder am Ende, sondern erst sechs bis zwölf Monate nach der Therapie Änderungen einstellten: Die Lautheit des Tinnitus war insgesamt geringer, die für Betroffene viel relevantere psychische Belastung durch den Tinnitus blieb allerdings unverändert (Stein et al. 2016).

Die Tatsache, dass diese Methode schon früh als App vermarktet ist und von vielen Krankenkassen finanziert wird, belegt also nicht deren Nutzen für den Betroffenen. Nach der AWMF-S3-Leitlinie Chronischer Tinnitus von 2021 sollte auf die frequenzgefilterte Musiktherapie bei chronischem Tinnitus verzichtet werden.

Akustische Neuromodulation

Auch für die sogenannte Akustische Neuromodulation (ANM; *Coordinated Reset*), 2012 vom Forschungszentrum Jülich beschrieben, bei der das tinnitusrelevante, nervale Aktivitätsmuster in der Hörbahn durch Einspielen verschiedener Töne über Hörgeräte über vier bis sechs Stunden am Tag verstört werden soll, konnte die behauptete Wirksamkeit selbst nach mehrjähriger Anwendung nicht nachgewiesen werden. Sie kann daher nicht empfohlen werden.

Bimodale Neuromodulation

Ein ebenfalls rein körpermedizinisch arbeitendes Verfahren, um die nervalen Erregungsmuster des Hörgehirns zu beeinflussen, ist die Bimodale Neuromodulation eines irischen Herstellers. Sie ist eine Kombination aus akustischer Hör- und elektrischer Zungenstimulation (daher: *bi-modal*) mit Hilfe eines dreiteiligen Gerätes: Über einen Kopfhörer wird abwechselnd eine Rechts-Links-Stimulation mit Hilfe von Rauschen und zugleich eine elektrische Stimulation des Trigeminus-Nerven (sensibler Gesichtsnerv) über eine Zungenelektrode vorgenommen. Mit einer Fernsteuerung lassen sich Töne und Zungenimpulse regulieren. Die Behandlungsdauer beträgt drei Monate über 1 Stunde am Tag. Eine umfangreiche irisch-deutsche Studie (Conlon et al. 2020) beschreibt in mehr als zwei Drittel der Fälle eine Besserung der Tinnitus-Belastung, enthielt allerdings keine Placebo-Kontrollgruppe für dieses Verfahren. Weitere Untersuchungen bleiben daher abzuwarten. Viele Hörakustiker und HNO-Kliniken in Ballungszentren bieten diese (kosten-)aufwendige

Behandlungsform bereits an (Buechner et al. 2022). Die bisherigen Studien zeigen allerdings einen erheblichen Interessenskonflikt der Autoren aufgrund von Firmensponsoring.

2.3.4 Digitale Gesundheitsanwendungen (DiGA) bei Tinnitus

Ein nach wie vor aktuelles Problem ist die ambulante Versorgung von Tinnitus-Betroffenen: Rein somatisch tätige HNO-Ärzte haben oft keine Zeit für »sprechende Medizin«, und Psychotherapeuten fehlt oft das notwendige audiologische Hintergrundwissen zur Tinnitus-Thematik. Angebote für eine ambulante tinnitusspezifische Verhaltenstherapie im Rahmen der Tinnitus-Retraining- oder Tinnitus-Bewältigungs-Therapie existieren daher nur sehr vereinzelt.

Neue Möglichkeiten eröffnen sich hier durch online-basierte Angebote als App oder Webanwendung im Rahmen sogenannter Digitalisierter Gesundheitsanwendungen (DiGA). Diese werden seit 2020 vom Bundesinstitut für Arzneimittel und Medizinprodukte (BfArM) im Schnellverfahren geprüft und vorläufig oder dauerhaft in ein Verzeichnis aufgenommen (siehe »Hilfreiche Apps«, S. 227). Sobald eine Gesundheitsanwendung im DiGA-Verzeichnis aufgenommen wurde, kann sie vom Arzt oder Psychotherapeuten als Kassenleistung rezeptiert werden. Dauerhaft aufgenommen werden DiGA, wenn der Hersteller nachgewiesen hat, dass die DiGA den oder die angegebenen positiven Versorgungseffekt(e) für den Patienten erbringen.

Seit 12/2021 ist die Digitale Gesundheitsanwendung *Kalmeda-App*, ein verhaltenstherapeutisches Übungsprogramm bei Tinnitus, dauerhaft in das obige DiGA-Verzeichnis aufgenommen worden. Die App eines deutschen Herstellers kann vom HNO-Arzt oder Psychologen verordnet werden und bietet neben Wissenstexten und -videos interaktive Aufgabenstellungen und Zielsetzungen, dazu Meditationen und Geräusche, Entspannungsübungen und Gefühlsbilanzen sowie die telemedizinische Interaktion mit einem Arzt über eine entsprechende Internetplattform. Die Studienergebnisse nach einer Anwendungsdauer von drei Monaten sind hinsichtlich der Abnahme der empfundenen Tinnitus-Belastung vielversprechend.

Eine kontrollierte und randomisierte Studie hierzu mit 187 chronisch Tinnitus-Betroffenen zeigte nach einer App-Anwendungsdauer von drei Monaten eine signifikante Abnahme der empfundenen Tinnitus-Belastung in 74 Prozent der Fälle (Walter et al. 2023).

Weitere dauerhaft gelistete Digitale Gesundheitsanwendungen zur Anwendung bei Tinnitus-begleitenden Gesundheitsstörungen wie Schlafstörungen, Depression oder Ängsten finden Sie unter »Hilfreiche Apps«, Seite 227.

In mehreren Studien wurde für internetgestützte, verhaltenstherapeutische Ansätze bei Tinnitus, aber auch bei Depression und Ängsten eine ähnlich signifikant hohe Wirksamkeit festgestellt wie für klassische Verhaltenstherapie in Präsenzform (etwa Beukes et al. 2018). Andere Studien betonen allerdings die Überlegenheit von direkter Face-to-face-Therapie bei chronischem Tinnitus, begleitenden Depressionen oder Ängsten (Landry et al. 2020).

Wie Sie sich sicher denken können, findet auch die Künstliche Intelligenz (KI) zunehmend Anwendung in der Tinnitus-Therapie. In einer kürzlich erschienenen kleinen Vergleichsstudie wurden 30 Tinnitus-Betroffene über acht Wochen mit einem tinnitusspezifischen, verhaltenstherapeutischen Programm (»iCBT«) entweder über einen App-gestützten Chatbot (»Tinnibot«) als alleinigen Konversationsassistenten oder in Kombination mit persönlichen psychologischen Videokonsultationen betreut. Nach der Behandlung war eine signifikante Reduktion der Tinnitus-Belastung in der Gruppe mit persönlicher Betreuung und Chatbot häufiger (64 Prozent) als in der alleinigen Chatbot-Gruppe (42 Prozent). Vier Monate später lag der Prozentsatz in beiden Gruppen bei 64 Prozent (Bardy et al. 2024).

INFO: Digitale, internet- oder App-basierte Tinnitus-Therapie?

Vor einer internetbasierten Therapie sollten Sie idealerweise von einem in der tinnitusspezifischen Psychotherapie ausgewiesenen, psychosomatisch oder psychotherapeutisch tätigen Arzt oder psychologischen Psychotherapeuten zur Einschätzung von vorliegenden Begleiterkrankungen (Schlafstörungen, Ängste oder Depression) gesehen werden.

Zudem sollten vor einer internetbasierten verhaltenstherapeutischen Behandlung folgende Punkte beachtet werden:

- Ist die Therapie im DiGA-Verzeichnis gelistet?
- Welche Elemente beinhaltet die Therapie?
- Welche Interventionen werden eingesetzt?
- Wie hoch ist die Anzahl der Sitzungen?
- Wie erfolgt die Begleitung durch einen Therapeuten?
- Wie ist die Nachsorge geregelt?

2.3.5 Abstand gewinnen – Stationäre Therapie

Speziell in Deutschland gibt es heute eine Vielzahl von Kliniken, die sich auf die Behandlung von dekompensiertem, also belastendem chronischem Tinnitus spezialisiert haben. Diese Tinnitus-Kliniken verfügen über ein breites Angebot an therapeutischen Methoden, die einzeln und in Gruppen von Teams aus HNO-Ärzten, Psychotherapeuten, Pädagogen und Physiotherapeuten angewendet werden. Selbsthilfeorganisationen geben auf Anfrage Listen dieser Spezialkliniken heraus (siehe »Adressen, die weiterhelfen«, S. 229).

Geeignet und sinnvoll ist eine stationäre Tinnitus-Therapie vor allem dann, wenn eine gravierende Störung mit völliger Dekompensation im privaten und beruflichen Bereich eingetreten ist und Schlafstörungen, Arbeitsunfähigkeit, unkontrollierbare Ängste, Depressionen oder Abhängigkeitserkrankungen vorliegen (Tinnitus-Belastungsgrad IV, vgl. Übersicht S. 79). In solchen schweren Fällen sind besonders Kliniken mit einem psychosomatischen Therapieansatz geeignet. Denn hier geht es nicht nur um Erholung im Sinne einer Kurbehandlung, sondern um die Behandlung schwerwiegender Begleit- und Folgeerkrankungen und die Unterstützung Betroffener in einer kritischen Lebenssituation.

Bevor Sie einen Klinikaufenthalt anstreben, sollten körpermedizinisch behandelbare Ursachen HNO-ärztlich ausgeschlossen oder entsprechende Behandlungsmöglichkeiten ausgeschöpft worden sein. Da auch die stationäre Tinnitus-Therapie nicht zu den Regelleistungen gesetzlicher Krankenkassen gehört, sollten Sie mit Ihrem HNO-Arzt besprechen, wie sinnvoll eine Klinikbehandlung in Ihrem Fall ist. Klären Sie rechtzeitig ab, ob beziehungsweise in welchem Umfang Ihre Krankenkasse die Behandlungskosten übernimmt. Ansonsten gelten dieselben Empfehlungen wie für die

Tinnitus-Retraining-/Bewältigungs-Therapie (siehe INFO-Kasten S. 91).

Stationäre oder ambulante Behandlung?

Eine stationäre Behandlung in einer Tinnitus-Klinik ist auch dann sinnvoll, wenn in Ihrer Nähe keine ambulante Tinnitus-Therapie angeboten wird oder die ambulante Behandlung nicht den gewünschten Erfolg gebracht hat. Für Betroffene, die durch das Ohrgeräusch und infolge von Mehrfachbelastungen in ihrer aktuellen Lebenssituation (bei meist übermäßig ausgeprägter altruistischer Aufopferungsbereitschaft) überfordert sind, kann ein Klinikaufenthalt in mehrfacher Hinsicht sinnvoll sein: Er bringt den nötigen Abstand vom Alltag, Raum zur Besinnung auf ureigenste Bedürfnisse sowie Impulse zur Neuausrichtung der persönlichen Lebensgestaltung. All das zusammen wirkt oft sehr entlastend.

Eine ambulante psychologische Tinnitus-Therapie bietet demgegenüber gerade wegen der Alltagsnähe gute Möglichkeiten, die Alltagstauglichkeit des Erlernten in der eigenen Lebenssituation zu überprüfen und durch zeitnahe Rückmeldung an den Therapeuten die angewendeten Methoden zur Tinnitus-Bewältigung zu optimieren. Hierbei kann auch die Teilnahme an einer regionalen Selbsthilfegruppe nützlich sein, also der Erfahrungsaustausch mit anderen Betroffenen. Ein Verzeichnis dieser Gruppen erhalten Sie über die jeweilige Selbsthilfeorganisation (siehe »Adressen, die weiterhelfen«, S. 229).

Um das in der Klinik Erlernte auf die Alltagssituation zu übertragen, ist auf jeden Fall eine weitergehende ambulante Psychotherapie dringend anzuraten. Ideal ist also eine Kombination aus ambulanter und stationärer Behandlung. Denn die neue und mehr wesensgemäße Gestaltung des Lebensalltags mit Beruf, Partnerschaft und Familie ist meist über einen Zeitraum der ersten drei Monate nach Klinikentlassung noch sehr herausfordernd. Ambulante psychotherapeutische Begleitung ist hier sehr hilfreich.

2.4 Erste lösungs- und ressourcenorientierte Ansätze

Jeder von uns hat in seinem Leben schon einmal Krisen erlebt, ob gesundheitliche, private oder berufliche. Bereits die Geburt ist ein solches »kritisches« Ereignis: der Übergang vom Mutterleib mit seiner Wärme, Geborgenheit und paradiesischen Rundumversorgung durch den engen Geburtskanal, wo man gedrückt, gepresst und verbogen wurde, hinaus in die vergleichsweise ungemütliche Welt. Spätestens hier begann nun die »Heldenreise« Ihrer Entwicklung, auf der Sie sich mit einer schier endlosen Kette von Widrigkeiten und Krisen auseinandersetzen mussten: Hunger, Kälte, Infektionen, Verletzungen, Stürze, Prüfungen, Niederlagen, Verluste und vieles mehr.

Haben Sie sich schon einmal gefragt, wie es Ihnen in diesen schwierigen Zeiten überhaupt gelungen ist, all die widrigen Umstände zu überstehen? Was hat Sie in die Lage versetzt, immer wieder aufzustehen, um Ihre »Reise« fortzusetzen?

Die Antworten auf all diese Fragen weisen auf Ihre Fähigkeiten, inneren Stärken, Gaben, Talente und Kompetenzen hin, die oft gar nicht bewusst sind. Kurzum: Es geht um Ihre verborgenen Schätze, Ihre Ressourcen. Diese sind für den gesundheitsfördernden Umgang mit Tinnitus von zentraler Bedeutung. Zugleich setzt der konstruktive Umgang mit Tinnitus auch innere Ressourcen frei, beispielsweise Zeit, Energie, Wohlbefinden, Kraft und Lebensfreude. Was die wesentlichen Voraussetzungen dafür sind, dass dies auch Ihnen gelingt, erfahren Sie in den nächsten Abschnitten.

2.4.1 Salutogenese – Wie Gesundheit entsteht

Was hält Menschen – auch in Gegenwart von Stressoren – gesund? Dieser Frage ist der israelisch-amerikanische Medizinsoziologe Aaron Antonovsky (1987) nachgegangen, als er Frauen untersuchte, die die Konzentrationslager überlebt haben. Zu seinem Erstaunen hatte etwa ein Drittel der Frauen den schier unermesslichen körperlichen und seelischen Stress auffallend gut überstanden. Wie war das möglich? Antonovsky fand heraus, dass sich diese Frauen konstruktiv mit ihrer außergewöhnlichen Lebenssituation auseinandergesetzt hatten. Sie mobilisierten dabei Ressourcen, die ihnen das Überleben besser ermöglichten als den anderen.

Ein weiteres Beispiel ist Nelson Mandela: Über seine fast drei Jahrzehnte Haft unter härtesten und entwürdigenden Bedingungen sagt er in seiner Biografie, dies seien die wertvollsten Jahre seines Lebens gewesen. Eigentlich hätte man erwarten können, dass er als gebrochener Mann aus der Haft kommt. Doch das Gegenteil war der Fall.

Die optimale Entfaltung Ihres Gesundheitspotenzials

Antonovsky formulierte Ende der 1980er-Jahre das Konzept der Salutogenese (von lat. *salus* = gesund und griech. *genesis* = Entstehung; Antonovsky 1987). Es beschreibt, wie es Menschen gelingt, unter gesundheitswidrigen Umständen ihre inneren Ressourcen zu mobilisieren, um gesund zu bleiben. Danach steigt die Chance, das eigene Gesundheitspotenzial voll zu entfalten, wenn Menschen ihr Leben und die daraus resultierenden Anforderungen (Stressoren) als *verstehbar, handhabbar* und *sinnvoll* erleben. Denn dann stellt sich – trotz aller Belastung – eine individuelle Grundhaltung ein, die mit dem Gefühl von Stimmigkeit und Kraft verbunden ist (*Sense of coherence* = Kohärenzgefühl/-erleben). Das Konzept der Salutogenese geht auch davon aus, dass wir uns in unserem Leben mit unseren gesunden und mehr oder weniger kranken Anteilen fortwährend zwischen den Polen »krank« und »gesund« bewegen. Mal sind wir mehr auf der einen, dann mehr auf der anderen Seite.

Im Leiden einen Sinn erkennen

Wenn Sie schon unter Ihrem Ohrgeräusch zu leiden haben, dann sollte es wenigstens zu etwas gut sein. Auch wenn wir dies zunächst nicht erkennen, so ist es sehr hilfreich, sich zumindest für die Möglichkeit zu öffnen, dass das Leiden auf einer tieferen persönlich-seelischen Ebene einen Sinn haben könnte. Denn nichts ist schlimmer als sinnlos zu leiden! Leid lässt sich leichter ertragen, wenn man einen Sinn darin erkennt: eine Aufgabe, eine Lern- oder Entwicklungschance.

Der Wiener Psychiater und Begründer der Logotherapie Viktor E. Frankl (1905–1997) hat sich in seinem Forscherleben mit seinen

Erfahrungen in Konzentrationslagern intensiv mit der Frage nach dem Sinn menschlicher Existenz auseinandergesetzt. Von ihm stammen folgende Zitate: »Die Frage ist falsch gestellt, wenn wir nach dem Sinn des Lebens fragen. Das Leben ist es, das Fragen stellt«, »Leben heißt letztlich eben nichts anderes als: Verantwortung tragen für die rechte Beantwortung der Lebensfragen ...«, »Wer um einen Sinn seines Lebens weiß, dem verhilft dieses Bewusstsein mehr als alles andere dazu, äußere Schwierigkeiten und innere Beschwerden zu überwinden!« (Frankl 2022).

Ein wichtiges Instrument der Logotherapie ist die 1947 von Frankl beschriebene sogenannte Dereflexion: Man beachtet das störende Symptom möglichst nicht und denkt an ihm vorbei, indem man sich auf ein lohnenderes Ziel oder Sinnmöglichkeiten hingelenkt, um beengende Feedbackschleifen aufzubrechen. Es geht dabei weniger um eine Ablenkung, sondern primär um die Zuwendung zu lebenswerten Inhalten. Das störende Symptom werde mit ziemlicher Sicherheit verschwinden oder zumindest marginalisiert, so Frankl (2007). Siehe dazu auch das Kapitel »Lebenssinn: Entdecke dein Ikigai!« (S. 153).

Blick auf Ressourcen

Statt einseitig auf die Ursachen und Risikofaktoren für Krankheit zu schauen, sollten wir unsere mehrheitlich gesunden Anteile und gesundheitsfördernde Faktoren klar im Blick behalten. Denn sie ermöglichen es uns, dass wir uns gesund fühlen – auch bei Einschränkungen und Belastungen.

Moderne Hypnose als praktische Umsetzung des Salutogenesekonzeptes

Im oben erläuterten Sinne können die Ansätze der modernen Hypnose, wie wir sie später hier vorstellen werden, als praktische Umsetzung des Salutogenesekonzeptes verstanden werden (Ross 2002). Denn das Prinzip der Ressourcenorientierung – die Aktivierung von inneren Ressourcen im Umgang mit Problemen, Symptomen und besonderen Lebensanforderungen – ist bereits in der modernen Hypnose nach Milton H. Erickson (1901–1980) zu finden.

Doch erst Antonovsky (1987) formulierte es auf gesundheitswissenschaftlicher Ebene aus.

Gesundheit entwickeln statt Tinnitus bekämpfen

Mit dieser Sichtweise eröffnen sich Ihnen neue Möglichkeiten, Gesundheit zu entwickeln, statt Tinnitus zu bekämpfen. Im Übungsteil dieses Buches (ab S. 143) finden Sie zahlreiche Anregungen, die Ihnen helfen, Ihre gesunden Anteile wieder mehr in den Blick zu nehmen.

Doch zuvor müssen wir uns darüber klar werden, was wir eigentlich unter Gesundheit verstehen. Für die meisten von uns ist Gesundheit einfach das Fehlen von Krankheit oder Leid. Doch diese Definition ist viel zu eng. Denn Gesundheit ist weit mehr als das Fehlen einer körperlichen oder seelischen Erkrankung. Die Weltgesundheitsorganisation (WHO) hat bereits 1948 Gesundheit sehr allgemein als »Zustand des vollständigen körperlichen, geistigen und sozialen Wohlbefindens« definiert. Gesundheit umschließt demnach die körperliche, seelische und soziale Ebene, ist also ganzheitlich zu sehen. Dabei sollte man nicht vergessen, dass auch Widrigkeiten und Leid zum Leben gehören. Wir bewegen uns, wie gesagt, zwischen den Polen »krank« und »gesund«.

Im Folgenden gebe ich Ihnen einige Hilfestellungen, damit Sie Ihr Ohrgeräusch im Sinne der Salutogenese ganzheitlich verstehen, auf neue Weise handhaben und das Leben mit Tinnitus als sinnvoll erleben können.

Fünf erste Schritte zum Erfolg

Spätestens wenn die Maßnahmen der Akutphase ohne den erwünschten Erfolg geblieben sind, sollten Sie nach Möglichkeit Ihre Strategie ändern. Denn jeder weitere Versuch, das Ohrgeräusch beseitigen zu wollen – mit welchen Mitteln auch immer –, führt nur zu seiner Verstärkung oder weiteren Verfestigung und bindet Ihre Aufmerksamkeit noch mehr an den Tinnitus! Sie kennen das: Je mehr Sie sich über jemanden ärgern, desto mehr müssen Sie an ihn denken.

Wenn das, was Sie bisher probiert haben, nicht funktioniert, tun Sie etwas anderes. Ändern Sie Ihre Strategie im Umgang mit Tinnitus. Und zwar indem Sie Schritt für Schritt vorangehen:

1. Schritt: Nicht »gegen« sondern »für«
Wenn Sie schon kämpfen, dann bitte nicht gegen den Tinnitus, sondern für Ihre Gesundheit, Sinnerleben und persönliche Entwicklung. Fassen Sie ein persönliches Gesundheitsziel ins Auge, das einem gewünschten inneren Zustand entspricht, beispielsweise innere Ruhe, Freude, Gelassenheit. Denn: Sind Sie innerlich ausgeglichen, können Sie das Ohrgeräusch leichter ertragen oder sogar ganz vergessen. Im Übungsteil des Buches finden Sie eine Vielzahl an Möglichkeiten, dies zu entwickeln.

2. Schritt: Schluss mit dem quälenden »Warum?«!
Hören Sie auf, sich mit der Frage »Warum habe ich Tinnitus?« herumzuschlagen. Warum-Fragen führen in den Verstand mit seinen möglichen Erklärungshypothesen und in eine »Zeit, die rum ist«, also die Vergangenheit. Hier und auf Verstandesebene ist das Problem nicht lösbar. Denn Sie verstricken sich immer mehr mit dem Tinnitus-Thema. Suchen Sie also nicht wie besessen nach den möglichen Ursachen und dem, was Sie meinen, falsch gemacht zu haben. Das hilft meist nicht weiter.

3. Schritt: Aus der Krise eine Chance machen
Seien Sie egoistisch: Wenn Sie schon leiden, dann sollte es wenigstens zu etwas gut sein! Versuchen Sie daher, die Haltung eines Lernenden anzunehmen, der von der Auseinandersetzung mit dem Ohrgeräusch profitieren will. Dazu kann es nützlich sein, einmal eine Zeitlang so zu tun, als ob die Auseinandersetzung mit dem Tinnitus gerade jetzt die Lernchance für Sie im Leben ist. Sie stellen das Ohrgeräusch damit in einen positiven Sinnbezug zu sich und Ihrem Leben und erhöhen die Chance, sich im Laufe der Zeit mit dem Ohrgeräusch gesünder und lebendiger zu fühlen.

»Glaube ist der Vogel, der singt, wenn die Nacht noch dunkel ist.«
Tagore

4. Schritt: Öffnen Sie sich für Neues!
Es ist verständlich, wenn es Ihnen zunächst schwerfällt, das Ohrgeräusch zu akzeptieren. Und »positives Denken«, ohne es zu fühlen, ist nachweislich kontraproduktiv. Und dennoch hilft es oft schon, nur den Vorsatz dazu zu fassen und sich für diesen Weg innerlich zu öffnen. Alle weiteren Voraussetzungen dafür, mit dem Ohrgeräusch ein gesundes und sinnerfülltes Leben zu führen, können sich dann leichter entwickeln.

5. Schritt: Vertrauen Sie Ihrer Entwicklung!

Das Konzept der Salutogenese zeigt, dass unsere persönliche Haltung und die Art, wie wir mit einer Belastung oder Störung umgehen, wesentlichen Einfluss auf unser Gesundheitsempfinden haben. Sicherlich wäre es für Ihr Gesundheitsempfinden von Vorteil, wenn Sie den Tinnitus positiv sehen könnten. Doch solange Sie lediglich denken: »Ich muss den Tinnitus positiv sehen«, dies aber nicht fühlen, wird es Ihnen wenig helfen.

Lassen Sie sich Zeit und haben Sie Geduld. Nach und nach wird auch auf der Gefühlsebene eine entsprechende Entwicklung stattfinden, die es möglich macht, den Tinnitus wirklich positiv zu sehen.

»Nun, wo ein Anfang gemacht ist,
kommt immer das Beste von selber nach.«
Hermann Hesse

2.4.2 Gesund und lebensfroh mit Tinnitus? So kann es gehen

Wenn Sie sich als Betroffener dafür öffnen, sich konstruktiv mit dem Ohrgeräusch auseinanderzusetzen, und dabei Ihre ganz persönliche Entwicklung ins Auge fassen, können Sie gerade mit Hilfe des Tinnitus völlig neue Erfahrungsbereiche und verdeckte Ressourcen erschließen.

Tinnitus ganzheitlich verstehen

Wie kommt es, dass das Ohrgeräusch – unabhängig von seiner Lautstärke und Art – »nur« 15 von 100 Betroffenen mehr oder weniger belastet, während die Mehrheit auf dauerhafte Ohrgeräusche neutral reagiert und damit leben kann? Die Antwort hat mit unseren Gefühlen zu tun.

Gefühle sind konzentrierte Erfahrungen

Nach Auffassung der modernen Hirnforschung sind Gefühle fühlbare »Eindrücke«, die bestimmte Situationen in unseren Organismus hinterlassen (Somatische Marker; Damasio 2001). Treten besondere Umstände ein, etwa eine Prüfung, ein Bewerbungsgespräch oder eine wichtige Präsentation, so werden ganz unwillkürlich bestimmte Körperempfindungen ausgelöst. Solche Empfindungen, beispielsweise Druck im Magen, Beklemmung in der Brust, zugeschnürter Hals, bezeichnen wir dann meist als »Angst«.

Kritische Lebensphasen begünstigen störenden Tinnitus

Schaut man sich an, welche Menschen wegen Tinnitus in die Sprechstunde kommen, so fällt auf: Die allermeisten befinden sich gerade in kritischen Übergangsphasen ihres Lebens. Sie sitzen gewissermaßen »zwischen zwei Stühlen«. Solche Übergänge von einer gewohnten und sicheren Lebenssituation hin zu einer noch nicht greifbaren und gefestigten neuen sind beispielsweise: Wechsel von der Schule ins Berufsleben, Berufs- oder Stellenwechsel, Verlust des Arbeitsplatzes, Heirat, Elternschaft, Trennungssituationen, Tod eines Partners oder Angehörigen, Wechsel vom Berufsleben in den Ruhestand. Auch kollektiv erleben wir das Nebeneinander mehrerer solcher Schwellensituationen (beispielsweise Corona-, Umwelt-, Klima-, Energie-, Kriegs-, Ernährungs-, Flüchtlings-, Bildungskrisen), wo das Alte nicht mehr funktioniert und das (stabile) Neue noch nicht in Sicht ist.

Sie persönlich haben sicher auch schon solche Phasen durchgemacht und wissen, dass sie mit einem hohen Maß an Verunsicherung verbunden sind. Die gewohnte Lebensroutine wird unterbrochen. Kein Wunder also, dass es uns unter solchen, oft verwirrenden Lebensumständen zunehmend schwerfällt, die Dinge in gewohnter Weise – sprich: überwiegend verstandesmäßig – zu regeln. Unwillkürlich treten nun vermehrt »ungute« Gefühle in den Vordergrund: Angst, Ratlosigkeit, Hilflosigkeit, Traurigkeit über den Verlust einer früheren, stimmigen Lebenssituation. Oder auch Aggression: Wut oder Ärger darüber, dass es nicht so weitergeht wie bisher und uns eine Veränderung aufgezwungen wird.

Gerade in kritischen Lebensphasen werden also »negative« Emotionen frei. Wenn nun durch irgendeine Ursache Tinnitus ausgelöst wird, wird das Gefühl, das eigentlich der Lebenssituation gilt, unwillkürlich mit dem Tinnitus-Signal verknüpft.

EXTRA: Die Krise – Ein Anlass zur Neuausrichtung

Sofern Sie aktuell unter dem Ohrgeräusch leiden und das Gefühl haben, in einer gesundheitlichen »Krise« zu stecken, sind Sie bereits auf dem Weg, sich persönlich weiterzuentwickeln: Das Alte funktioniert nicht wie bisher, und das Neue ist noch nicht in Sicht. Ihre Beschwerden wären dann Entwicklungssymptome hin zu etwas Neuem.

Das Wort »Krise« kommt vom griechischen *crisis* und bedeutet wichtige Wendung, Entscheidung. Und das chinesische Wort für »Krise« bezeichnet zum einen zwar Gefahr, zum anderen aber auch Gelegenheit.

Grundsätzlich birgt die kritische Situation des Leidens an Tinnitus gewisse Gefahren – für Sie persönlich und mittelbar vielleicht auch für Ihre Familie oder Partnerschaft. Viele Betroffene haben Angst, verrückt zu werden, auszuflippen, das Ohrgeräusch nicht mehr aushalten zu können. Sie befürchten, hilflos ausgeliefert zu sein, zum Wrack zu werden, aggressiv und für die Umgebung inakzeptabel.

Solche Perspektiven stellen tatsächlich eine ernstzunehmende mögliche Entwicklung dar – aber eben nur eine. Hört man genauer hin, so stecken in diesen Befürchtungen auch jede Menge unerfüllte oder vernachlässigte Bedürfnisse – so paradox das klingt. Das kann der geheime Wunsch sein, einmal etwas Unvernünftiges zu tun, wieder kreativ sein zu dürfen, richtig lachen zu können. Oder es ist das Bedürfnis, einmal schwach sein zu dürfen und sich helfen zu lassen, statt immer stark und leistungsfähig sein zu müssen. Hinter der Angst kann sich auch das Bedürfnis nach Freiraum verstecken, der Wunsch, einmal ganz für sich zu sein und das zu tun, was einem gut tut – auf die Gefahr hin, dafür von anderen nicht geliebt zu werden. Selbst hinter der Befürchtung oder Idee, sich das Leben nehmen zu müssen, können achtenswerte Bedürfnisse stecken. Bedürfnisse nach Entlastung oder Zuwendung, nach Aufmerksamkeit, Unterstützung und Anteilnahme.

Nicht selten stehen erst mit der Erfüllung dieser Bedürfnisse wieder Ressourcen zur Verfügung, die es ermöglichen, in die gewünschte Richtung weiterzugehen.

»Die Krise ist ein produktiver Zustand. Man muss ihr nur den Beigeschmack der Katastrophe nehmen.«

Max Frisch

FALLBEISPIEL 1: DIE KRISE ALS AUFRUF ZUR VERÄNDERUNG

Verena K., 34 Jahre, ist Werbefachfrau und Illustratorin in einer Werbeagentur. Seit zwei Jahren hat sie nach einem Hörsturz Tinnitus, ohne dass sie das Ohrgeräusch bislang wesentlich gestört hätte. Doch seit einem halben Jahr macht ihr das Ohrgeräusch zunehmend Angst. Es wird phasenweise so laut, dass sie sich bei Kundengesprächen nicht mehr konzentrieren kann. Immer öfter muss sie den Raum verlassen und ihren Partner bitten, das Gespräch weiterzuführen. Hinzu kommt eine zunehmende Geräuschempfindlichkeit: PC-Belüftung und Druckergeräusche empfindet sie nun als nervtötend. Der ohnehin schon große Druck durch Kundenerwartungen, Terminknappheit und Konkurrenz wird immer größer. Verena arbeitet täglich zehn bis zwölf Stunden und weiß dennoch kaum, wie sie das alles schaffen soll. Sie hat panische Angst, wegen des Ohrgeräusches tatsächlich verrückt zu werden. Manchmal spielt sie sogar mit dem Gedanken, sich das Leben zu nehmen, dann wäre sie alle Belastungen los.

Verena ist in einer ernsten Lage. Doch ihre Schilderungen weisen ganz deutlich darauf hin, dass sie das Bedürfnis nach Entlastung hat, nach »Spielraum«, der ihr erlaubt, einmal völlig ungezwungen ihren eigenen Bedürfnissen nachzugehen.

Doch diesen Bedürfnissen kommt sie bislang nicht nach. Auf zunächst für sie unverständliche und leidvolle Weise wird sie von ihrem Organismus durch das Ohrgeräusch und die Geräuschempfindlichkeit immer wieder dazu gezwungen, Grenzen zu ziehen und »Zwangspausen« einzulegen. Ihre Symptome rufen sie dazu auf, sich von einer aufopferungsvoll engagierten zu einer selbstbewussten Frau zu entwickeln: zu einer Persönlichkeit, die bei aller Leistungsbereitschaft auch ihre Grenzen achtet, die sich für persönliche Freiräume stark macht und auch einmal Nein sagt.
Als Verena sich endlich erlaubt, ihren Bedürfnissen nach Entlastung und Freiraum nachzugehen, treten ihre Symptome völlig in den Hintergrund.

WICHTIG: **Jede Krise eröffnet auch Möglichkeiten**

Eine Krise bietet die Gelegenheit zur persönlichen Weiterentwicklung, sodass wir mehr »wir selbst« werden. Stellen Sie sich als Betroffener doch einmal folgende Frage:

Angenommen, der Sinn Ihres Lebens sei es nicht, am Tinnitus zu zerbrechen, sondern bestünde vielmehr darin, dass Sie sich genau damit weiterentwickeln und etwas anders machen als bisher: Wozu ruft Sie Ihre Lebenssituation mit Ihrem Ohrgeräusch auf?

Diese Frage weist Ihnen die Richtung, in die Ihre Entwicklung günstigenfalls gehen kann. Ihr nächster Entwicklungsschritt könnte jetzt darin bestehen zu lernen, bislang vernachlässigte Bedürfnisse achtsam und selbstverantwortlich in Ihren aktuellen Lebensstil einzubeziehen.

Tinnitus – »Ruf« der Seele

Das Gefühl, das mit dem Tinnitus verbunden ist (z. B. Angst, Traurigkeit oder Wut), hat also zunächst weniger mit dem Ohrgeräusch an sich zu tun als vielmehr mit einer bestimmten persönlichen Lebenssituation. Dadurch, dass sich Emotionen mit dem Ohrgeräusch verknüpfen, trägt der Tinnitus bestimmte Informationen und wird so zum »Indikator«, ja zum unüberhörbaren »Mahner«: Er weist dann auf ganz persönliche nicht erfüllte Bedürfnisse Ihrem Leben hin und ruft Sie auf, mehr zu sich selbst zu finden.

Wer nicht spüren will, muss hören

Das klingt sarkastisch, trifft aber bei störendem Tinnitus oft die Situation. Denn lange bevor der Tinnitus auf unüberhörbare Weise »brüllt«, signalisiert unser Organismus bereits spürbare Bedürfnisse. Nur nehmen wir sie in der Hektik des Alltags oft nicht wahr. Tinnitus ist dann ein Symptom des Organismus, das viele einfach nicht mehr überhören können. Interessant und überaus aufschlussreich für Sie ist es daher, die persönlichen Umstände und inneren Zustände zu erforschen, unter denen Sie am meisten oder am wenigsten durch das Ohrgeräusch beeinträchtigt sind (siehe Übungsteil ab S. 143).

Tinnitus handhaben – Das Ohrgeräusch zum Partner machen

Viele Tinnitus-Betroffene kennen folgende leidvolle Situation: »Ich will ja meine Aufmerksamkeit woandershin lenken, aber es passiert ganz unwillkürlich, dass ich auf den Tinnitus hören muss.«

Der heillose »Kampf gegen Windmühlen«

Nicht selten kämpfen Betroffene auf diese Art ständig gegen »etwas« in sich selbst, das offenbar nicht ihrem Willen unterliegt – und das kostet Kraft. Dieses »Etwas« hat mit Prozessen zu tun, die automatisch und großenteils unbewusst ablaufen. Die Versuche, es zu bekämpfen oder zu bewältigen, lösen das Problem oft nicht, meist verstärken sie es eher. Sie erinnern sich: Solange der Tinnitus mein Feind ist, kann ich ihn nicht aus den Augen lassen – wohl aber, wenn er zu meinem Begleiter wird.

Die Ergebnisse der modernen Hirnforschung bestätigen diese Erfahrung. Sie zeigen, dass unser Wille – je nach Kulturkreis glauben zwischen 65 und 85 Prozent der Menschen an den freien Willen (Sarkissian et al. 2010) – nur sehr begrenzt frei und kontrollierbar ist und wir unsere Willenskraft häufig überschätzen (Roth 2003). So müssen wir heute davon ausgehen, dass der Großteil unserer körperlichen und geistig-seelischen Aktivitäten von unwillkürlichen und meist unbewussten Prozessen geprägt ist, die schneller und oftmals »effektiver« (und auch machtvoller) arbeiten als die willkürlichen und bewussten Prozesse. Nicht immer empfinden wir die Ergebnisse solcher unwillkürlichen Prozesse als sinnvoll oder angenehm – siehe Tinnitus. Wir haben jedoch keine andere Wahl, als uns mit ihnen zu arrangieren – oder besser: zu kooperieren.

Mit unwillkürlichen Anteilen kooperieren

Hier sind Methoden und Ansätze hilfreich, die auf der Ebene unwillkürlicher Prozesse eine positive Neubewertung des Ohrgeräusches und neue gesundheitsförderliche Verhaltensweisen im Umgang mit dem Tinnitus anregen. Genau auf der Ebene also, von der aus das Symptom Tinnitus in der Regel aufrechterhalten wird. Es geht dabei um die Kooperation von willkürlichen und unwillkürlichen Prozessen.

Hier setzen die Methoden der modernen Hypnose des Arztes Milton H. Erickson an. Sie ermöglichen auf kreative und oftmals spielerische Weise eine veränderte Wahrnehmung des Ohrgeräusches. Eine Patientin formulierte das so: »Mein Tinnitus ist noch immer da, aber er stört mich nicht. Und das Tolle daran ist: Ich muss nichts extra dafür tun.«

Die Ansätze der Erickson'schen Hypnose gewinnen seit den 1980er-Jahren aufgrund zahlreicher wissenschaftlicher Wirksamkeitsnachweise zunehmend an Bedeutung in Anwendungsbereichen der Medizin, Psychosomatik und Psychotherapie. Sie stellen heute eine sinnvolle Ergänzung zur Tinnitus-Retraining-/Bewältigungs-Therapie dar, da sie bei der Entfaltung von Gesundheit insbesondere unsere unwillkürlichen und gefühlsmäßigen Anteile mit einbeziehen.

Das Leben mit Tinnitus/Hyperakusis sinnvoll erleben

Wissenschaftliche Modelle zu grundlegenden Prinzipien, wie sich Lebewesen unter Stress organisieren (Gerisch et al. 1974, Kimmel a. Parent 2003), machen deutlich: Was sie wahrnehmen und wie sie sich verhalten, richtet sich nach inneren Bedürfnissen in Bezug auf ihr Überleben. Auch bei anhaltend störendem Tinnitus und Hyperakusis reagiert der Organismus stressabhängig unwillkürlich mit einem bestimmten, stark ausgeprägten ganzheitlichen Funktionsmuster, das in einer intensiven Wahrnehmung des Ohrgeräusches oder der Außengeräusche gipfelt (siehe »Was hält den Tinnitus aufrecht?«, S. 35).

Die psychosomatische Botschaft entschlüsseln: Tinnitus als Hinweis auf innere Bedürfnisse

Die meisten Tinnitus-Betroffenen erleben, dass sich die wahrgenommene Intensität ihres Ohrgeräusches in bestimmten Situationen verstärkt. In anderen nimmt die Intensität ab, oder das Ohrgeräusch tritt stark in den Hintergrund. Zum einen sind diese Schwankungen natürlich abhängig vom Lautstärkepegel der Außengeräusche. Zum anderen haben allerdings auch psycho-soziale Faktoren, die mit zunehmender Tinnitus-Dauer an Gewicht gewinnen (siehe Fallbeispiele 1 und 2), der psycho-vegetative Erregungszustand und Emotionen wesentlichen Einfluss auf die Tinnitus-Intensität, wie Studien zeigen (Probst et al. 2016). Solche Zusammenhänge lassen sich bei den meisten Tinnitus-Betroffenen feststellen (siehe Übung S. 172, »Arbeitsblatt Tinnitus-Tracking: Wochenverlauf monitoren«).

Die beobachteten Zusammenhänge mit der Zunahme und Abnahme der Tinnitus-Intensität zeigen grundsätzliche Parallelen zu anderen Funktionsmustern unseres Organismus wie etwa Hunger. So wird das Empfinden, Hunger zu haben – ebenso wie Tinnitus –, von den meisten Menschen als unangenehm und störend empfunden. Um Abhilfe zu schaffen, haben wir gelernt, auf das Hungersignal mit einer bestimmten Verhaltensweise zu reagieren, die uns langfristig gesund erhält: Wir fokussieren auf Nahrung und essen etwas.

Störenden Tinnitus kann man ebenso verstehen und ihn als »Erinnerungshilfe« für ein vernachlässigtes Bedürfnis nutzen. Zuvor muss man allerdings herausfinden, welches Bedürfnis sich über die intensive Wahrnehmung des Ohrgeräusches und die damit verbundene Emotion unwillkürlich ausdrückt. Wenn der Tinnitus also wieder stark im Vordergrund ist, welche Emotion löst er bei Ihnen als Betroffener aus? Üblicherweise ist es eine der folgenden Grundemotionen: Angst, Aggression oder Traurigkeit.

Emotionen haben als »gefühlte Erfahrungen« (Damasio 2001) einen Informationswert über verdeckte seelische Bedürfnisse. Um diese Bedürfnisse auch wahrnehmen zu können, ist es wichtig, Gefühle lesen oder übersetzen zu können. In der folgenden Tabelle finden Sie hierzu eine praktische Hilfe.

INFO: Übersetzungshilfe für stressbezogene Gefühle und Körperempfindungen

1. Emotionale Stress-Reaktion	2. Verdecktes Bedürfnis	3. Impulse für Ihren Lebensstil/Aufgabe
Angst Gefühl, »keine Luft zu bekommen«, »in die Enge getrieben zu sein«	▶ Freiraum, Entfaltung, Entlastung ▶ Sicherheit, Schutz u. Geborgenheit ▶ Spannung im Leben (»Abenteuer«)	Kreative Freiräume schaffen (z. B. Hobby) Sich das Gefühl von Sicherheit, Schutz oder Geborgenheit verschaffen, z. B. durch Nähe zu Freunden, Partner o.a. Neues entdecken, für »Highlights« sorgen
Aggression, Wut Gefühl, »in die Luft gehen zu können« oder »einen dicken Hals zu bekommen«	▶ Grenzen ziehen ▶ Raum für sich selbst/Für-sich-Sein ▶ Besinnung ▶ Klärung	Respektvoll Nein sagen Eigene Bedürfnisse verwirklichen, Ziele definieren Gesunden Egoismus leben
Traurigkeit Gefühl der »bleiernen Schwere auf der Brust«	▶ Loslassen ▶ Abschied	Abschied nehmen von etwas »Altem«: Selbstbild, Partner, Lebenskonzept o. ä.

Außer sich sein Gefühl, »verrückt zu werden« oder »durchzudrehen«	▶ Freiraum ▶ Kreativität im Leben ▶ Ausgelassenheit, Humor	Freiräume schaffen Kreative Hobbys aktivieren (Malen etc.) Mal etwas »Unvernünftiges« tun Ekstatische Momente leben (Sport, Tanzen etc.)
Überforderung Innerer Druck, Getriebensein, Fluchtimpulse	▶ Abgrenzung, Entlastung	Sich selbst wahrnehmen, »zu sich kommen« Öfter eine Pause machen

In der therapeutischen Arbeit mit Betroffenen zeigen sich nahezu regelmäßig folgende Bedürfnisse:

- der Wunsch, Grenzen zu setzen (Nein zu sagen),
- das Bedürfnis nach Freiraum und innerem Abstand (Besinnung),
- die Sehnsucht nach Zuwendung oder einmal ganz für sich zu sein (Selbstzuwendung),
- das Bedürfnis nach Sicherheit,
- der Wunsch nach Ablenkung oder Abstand von problematischen Gefühlen.

Tinnitus als »Impulsgeber« für einen ausbalancierten Lebensstil

In dem Maße, wie es gelingt, seinen Bedürfnissen eigenverantwortlich nachzukommen, also selbst dafür zu sorgen, dass diese inneren Bedürfnisse im Leben einen Platz bekommen, gehen die Ohrgeräusche oftmals zurück, und die Tinnitus-Belastung sinkt. Tinnitus ist dann ein ganz persönliches Biofeedback des Organismus, das heißt eine »Erinnerungshilfe« für ein bestimmtes Verhalten (siehe unten Fallbeispiel 2) und ein wichtiger »Impulsgeber« für einen neu ausbalancierten Lebensstil.

Wer diesen Zusammenhang erkennt, bei dem rückt das Ohrgeräusch in einen neuen, ja sogar positiven Sinnzusammenhang – und das Leiden nimmt deutlich ab oder verschwindet sogar ganz. Und das Wichtigste: Lebendigkeit und Lebensfreude kehren zurück. Die Lebensqualität nimmt zu.

FALLBEISPIEL 2: TINNITUS ALS ABLENKUNG VON PROBLEMATISCHEN GEFÜHLEN

Karl P., 55 Jahre, ist selbstständiger Wirtschaftsanwalt und hat seit zwei Jahren ein beidseitiges Pfeifen in den Ohren, das er bei seiner Arbeit kaum wahrnimmt und das ihn dort auch nicht stört, wohl aber, wenn er abends zu Hause ist. Er lebt mit seiner Frau im gemeinsamen Haus, die beiden erwachsenen Kinder sind bereits ausgezogen und studieren. Am Abend kommt es immer wieder zu Spannungen und Auseinandersetzungen mit seiner Frau, in deren Verlauf die Ohrgeräusche unerträglich werden, sodass er die Unterhaltung oft abbrechen muss und auch für den Rest des Abends für niemanden mehr ansprechbar ist. Die Ohrgeräusche sind dann meist so schlimm, dass es sehr lange dauert, bis er endlich einschlafen kann.

Bei der genauen Nachzeichnung einer solchen abendlichen Gesprächssituation mit seiner Frau zeigt sich, dass Karl P. im Laufe des Gesprächs immer wütender wird. Diese Wut nimmt er jedoch weder selbst wahr noch drückt er sie auf angemessene Art aus. Er ist ein harmonieliebender Mensch und will am Abend seine Ruhe haben und sich nicht aufregen. Um des lieben Friedens willen gibt er seinem Bedürfnis nach Abgrenzung jedoch nicht nach und erlaubt es sich nicht, seine Aggressionen seiner Frau gegenüber zum Ausdruck zu bringen. Stattdessen nimmt er die Ohrgeräusche wahr. Der Tinnitus als Preis für den häuslichen Frieden.

Erst als Karl P. damit beginnt, seine aggressiven Gefühle auf angemessene und respektvolle Art zu äußern, treten die Ohrgeräusche zunehmend in den Hintergrund. Mit der Zeit nutzt er sie als »Biofeedback«. Sie erinnern ihn daran, seine Wut und sein Abgrenzungsbedürfnis wahrzunehmen und auszudrücken.

Hyperakusis – Protestreaktion des Organismus

Auch in der übermäßigen Geräuschempfindlichkeit (Hyperakusis) kommen zumeist solche Bedürfnisse nach Abgrenzung, Entlastung und Freiraum zum Ausdruck. Es scheint, als wolle das Gehirn – wenn wir es schon nicht selbst tun – auf seine Weise für Abgrenzung von weiterer Reizüberflutung sorgen. Bildlich gesprochen: Das System protestiert. Das Gehirn öffnet die Hörfilter in einer Weise, dass schon alltägliche Geräusche »schmerzen«, und zwingt uns damit zum Rückzug.

Diese Reaktion ist eigentlich genial. Denn die Augen können wir schließen, wenn wir etwas nicht sehen wollen, doch die Ohren sind rund um die Uhr geöffnet. Bei übermäßiger Beanspruchung muss der Organismus also andere, unwillkürliche Strategien zur Abgrenzung nutzen. Wir haben ihn gleichsam dazu gezwungen, indem wir nicht rechtzeitig und eigenverantwortlich selbst darum gekümmert haben (siehe Fallbeispiel 3).

FALLBEISPIEL 3: HYPERAKUSIS ALS HINWEIS AUF PERSÖNLICHE GRENZEN DER BELASTBARKEIT

Doris M., 38 Jahre, hat eine Halbtagsstelle als Industriekauffrau, versorgt drei Kinder im schulpflichtigen Alter und arbeitet zusätzlich »nebenbei« im Betrieb Ihres Ehemannes.

Die Beschwerden: Sie leidet unter einer ausgeprägten Geräuschempfindlichkeit beidseits, die seit einem Jahr zunimmt. Früher hat sie Klavier gespielt und im Chor gesungen, was durch die Hyperakusis nicht mehr möglich ist. Schon die kleinsten Geräusche verursachen ihr Unbehagen. Immer wieder kommt es vor, dass sie am gemeinsamen Mittagstisch das Geklapper des Geschirrs und des Bestecks so sehr nervt, dass sie mitten im Essen vom Tisch aufstehen muss und fluchtartig mit dem Hund zu einem Spaziergang das Haus verlässt, weil sie es nicht mehr aushält. Ihre Familie kann ihr merkwürdiges Verhalten nicht verstehen.

Bei der ohrenärztlichen Untersuchung muss der Hörtest abgebrochen werden, da Doris M. bereits bei Tönen an der Hörschwelle mit geringster Lautstärke panikartige Angst und Schweißausbrüche bekommt.

Die Lösung: Es stellt sich heraus, dass in ihrer übermäßigen Geräuschempfindlichkeit das Bedürfnis nach Entlastung und kreativem Spielraum (»nur für mich«) zum Ausdruck kommt. Dies hatte sie zugunsten von Pflichterfüllung und Leistung mehr und mehr vernachlässigt. Nach Absprache mit dem Ehemann und der Neuverteilung bestimmter Aufgaben erlaubt sie sich heute, diesem Bedürfnis wieder nachzukommen. Die Geräuschempfindlichkeit ist seither völlig verschwunden. Sie spielt wieder Klavier und singt in einem großen Chor.

2.4.3 Unüberhörbare Signale

Wollen Sie wissen, welchen Informationswert der Tinnitus oder die übermäßige Geräuschempfindlichkeit (Hyperakusis) möglicherweise bei Ihnen hat? Dann sollten Sie einmal beleuchten, welche Auswirkungen es für Sie hätte, wenn Ihr Ohrgeräusch oder die Hyperakusis immer stärker würden. Denn oft ergeben sich aus den Auswirkungen dieser Symptome auf der Gefühlsebene wichtige Hinweise auf verdeckte, bislang vernachlässigte Bedürfnisse im Leben.

Beantworten Sie sich zunächst folgende Frage:

Angenommen, Ihr Ohrgeräusch/Ihre Geräuschempfindlichkeit würde immer stärker und Sie könnten nichts tun, um sich abzulenken. Welches Gefühl würde in Ihnen aufkommen?

Schauen Sie in der Tabelle auf Seite 114 nach, welche der aufgelisteten emotionalen Reaktionen Ihrer Antwort am ehesten entsprechen.

Konnten Sie Ihre Antwort einem möglichen Bedürfnis beziehungsweise einer Aufgabe zuordnen? Dann gehen Sie dem Genannten doch einmal probeweise in Ihrem Alltag nach. Testen Sie, ob das Ohrgeräusch/die Hyperakusis öfter in den Hintergrund tritt oder/und es Ihnen mit dem Tinnitus einfach besser geht, wenn Sie in Ihrem Leben etwas der Aufgabe entsprechend ändern.

Auf diese Weise könnte das Ohrgeräusch oder die Hyperakusis künftig ein wichtiges Signal oder eine Erinnerungshilfe sein, um Ihrem Leben neue Impulse, eine neue Balance und damit mehr Lebendigkeit zu geben. Das Tinnitus-Leiden hört in dem Moment auf, wo es gelingt, das Ohrgeräusch in einem positiven Sinnzusammenhang zu sehen.

Körperempfindungen und Gefühle lesen lernen

Viele Tinnitus-Betroffene, insbesondere diejenigen mit einer begleitenden depressiven Symptomatik (Niedergestimmtheit, Antriebs-, Freud- und Interesseminderung oder -verlust, Schlafstörungen u. a.), haben Schwierigkeiten, ihre Körperempfindungen, Bedürfnisse und Gefühle wahrzunehmen und auszudrücken. Auch in der Allgemeinbevölkerung kennen die allermeisten ihren Körper nur, wenn er Beschwerden macht, nicht aber wenn er sich wohl anfühlt – ganz nach dem Motto »ein gesunder Körper schweigt«.

Wenn wir sagen, dass wir uns »gut« fühlen, ist dies die Bewertung eines gefühlten Zustands, aber keine Körperempfindung. Dies zeigt, wie weit wir uns im Alltag unserer audio-visuell geprägten Gesellschaft von unserem Körperempfinden entfernt haben. Diese Entwicklung begann im Zeitalter der Renaissance mit Erfindung des europäischen Buchdrucks im 15. Jahrhundert und in der Aufklärung mit René Descartes (1596–1650) »Cogito ergo sum« (Ich denke, also bin ich) mit Betonung des Rationalen. Zudem fällt es immer schwerer, in unserer von Beschleunigungserfahrungen geprägten Gesellschaft (Rosa 2005) mit uns selbst, also unserem Organismus, und der Welt in Resonanz zu treten, und dies begünstigt Entfremdung (Rosa 2016). Nicht verwunderlich scheint daher, dass zunehmend IT-Fachleute und andere Menschen, die überwiegend digital gestützt arbeiten, zunehmend von Tinnitus betroffen sind.

Wissen Sie, wie sich ein gesunder Körper anfühlt? Wenn nicht, dann sollten Sie Ihre Körperwahrnehmung, die Interozeption, ausbauen, beispielsweise durch Entspannungsverfahren wie progressive Muskelentspannung, Qi Gong, Tai Chi, Yoga, Krafttraining. Entspannungsverfahren verbessern nachweislich die Körperwahrnehmung und bewirken sowohl eine Beruhigung durch Reizreduktion (Fokus auf wenige interozeptive Signale) als auch einen spürbaren Zugang zu Empfindungen, Gefühlen und ressourcereichen Körpererfahrungen (Ross u. Fritzsche 2016).

Für den bekannten Hirnforscher Antonio Damasio haben Körperempfindungen und Gefühle in einem bestimmten Lebenskontext als »konzentrierte Erfahrungen« einen wichtigen und viel zu lange vernachlässigten Informationswert für alltägliche Entscheidungen im Leben (Somatic-Marker-Modell; Damasio 2001). Das heißt, das Leben hat mehr mit uns selbst zu tun, wenn wir Körperempfindungen und Gefühle ins Denken mit einbeziehen.

Eine gute Körper-(Selbst-)Wahrnehmung ist somit die Basis sowohl für eine gute Stressregulation als auch für eine stimmige, selbstkongruente Lebensführung, die eben auch eigene seelisch-emotionale Grundbedürfnisse umfasst. Und mit der

Befriedigung seelisch-emotionaler Grundbedürfnisse wie Sicherheit, Anerkennung, Zugehörigkeit und Wohlbefinden entsteht psychische Energie! Auf Seite 114 finden Sie eine »Übersetzungshilfe« für die wichtigsten stressbezogenen Gefühle und Körperempfindungen, um deren Bedeutung und das dahinterliegende Bedürfnis für einen mehr wesensgemäßen Lebensstil zu entschlüsseln.

Stimmen von Betroffenen

Wie Sie die Ohrgeräusche als Partner und gesundheitsfördernde Rückmeldung nutzen können, zeigen die folgenden persönlichen Äußerungen Betroffener:

»Sorge für mehr Humor und Leichtigkeit ...«

Stefan, 46 Jahre, Controller: »Der Tinnitus erinnert mich daran, alles nicht zu ernst zu nehmen, auch mal wieder was Unvernünftiges oder Verrücktes zu tun und das Leben in all der Alltagsroutine nicht ersticken zu lassen.«

»Setze notwendige Grenzen und denk auch einmal an dich.«

Sandra, 36 Jahre, Lehrerin: »Früher haben mich der Tinnitus und die Hyperakusis in Rage gebracht. Seit ich mir erlaube, auch mal Auszeiten nur für mich zu nehmen und das zu tun, was mir Spaß macht, sind Tinnitus und Hyperakusis meine hilfreichen Begleiter, die mich nur noch dann warnen, wenn ich mich zugunsten anderer selbst vergesse.«

»Nimm dir Zeit für wichtige Genusspausen!«

Manfred, 39 Jahre, Steuerberater: »Nachdem ich zunächst stark unter dem Tinnitus gelitten habe, bin ich heute froh, dass ich ihn habe. Er zeigt mir meine Grenzen auf, wenn es mal wieder Zeit ist, mit der Arbeit einen Gang runter zu schalten und mir etwas Gutes zu tun.«

»Komm wieder zu dir und besinn dich auf dich selbst!«

Heike, 29 Jahre, Erzieherin: »Früher hatte ich die Hoffnung, jemand würde mir den Tinnitus wegmachen. Zu meinem Erstaunen habe ich inzwischen festgestellt, dass ich das heute gar nicht mehr wollte. Denn immerhin führt mich der Tinnitus immer wieder zu mir zurück, wenn ich wieder mal neben mir stehe. Er ist inzwischen etwas Essenzielles von mir. Den gebe ich nicht mehr her!«

»Setze klare Prioritäten. Eins nach dem anderen!«

Werner, 50 Jahre, Architekt: »Immer wenn ich mir zu viel auf einmal zugemutet hatte und mich für alles verantwortlich fühlte, brüllte mir der Tinnitus in die Parade – und es ging nichts mehr. Heute habe ich ihn schätzen gelernt. Er bringt mich zu mir zurück und erinnert mich daran: Mach immer nur eine Sache – nicht tausend Dinge auf einmal.«

»Genieße das Nichtstun, du hast es verdient!«

Hans, 67 Jahre, Werkzeugmacher: »Ich habe mein ganzes Leben viel gearbeitet. Ich hätte nie geglaubt, dass ich in meinem Alter lernen muss, wie man ‚die Füße hochlegt', ohne ein schlechtes Gewissen zu haben. Der Tinnitus hilft mir dabei: Wenn er beispielsweise abends laut ist, rege ich mich nicht mehr darüber auf, sondern höre ihm zu und schlafe dabei inzwischen fast regelmäßig ein.«

Gute Aussichten!

Sie haben gesehen, dass viele Wege zum Ziel führen. Wählen Sie aus den dargestellten Möglichkeiten Ihren eigenen Weg, der für Sie stimmig ist. Sie werden unterwegs viel Neues über sich lernen, denn: Tinnitus-Therapie ist immer auch »Persönlichkeitsmedizin«. Ihr Organismus fungiert dabei gewissermaßen als Sensor für gesunde Lebenskonzepte und macht Sie auf seine Weise darauf aufmerksam, einen gesünderen, wesensgemäßen Lebensstil zu entwickeln.

Das bringt eine Therapie

Entscheidend für den Therapieerfolg bei anhaltend störendem Tinnitus ist in jedem Fall Ihre aktive Mitarbeit und Mitgestaltung der notwendigen Schritte. Denn: Tinnitus-Therapie ist »Hilfe zur Selbsthilfe«. Ihr persönliches Engagement trägt dazu bei, dass ...

- ... Sie Ihren Tinnitus ganzheitlich verstehen.
- ... Sie das Ohrgeräusch gedanklich und emotional neu bewerten.
- ... Sie Einfluss auf die Hörverarbeitung nehmen.
- ... Sie unnötigen Stress im Alltag reduzieren.
- ... Sie besser entspannen und schlafen.
- ... Sie Ihre Körperwahrnehmung verbessern.
- ... Ihre Tinnitus-Belastung sinkt und

- ... Sie Lebensqualität und -freude unabhängig von der Präsenz der Ohrgeräusche wiedergewinnen.

Und so geht es weiter

Im nächsten Teil dieses Buches, ab Seite 143, finden Sie zahlreiche Übungen. Sie geben Ihnen wertvolle Anregungen, die Sie allein oder auch parallel zu einer Therapie für sich nutzen können. Auf diese Weise können Sie sich zunehmend neue, gesunde Lebensbereiche erschließen und vielleicht auch einige alte, vergessene wieder neu für sich entdecken.

2.5 Moderne Hypnose – Die Macht der Aufmerksamkeit

Welche Auswirkungen die Ausrichtung der Aufmerksamkeit auf den Tinnitus haben kann, wissen Sie als Tinnitus-Betroffener aus eigener Erfahrung nur zu genau:

- *körperlich* reagieren Sie vielleicht mit Unruhe, Anspannung, Herzrasen, Schlafstörung,
- *gefühlsmäßig* reagieren Sie mit Angst, Ärger oder Traurigkeit,
- *gedanklich* setzen Sie sich mit den möglichen Ursachen, vermeintlichen persönlichen Fehlern oder Folgen für die Zukunft auseinander,
- *verhaltensmäßig* ziehen Sie sich sozial zurück und klammern sich bei der Suche nach Hilfe an jeden Strohhalm, wandern von Arzt zu Arzt, von einer verheißungsvollen Methode zur nächsten.

Diese einseitige Ausrichtung der Aufmerksamkeit läuft zunächst als evolutionär bewährte »Orientierungsreaktion« auf potenzielle Gefahren unwillkürlich-automatisch ab (siehe »Die Hörverarbeitung im Gehirn«, S. 22). Denn wir sind, wie bereits erwähnt, die Nachkommen derer, die bei jedem Rascheln im Gebüsch blitzschnell entscheiden mussten: draufhauen oder abhauen? (Die meisten Tinnitus-Betroffenen zeigen die »Hau ab«-Variante.) Offenbar war es evolutionär von Vorteil, bei einem unbekannten Geräusch zunächst einmal von etwas Negativem auszugehen (Baumeister et al. 2001).

Die oben genannte Reaktionsweise auf den störenden Tinnitus lässt sich zudem aus Sicht der modernen Hypnose folgendermaßen beschreiben: Durch die unwillkürliche, einseitige Aufmerksamkeitsfokussierung auf den Tinnitus geht ein Betroffener – insbesondere abends oder nachts, wenn viele andere Reize reduziert sind – tatsächlich wie hypnotisiert in eine sogenannte Symptom- oder Problemtrance mit den eingangs genannten unwillkürlich-automatischen Auswirkungen. Er erlebt sich hierbei als Opfer unerwünschter, unwillkürlicher, automatisch ablaufender Prozesse: »Ich will ja schon meine Aufmerksamkeit woanders hinlenken, aber es passiert ganz unwillkürlich, dass der Tinnitus da ist.« Hier kommen verhaltenstherapeutische Anleitungen für Betroffene zur De-Fokussierung (willentliche Ablenkung) oder zum Genusstraining (bewusst Genuss im Alltag spüren) regelmäßig an ihre Grenzen. Dies zeigt, dass unwillkürlich-automatisch ablaufende Erlebensprozesse oft stärker sind als willkürliche.

Die Frage stellt sich somit, wie sich die unwillkürliche Hinwendung zum Tinnitus und die damit verbundenen unerwünschten, automatisch-unwillkürlichen Erlebnisprozesse in gewünschter Weise beeinflussen und lenken lassen. Als Methode der Aufmerksamkeitslenkung zur Beeinflussung unwillkürlichen Erlebens hat die Hypnose genau hier ihre Stärke.

Lassen Sie uns zunächst klären, was wir unter moderner Hypnose, insbesondere zu Heilzwecken, verstehen, was ihre Prinzipien, Wirkungsweise und wissenschaftlichen Grundlagen sind.

2.5.1 Was ist Hypnose?

Welche Assoziationen haben Sie, wenn Sie an den Begriff Hypnose denken? Nun, die meisten Leute verbinden mit diesem Begriff Manipulation, Willenlosigkeit, Erinnerungs- und Kontrollverlust, die den Hypnotisierten dann Dinge tun lassen, die er gar nicht will. Diese verbreiteten Vorstellungen werden gespeist aus der Show- oder Bühnenhypnose, die sich traditioneller, autoritärer Techniken bedient und vorrangig Unterhaltungszwecken dient. Im Folgenden werden wir dagegen moderne, kooperative Ansätze der Hypnose zu Heilzwecken erläutern. Hierbei wird zumeist Sprache benutzt, doch kommen auch nonverbale Hypnosetechniken zum Einsatz. Nachdem es immer mehr wissenschaftliche Wirksamkeitsnachweise gibt, findet sie zunehmend Verbreitung in der Medizin, Psychosomatik und Psychotherapie.

INFO: Hypnose und Achtsamkeit – Eine Begriffserklärung

Hypnose (von griech. *hypnos* = Schlaf) ist ein kommunikatives Verfahren zur Induktion eines veränderten Bewusstseinszustands durch die systematisch gelenkte Fokussierung von Aufmerksamkeit. Dieser veränderte Bewusstseinszustand wird Trance genannt (von lat. *transire* = hinübergehen, überschreiten). Ein Trancezustand ist durch das Vorherrschen unwillkürlich-automatischer Prozesse im persönlichen Erleben aus Wahrnehmungen, Gedanken, Körperempfindungen und Gefühlen gekennzeichnet (Erickson et al. 1986, Gilligan 2018, Kossak 1993, Schmidt 2020).

- *Hypnose* ist also ebenso wie die Methode der *Achtsamkeit* ein aufmerksamkeitsbasiertes Verfahren. Beide beziehen sich in wesentlichen Bereichen auf die gleichen Dimensionen. Allerdings existieren auch deutliche Unterschiede (Harrer 2018). Die wichtigsten sind hier genannt:
- *Hypnose* zielt auf die Ebene des unwillkürlichen Erlebens mit Veränderung von Wahrnehmungen, Gedanken, Körperempfindungen und Gefühlen ab, *Achtsamkeit* auf Bewusstwerdung.
- *Hypnose* lässt positive Erfahrungen emotional absorbiert nacherleben oder vorwegnehmen. *Achtsamkeit* hält dazu an, in einer beobachtenden Haltung zu bleiben (Innerer Beobachter, Meta-Awareness).
- *Hypnose* regt auch distanziertes Erleben an (z. B. bei Schmerz), *Achtsamkeit* stärkt die akzeptierend-teilhabende Beobachterposition.
- *Hypnose* ist ressourcen-, lösungs- und veränderungsorientiert, *Achtsamkeit* ist akzeptanzorientiert.
- *Hypnose* hat neben der Gegenwart auch Vergangenheit und Zukunft im Blick, *Achtsamkeit* fokussiert auf das gegenwärtige Erleben.

Anwendungsbereiche

Im *Coachingbereich* von Sport und Business werden die Formen der modernen Hypnose im Rahmen des Selbstmanagements sowie zur Motivations- und Leistungssteigerung seit langem erfolgreich eingesetzt.

In der *Zahnmedizin* findet Hypnose schon seit Jahrzehnten zur Schmerz- und Angstkontrolle erfolgreich Anwendung (Zahnärztliche Hypnose).

Seit 2006 ist Hypnose zu therapeutischen Zwecken in Deutschland wissenschaftlich anerkannt (Wissenschaftlicher Beirat Psychotherapie 2006).

Während sich die *Medizinische Hypnose* auf die Anwendung im engeren medizinischen Rahmen bezieht (z. B. Stress-, Angstreduktion vor medizinischen Prozeduren, Reduktion körperlicher Symptome wie Schmerz), ist die *Hypnotherapie* die Verwendung von Hypnose und veränderten Bewusstseinszuständen zu psychotherapeutischen Zwecken (etwa bei Ängsten und Depression).

Der erlaubende indirekte Sprachstil aus der modernen Hypnose wird heute unter vielerlei anderslautenden Etiketten gebraucht. Wenn man nämlich einmal genau hinhört, findet man in den sogenannten Fantasie- oder Mentalreisen oder den geführten Meditationen typische sprachliche und methodische Stilmittel der Hypnose:Ateminduktion, die Verwendung von inneren Sinnbildern, Ressourcenaktivierung und Zukunftsorientierung. Wenn man bedenkt, dass Achtsamkeit primär nicht veränderungsorientiert ist, erscheint der Begriff »geführte« Meditation widersinnig. Allerdings ist Meditation aktuell sehr en vogue und der Begriff im Vergleich eher unbelastet, sodass sich viele eigentlich hypnotische Techniken der Aufmerksamkeitslenkung unter dem Begriff Meditation – auch digital als App – besser vermarkten lassen als unter dem Begriff Hypnose.

Ich möchte Sie an dieser Stelle auch dafür sensibilisieren, im Alltag darauf zu achten, wer durch »hypnotische« Methoden Ihre Aufmerksamkeit lenkt und damit Einfluss auf Ihren Zustand und Ihr Verhalten nimmt. Achten Sie auch darauf, wie dies geschieht. Denn längst werden die Methoden der Hypnose im Neuromarketing eingesetzt, das Erkenntnisse der Hirnforschung zur Optimierung von Werbung und Beeinflussung des Konsumverhaltens nutzt. (Laut einer Studie des IMK, Institut für Marketing und Kommunikation, zitiert im *Handelsblatt* vom 16.08.2004, hat man in deutschen Großstädten bis zu 6.000-mal täglich Kontakt mit Werbung.) Ein einfaches Beispiel sind Werbeplakate, die in ihrer Ansprache bewusst Fehler oder Abweichungen von der gewohnten Sprach- oder Schreibweise nutzen. Beispiele: *»Natürlich Vrisch«* oder *»Hier werden Sie geholfen.«* Solche Fehler in Werbebotschaften fallen kompetenten Sprechern auf. Dadurch erzeugen sie eine erhöhte Aufmerksamkeit.

Die eigentlichen massenwirksamen Hypnotiseure finden sich heute nicht mehr auf der Bühne, sondern – im Zeitalter der Aufmerksamkeitsökonomie – in den Tech-Konzernen hinter Social media und anderen digitalen Produkten, und sie heißen Attention-Engineers – Aufmerksamkeitsingenieure. Diese beschäftigt im Wesentlichen, wie man die Aufmerksamkeit von Milliarden von Gehirnen so ausrichtet, dass die Menschen ihre Produkte nutzen oder kaufen. Das funktioniert eben sehr einfach über die Erregung von Aufmerksamkeit und Aktivierung des Belohnungssystems (Wohlfühlen) in Verbindung mit dem Produkt. Auf diese Weise werden unser Gehirn und Geist beeinflusst (manche sprechen von »Hacking« oder »Hijacking«) und neue Gewohnheiten verankert.

Doch selbst in unserer alltäglichen Kommunikation mit Partnern, Freunden und Kollegen nehmen wir Einfluss auf unser Gegenüber. Denn unsere Erzählungen sind wechselseitige Einladungen, die Aufmerksamkeit auf bestimmte Aspekte des Erlebens zu lenken, die dann das gedankliche und emotionale Erleben des Zuhörers beeinflussen. Achten Sie im Gespräch mit jemandem doch einmal darauf, wohin Ihre Aufmerksamkeit gelenkt wird, und ob Sie mit den gefühlten Auswirkungen auf Ihren Zustand einverstanden sind. Wenn nicht, können Sie beispielsweise durch einen Fokus- oder Themenwechsel in die gewünschte Richtung Einfluss nehmen.

2.5.2 Trance – Ein alltägliches Phänomen

Waren Sie jemals beim Schauen eines Films berührt und mussten unwillkürlich lachen oder weinen? Wahrscheinlich schon. Nun, das kommt daher, dass Ihr Gehirn das, was Sie wahrnehmen, für real hält und Ihr Organismus auf das, was Sie sehen und hören, unwillkürlich-automatisch reagiert, das heißt in Trance geht.

Nach moderner Auffassung ist Trance ein ganz natürlicher Zustand, der mehrfach in unserem Alltag auftritt (sogenannte Alltagstrance; Wolinsky 1993), beispielsweise bei freier Autobahnfahrt, beim Blick in ein Lagerfeuer oder Aquarium, beim Schauen eines Films, Lesen eines Buches, beim Genießen einer Körpermassage oder dem Hören monotoner Beats von House-Musik. Allen gemeinsam ist die Fokussierung der Aufmerksamkeit auf einen bestimmten Wahrnehmungsinhalt. Das heißt die hochgradige geistige Versenkung mit Fokussierung auf einen Vorgang mit Auftreten unwillkürlicher Erlebensprozesse und Phänomene wie etwa einen veränderten Muskeltonus, ein verändertes Zeitempfinden, unwillkürliche Bewegungen (beispielsweise Zinnern der Augenlider) und innere Bilder. Meist tritt der logisch-kritische Verstand dabei in den Hintergrund.

Überhaupt geht man nach heutiger Auffassung davon aus, dass wir ständig eine Art »Selbsthypnose« betreiben, ohne uns dessen bewusst zu sein. Im Alltag sagen wir in Gedanken ständig etwas zu uns: »Ich muss mich jetzt beeilen!«, »Ich muss diese Prüfung unbedingt bestehen!« und so weiter. Wir haben innere Vorstellungen oder Bilder von Situationen oder Dingen (vom Urlaub, von der Zukunft oder Vergangenheit), mit denen wir uns automatisch in ein bestimmtes Erleben hinein»hypnotisieren«. Das heißt, wir begeben uns in einen speziellen Bewusstseinszustand, der auch automatische körperliche Auswirkungen hat, gerade so, als wenn uns jemand diese Dinge von außen suggeriert hätte. Nicht wenigen Menschen gelingt es allein dadurch, dass sie sich am Abend fest vornehmen: »Ich will morgen früh um 6.00 Uhr aufstehen!«, pünktlich aufzuwachen. Ohne bewusste Steuerung.

Bei störendem Tinnitus gehen diese Autosuggestionen zunächst in die falsche Richtung. Wenn Sie sich sagen: »Der Tinnitus macht mich noch ganz krank!« oder »Wenn das Ohrgeräusch weiter anhält oder lauter wird, drehe ich noch durch!«, so hat dies nicht gerade eine gesundheitsfördernde Wirkung, sondern löst automatisch Stressreaktionen (Amygdala-Aktivierung!) mit einer Orientierungsreaktion auf deren vermeintlichen Auslöser (Tinnitus) aus – das Gegenteil dessen, was man sich wünscht. Man geht so in eine sogenannte Problem- oder Symptomtrance, einen Bewusstseinszustand, der von problematischem Erleben geprägt ist: Tinnitus-Intensivierung, muskuläre Anspannung, Angst oder Ärger, Schlafstörung.

Ein Trancezustand kann also durch eine andere Person (etwa Arzt, Therapeut), aber auch selbst induziert werden (Selbsthypnose). Die therapeutische Trance ist daher eine Sonderform von Trance, die Zwecken der Heilung und Gesundheitsförderung dient.

Der Begriff »Trance« wird in der modernen Hypnose vielfältig verwendet. Neben der besprochenen »Alltagstrance« (Wolinski 1993) spricht man auch von »Problem- und Lösungstrancen« (Gilligan 2018, Schmidt 2020). Auf die letzten beiden werden wir weiter unten noch näher eingehen.

2.5.3 Ressourcen aktivieren – Schlüsselprinzip der modernen Hypnose

Im Vergleich zur klassischen Hypnose zeichnet sich die moderne Hypnose nach Milton Erickson (siehe S. 138) durch ein kooperatives und stark individualisiertes Vorgehen aus. Der Klient wird dabei nicht als gestört, defekt oder inkompetent angesehen. Vielmehr geht man davon aus, dass er alle Ressourcen in sich trägt, die er braucht, um sein Problem zu bewältigen.

Diese oftmals verdeckten und unbewussten Ressourcen werden in der modernen Hypnose durch spezielle Methoden aktiviert, sodass der gesundheitsfördernde Veränderungsprozess selbstorganisiert, das heißt »von selbst« ablaufen kann. Dabei spielen innere Neuordnungsprozesse eine wesentliche Rolle. Es werden also gewissermaßen die Selbstregulationskräfte des Klienten angesprochen.

Von der Problem- zur Lösungstrance

Aus Sicht der modernen Hypnose lässt sich das persönliche Erleben bei psychosomatischen Störungen wie Schlafstörungen, Ängsten, somatoformen und Schmerzstörungen und Depressionen als Problem- oder Symptomtrance verstehen (Gilligan 2018, Schmidt 2020). Denn meist sind solche Problemtrancen das Ergebnis unbeabsichtigter, unwillkürlicher Prozesse der Aufmerksamkeitsfokussierung und Selbstsuggestion mit entsprechenden psycho-biologischen Wirkungen – so auch bei störendem Tinnitus.

Tinnitus-Betroffene erfahren meist eine Ist-Soll-Diskrepanz von aktuellem, unwillkürlichem, aber unerwünschtem Erleben (wie hohe Tinnitus-Intensität, innere Unruhe, Schlafstörung) und intendiertem, gewünschtem Erleben (wie innere Ruhe, erholsamer Schlaf). Ebenso klagen viele: »Ich will ja schon meine Aufmerksamkeit woandershin lenken, mich entspannen, einfach schlafen, aber es geht irgendwie nicht.« Vielleicht kennen Sie das. Es geht also um eine Diskrepanz von *»Ich«* und *»Es«*, also von dem, was Ich beabsichtige und mir wünsche, und dem, was ich unwillkürlich, quasi »von selbst« erleben muss. Die Unterscheidung dieser inneren Anteile (Ich, Über-Ich und Es) geht übrigens bereits auf den österreichischen Arzt Siegmund Freud (1856–1939), den Begründer der Psychoanalyse, zurück. Das »Ich« erlebt sich als hilfloses Opfer des »Es«. Denn unwillkürliche Prozesse sind oft schneller und stärker als die willentlichen (Schmidt 2020). Warum das so ist, sehen wir im nächsten Abschnitt.

Aus heutiger neurowissenschaftlicher und psychologischer Sicht spricht man dem *»Ich«* das absichtsvolle, ziel-, zweck- und ergebnisorientierte, logische, rational-analytische Denken zu. Der Sitz unserer Ich-Instanz lässt sich neurobiologisch dem präfrontalen Kortex im Stirnlappen des Gehirns zuordnen, das evolutionsbiologisch gesehen recht jung ist. Das *»Es«* oder *»Selbst«* (Kuhl 2019) bezeichnet ein unwillkürliches, körperlich-emotionales, intuitives, parallel verarbeitendes und prozesshaftes psychisches System, das sich im Organismus, dem »beseelten« Körper (früher: »Leib«; Maurice Merleau-Ponty 1966) über Emotionen und Körpersignale ausdrückt. Das *»Es«* oder *»Selbst«* wird neurobiologisch insbesondere dem medialen Schläfenlappen des Gehirns (medialer Temporallappen) und tieferen, subkortikalen Hirnstrukturen zugeordnet, die evolutionsbiologisch gesehen sehr alt sind (Solms a. Panksepp 2012). Der Schläfenlappen ist neben der Hörrinde der Sitz des limbischen Systems, also unseres Emotionszentrums und entsprechender unwillkürlicher psycho-vegetativer Reaktionen sowie bestimmter Gedächtnisfunktionen.

Hypnose ist eine wirksame Methode, um problematische, automatisch-unwillkürliche Prozesse des Erlebens in die gewünschte Richtung zu lenken. Dies kann auf verschiedene Weise erreicht werden mit dem Ziel a) der Dissoziation (von lat. *dissociare* = trennen, distanzieren) von störenden Wahrnehmungen (etwa Schmerz) und übermäßigen Gefühlen, b) Zugang zu und Aktivierung von eigenen Ressourcen (Stärken) sowie c) der Anregung von Verhaltensänderungen (Revenstorf 2012). Bei der therapeutischen Anwendung von Hypnose geht es darum, den Betroffenen aus der Problem- oder Symptomtrance in eine Ressourcen- oder Lösungstrance zu führen, also in einen Bewusstseinszustand, wo das beabsichtigte, nämlich das erwünschte, gesundheitsförderliche, unwillkürliche Erleben vorherrscht.

Moderne Hypnose, wie wir sie heute nutzen, ist eine wirksame Methode, um persönliche Kompetenzen und Ressourcen (Stärken, Fähigkeiten, kraftvolle Zustände) zu aktivieren und problematisches Erleben auf körperlicher, emotionaler, mentaler und Verhaltensebene in gewünschter Weise zu verändern. Dies geschieht meist mühelos und ist unmittelbar erfahrbar.

2.5.4 Selbsthypnose – Autonomie, Gesundheit und Wohlbefinden stärken

Die therapeutische Anwendung der modernen Hypnose dient also dazu, verdeckte Gesundheitsressourcen und Stärken zu aktivieren. Dies geschieht zunächst durch die Hypnoseanleitung von außen. Hierbei wird über Entspannung suggerierende Worte und die entsprechende nonverbale Stimmlage eine Trance induziert. Hypnotisch wirksam wird dies jedoch erst, wenn die von außen angebotene Fremdsuggestion beim Zuhören zur Selbstsuggestion wird. Das heißt, wenn der Zuhörer diese Worte übernimmt. Dies lässt sich durch Aufsprechen der Hypnose auf einen Tonträger zur häuslichen Anwendung unterstützen. Heute bieten sich dafür Smartphones an. So hat der Anwender die Hypnoseanwendung quasi in der Tasche und im Alltag jederzeit verfügbar.

Mit einiger Übung lernt der Zuhörer, die gewünschte Trance auch selbst anzuregen. In diesem Sinne, nämlich als Anregung zur Selbsthypnose, sind die mit diesem Buch verbundenen Audio-Übungen (S. 226) gedacht.

Selbsthypnose bezeichnet also die Fähigkeit, sich selbst in einen Zustand von Trance zu versetzen. Sie nutzen dabei die Kraft Ihres Geistes, Ihre Aufmerksamkeit, um unwillkürliche, mentale und körperliche Prozesse in gewünschter Weise zu beeinflussen. Mit einiger Übung lernen Sie so, die vorher bestehenden, meist negativen »inneren Tonbänder« und Bilder so zu verändern, dass sie spürbare gesundheitsfördernde Auswirkungen auf alle Ebenen des Erlebens haben: auf Ihre Gefühle, Ihre Gedanken, Ihre Körperreaktionen und auf Ihr Verhalten. Die Hypnose nutzt dann unsere ohnehin ablaufenden, unwillkürlichen inneren Prozesse und Fähigkeiten, um Gesundheit und Wohlbefinden zu fördern. Noch einmal: Moderne

Hypnose stärkt die persönliche Autonomie und verbessert die Fähigkeiten der Selbststeuerung zur gewünschten Einflussnahme auf unwillkürlich ablaufende Erlebensprozesse. Denn der Fokus unserer Aufmerksamkeit bestimmt, was wir erleben (Schmidt 2020).

Zudem aktivieren und stärken Sie mit Hypnose im Gehirn die Nervenzell-Netzwerke, die mit Ressourcenerleben, Wohlbefinden und Entspannung einhergehen, sodass andere, die mit unerwünschtem Erleben assoziiert sind, mehr und mehr in den Hintergrund treten. Denn auch heute noch gilt ja die bereits erwähnte Regel des Psychologen und Neurophysiologen Donald O. Hebb: »Neurons wire together if they fire together« (Nervenzellen vernetzen sich, wenn sie häufig miteinander feuern). Wie sich das Gehirn durch Hypnose verändert, sehen wir im nächsten Abschnitt.

2.5.5 Neurobiologie – Was passiert bei Hypnose im Gehirn?

Bis heute sind die dynamischen Veränderungen im Gehirn durch Hypnose neurophysiologisch über die Messung von Hirnströmen (Elektroenzephalogafie, EEG) sowie mit Hilfe von bildgebenden Verfahren wie funktioneller Kernspintomografie, Positronenemissionstomografie (PET), vielfach nachgewiesen. Allerdings sind die zu beobachtenden Phänomene von der jeweils verwendeten Intervention (beispielsweise Ruhehypnose, Hypnoseansätze zur Schmerzreduktion) abhängig und zeigen dementsprechend eine große Streubreite. Auch die Hypnotisierbarkeit kann während des Tages sowie zwischen den Hypnosesitzungen schwanken (DePascale 2024). Doch zeigen die meisten Untersuchungen der Hirnaktivität mittels EEG übereinstimmend eine Zunahme von langsamen Theta- (4–8 Hz)-Hirnstromwellen durch Hypnose. Thetawellen zeigen sich insbesondere auch bei der Schmerzreduktion durch Hypnose. Zudem kommt es während der Hypnose zu einer Reduktion der Aktivität des vorderen Ruhezustandsnetzwerkes (engl.: *Default mode network, DMN*), das unter anderen den medialen präfrontalen Kortex enthält und mit ich-bezogenem Denken beim Nichtstun assoziiert ist (Wolf et al. 2022, De Pascalis 2024).

Wie wir oben schon gesehen haben, führt Hypnose vor dem Nachtschlaf ebenfalls zu einer Zunahme von langsamen Thetawellen

(Frequenz: 4,5–8 Hz) über der Hirnrinde des Schläfenlappens und damit zu vermehrtem Tiefschlaf (Cordi et al. 2014).

Am Beispiel der hypnotischen Analgesie wurde bereits 1997 mit Hilfe der PET gezeigt, dass sich mittels Hypnose die Aktivität verschiedener Regionen des neuronalen Schmerznetzwerkes differenziert und gezielt beeinflussen lassen: zum einen solche, die der gespürten Schmerzqualität entsprechen (somatosensorischer Kortex), zum zweiten auch diejenige Hirnregion, die für die emotionale Färbung verantwortlich ist (zingulärer Kortex). Die spürbaren und emotionalen Komponenten von Schmerz lassen sich also durch Hypnose beeinflussen, was nachweislich mit einer Aktivitätsänderung der entsprechenden Hirnregionen verbunden ist (Rainville et al. 1997). Im primären somatosensorischen Kortex konnte eine signifikante Aktivitätsreduktion dann erreicht werden, wenn man während der Hypnose spezifische Suggestionen zur Reduktion der Schmerzintensität gegeben hatte (Hofbauer et al. 2001). Menschen mit Zahnbehandlungsphobie zeigten während der Behandlung mit Hypnose eine Reduktion der Angst und der beidseitigen Amygdala-Aktivität im Gehirn (Halsband 2015).

Schon die Wahl der Worte beim Sprechen – buchstäblich oder bildsprachlich (metaphorisch) hat – unterschiedliche Wirkungen auf das Gehirn: Mit Hilfe funktioneller Kernspintomografie lässt sich nachweisen, dass die Verwendung von bildsprachlichen Begriffen (Metaphern), wie sie bei der Hypnose üblich ist, die jeweils sinnesspezifische Hirnregion aktiviert, geradeso als ob diese Sinnesqualität tatsächlich existent wahrgenommen wird (Lacey et al. 2012). Dazu ein Beispiel: Anders als der Satz »Sie hatte einen *schlechten* Tag« aktiviert der Satz »Sie hatte einen *harten* Tag« nachweislich Teile des Hirnareals, das für die fühlbare Körpersensibilität, das heißt »hart«, verantwortlich ist (somatosensorischer Kortex). Ähnliche Phänomene ließen sich auch für weitere sinnesbezogene Begriffe nachweisen (Desai 2022).

Das heißt, durch sprachliche Metaphern werden im Gehirn die mentalen Landkarten (neuronale Netzwerke) aktiviert, die durch tatsächliche physische Erfahrungen entstanden sind. Metaphern werden körperlich-sinnlich verarbeitet. Daher wirkt metaphorische

Sprache, insbesondere emotional, stärker als buchstäbliche Kommunikation (Citron a. Goldberg 2014).

Hypnose und Predictive Coding

Nach der Theorie des Predictive Coding, die wir oben schon kennengelernt haben (siehe »Das Gehirn hört ein Geräusch, das es gar nicht gibt«, S. 30), könnte die Wirkung der Hypnose folgendermaßen vermutet werden:

Die Hypnoseinduktion mit Suggestionen zur Entspannung verringert die relative Präzision (»precision«) sensorischer Inputs (etwa Schmerz, Tinnitus), das heißt die Gewichtung von Bottom-up-Signalen aus dem Nervensystem. Damit werden Voraussagefehler reduziert, während die Aufmerksamkeit zusätzlich auf anderes, verbal vorgeschlagenes Vorrangiges gelenkt wird (beispielsweise Wohlbefinden). So können weitere verbale Suggestionen als wahrnehmungs- und erlebensverändernde Informationen leichter vom Patienten oder Klienten integriert werden (Desmarteaux et al. 2021).

Ein weiterer Wirkungsansatz von Hypnose könnte zusätzlich in der Änderung des kognitiven Modells des Patienten oder Klienten bestehen, also gelernter Glaubenssätze und Erwartungen zur Schmerz- bzw. Tinnitus-Wahrnehmung wie »Der Schmerz wird nie aufhören«, »Der Tinnitus ist immer schlimm«.

Die Erwartungen und Vorhersagen würden danach eher dem aktuellen sensorischen Input entsprechen, etwa »Der Schmerz/Tinnitus lässt in tiefer Entspannung nach«. Auf diese Art bleiben Vorhersagefehler zunehmend aus, die sonst bis in höchste Verarbeitungsebenen des Gehirns durchgeschaltet und bewusst würden. Die störende Wahrnehmung könnte so unter die Bewusstseinsschwelle sinken.

2.5.6 Historisches – Eines der ältesten Naturheilverfahren

Hypnose ist so alt wie die Menschheit und findet sich mit unterschiedlichen Bezeichnungen in allen Kulturen. Die bis ins 2. Jahrtausend v. Chr. zurückreichenden hinduistischen Meditationspraktiken der Fakire und Yogis zur Erreichung ungetrübten Bewusstseins hatten bereits Ähnlichkeiten mit Hypnose (Revenstorf 1993). Möglicherweise gehen die Anfänge der hypnotischen Tranceinduktion sogar noch viel weiter zurück. So jedenfalls lässt es sich aus der 15.000 Jahre v. Chr. abgebildeten berühmten »Schachtszene« in der Höhle von Lascaux im Sinne eines Tancerituals eines Schamanen herauslesen (siehe Abb. 10).

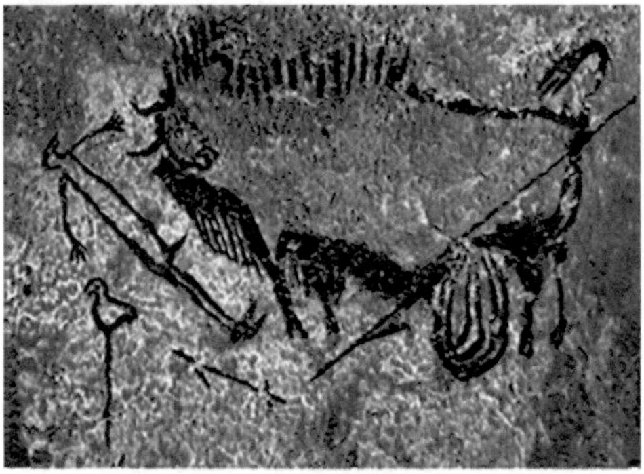

Abb. 10: »Schachtszene« in der Höhle von Lascaux (Dordogne, Frankreich). Abgebildet ist ein verletzter Wisent, daneben ein auf dem Boden liegender Mann mit einem Vogelkopf. Daneben wiederum befindet sich ein Vogel auf einem Stab. Historische, ethnographische Berichte beschreiben, dass Schamanen sich in Trance in Tiere »verwandeln« und dies symbolisch durch Anbringen von Tierattributen an der Schamanentracht unterstreichen (Bongartz u. Bongartz 2019)

Aus dem antiken Ägypten vor etwa 3.500 Jahren (1.500 v. Chr.) gelten der Papyrus Ebers und der Papyrus Leiden als älteste schriftliche Zeugnisse hypnotischer Induktionstexte, wo hypnotische Fixationsmethoden (mit Steinen und leuchtenden Gegenständen) sowie Beschwörungsformeln zur Tranceinduktion beschrieben sind (Revenstorf u. Peter 2009). Die keltischen Druiden im 1. vorchristlichen

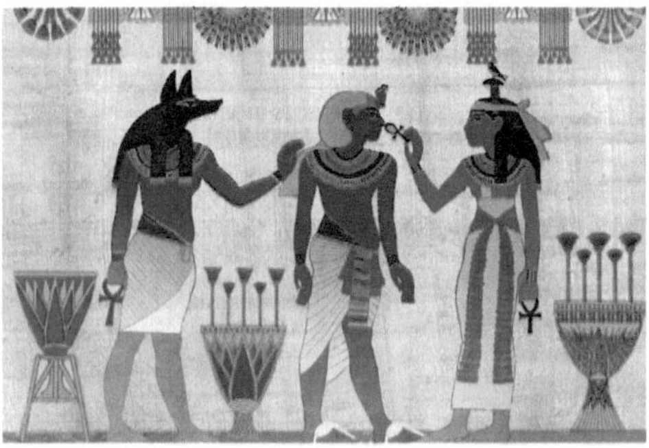

Abb. 11: Tempelschlafrituale im alten Ägypten

Jahrtausend verwendeten reimende Gesänge, um Medien in einen Schlaf mit hellseherischen Träumen zu versetzen.

Etwa 500 v. Chr. wurden veränderte Bewusstseinszustände im Rahmen von Tempelschlaf-Ritualen in Ägypten (Isis und Serapis-Kulte) und Griechenland (Asklepius-Kult) zu unterschiedlichen Zwecken genutzt: zur Schlafinduktion, Heilung sowie zu hellseherischen Zwecken (Revenstorf 1993).

Von der Frühzeit bis ins Mittelalter wurde die heilende Wirkung der hypnoseähnlichen Anwendungen im Allgemeinen einer übermenschlichen Kraft zugeschrieben (häufig bestimmten Göttern oder Halbgöttern), meist vermittelt durch menschliche Medien.

Es hat also schon immer Rituale gegeben, die Menschen in die Lage versetzen, innerhalb physiologischer Grenzen die psychologischen Grenzen des Denkens (etwa durch einschränkende Überzeugungen) und körperlicher Reaktionen auf erstaunliche Weise zu erweitern (Revenstorf 1993).

INFO: Die »heilsame dritte Instanz« in der Hypnose

In der Geschichte der Hypnose gibt es ein häufig wiederkehrendes Muster, wie auf den Behandelten auf heilsame Weise Einfluss genommen wird. Dieses Muster, das sich durch alle Epochen zieht, zeichnet sich dadurch aus, dass in den hypnotischen Ritualen und Methoden auf etwas heilsames Drittes Bezug genommen wird.

Dieses heilsame Dritte, das also weder der Hypnoseanwender noch der Hypnotisand ist, bezeichnet der Münchner Psychologe Burkhard Peter als »therapeutisches Tertium« (lat. *tertium* = das Dritte; Peter 2000).

Dieses therapeutische Tertium, also die eigentliche Wirkinstanz, der die heilsame Wirkung der Hypnose zugeschrieben wurde, umfasste von der Frühgeschichte über die Antike bis zu Pater Gaßner »göttliche Instanzen«, dann bei Anton Messmer (1734–1815) das »magnetische Fluidum«, später ab Sigmund Freud (1856–1939) das sogenannte Unbewusste und seit 1975 mit der modernen Erickson'schen Hypnotherapie das »kreative Unbewusste«. Die Bezeichnung dieser dritten Instanz wechselte also je nach soziokulturellen Entwicklungen.

Der Begründer der modernen Hypnose, der amerikanische Psychiater Milton Erickson (1901–1980), definierte das Unbewusste (engl.: *unconscious mind*) als die Summe aller Lernerfahrungen eines Menschen, als »Fülle unbewusster psychologischer, emotionaler neurologischer und physiologischer Assoziationen und Konditionierungen« (Erickson zit. in Peter 2000). Diese Lernerfahrungen sind für gewünschte Veränderungen nützlich.

Über das Erickson'sche Konzept des Unbewussten ist viel diskutiert worden (Kraiker 1989, Schmidt 1989). Wenn der Begriff auch logische Schwächen aufweist, so wird er heute weiterhin vielfach in der Hypnose als hilfreiches Sinnbild für die von Erickson beschriebenen Aspekte im Sinne eines »kreativen Unbewussten« genutzt (Gilligan 2012, 2018).

Es handelt sich dabei eben um ein hilfreiches Konstrukt eines therapeutischen Tertiums, das heißt eine positiv besetzte Metapher für unsere oft verdeckten inneren Ressourcen (beispielsweise Fähigkeiten, Gaben, kraftvolle Zustände und Emotionen).

Die neurowissenschaftlich begründete Sicht

Wie also verstehen wir heute dieses heilsame Dritte, das mit Hypnose angesprochen wird?

Nach heutiger, neurowissenschaftlich geprägter Vorstellung gibt es in uns zwei verschiedene Verarbeitungsebenen für Information: die explizite und die implizite Verarbeitungsebene (analog der sogenannten Systeme 1 und 2 nach Kahnemann 2012).

Die explizite Ebene arbeitet absichtsvoll-willkürlich, logisch-analytisch, langsam und kontrolliert, während die implizite Ebene automatisch-unwillkürlich, emotional, schnell und mühelos funktioniert. Die explizite Informationsverarbeitungsebene wird dem präfrontalen Kortex, der Ich-Instanz des Verstandes, zugeordnet, die implizite Verarbeitungsebene mehr Teilen des limbischen Systems, also dem Gefühlssystem (MacDonald et al. 2000).

Im Sinne der modernen Hypnose ist mit dem »therapeutischen Tertium« eine Funktions- und Verarbeitungsebene des Menschen gemeint, die geprägt ist von Eigenschaften wie unwillkürlich, körperlich-emotional, intuitiv, parallel-verarbeitend – also anders als der bewusste Verstand.

Wir nennen diese Instanz heute auch das »Selbst« (Kuhl 2010, 2019). Weitere praktische Begriffe, die sich als therapeutisches Terium anbieten, sind »Organismus« (beseelter Körper), »Bauchintelligenz« oder »Herzintelligenz«.

Mit der Hypnose wird also die implizite Verarbeitungsebene, das Selbst, angesprochen. Im Sinne der modernen Hypnose liegt die wirksame und heilsame Instanz damit im Klienten selbst – nicht außen. Moderne Hypnose stärkt somit die Selbstheilungskräfte und die autonome Selbstregulation des Klienten.

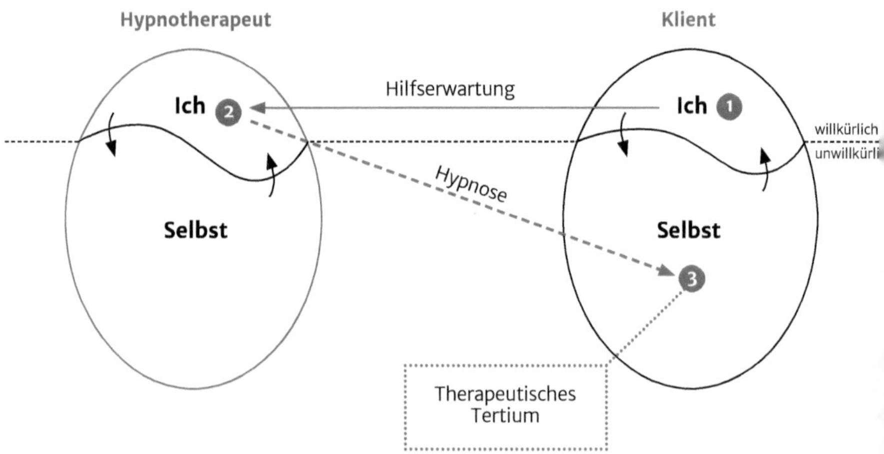

Abb. 12: Ich-Selbst-Modell der therapeutischen Hypnose

Noch im Rahmen einer magisch-mystischen Krankheitslehre wurden hypnotische Rituale mit Gottesanrufungen zu Heilzwecken um 1775 durch Pater Johann Gassner (1727–1779) aus dem Allgäu bekannt. Als »Wunderdoctor vom Bodensee« vertrat der Arzt und Jurist Franz Anton Messmer (1734–1815) das Konzept des »thierischen Magnetismus«, das ein universelles, »magnetisches Fluidum« als heilsame Kraft postulierte. Über ihn fand die therapeutische Anwendung der Hypnose breite Beachtung durch die medizinische Fachwelt im damaligen Europa.

Das Ende dieser magisch-mystischen Anschauungen kam durch James Braid (1795–1860, Abb. 13), englischer Chirurg und Augenarzt, mit seiner psychologischen Auffassung der »Neurypnologie« (»nervöser Schlaf«, da die Augenlider der Probanden während der Sitzung zitterten). Er verwarf den Magnetismus, denn er schrieb die Wirkungen in Trance den Fähigkeiten des Menschen selbst zu und formulierte erstmals – für andere reproduzierbar – Handlungsschritte zur Tranceinduktion. Braid war es auch, der später den heutigen Begriff »Hypnose« (von griech. *hypnos* = Schlaf) als »Verfahren zur Konzentration der Aufmerksamkeit und Erhöhung der Einbildungskraft« prägte. Er setzte Hypnose zur Schmerzbehandlung in der Chirurgie und Zahnheilkunde ein und gilt daher als Begründer der medizinischen Hypnose. Auch Sigmund Freud (1856–1939) experimentierte mit der therapeutischen Nutzung von Hypnose, gab der Psychoanalyse aus verschiedenen Gründen jedoch den Vorrang. Daher nahm die Bedeutung der therapeutischen Hypnose nach 1900 deutlich ab.

In Deutschland setzte sich die Hypnosetradition fort über den Neuroanatom und Nervenarzt Oskar Vogt (1870–1959) in Hamburg sowie dessen Schüler Johann Heinrich Schultz (1884–1970) in Berlin, zu nennen ist hier u. a. die Entwicklung des Autogenen Trainings, eines aus der traditionellen Hypnose abgeleiteten selbsthypnotischen Entspannungsverfahrens (Revenstorf u. Peter 2009).

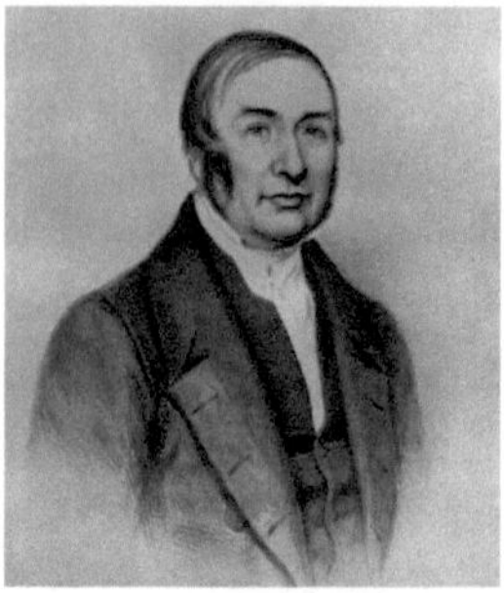

Abb. 13: James Braid (1795–1860), Chirurg und Augenarzt in England, prägte den Begriff »Hypnose« (von griech. hypnos = Schlaf)

Erst mit Aufkommen des modernen Hypnosestils des amerikanischen Psychiaters Milton Erickson (1901–1980, Abb. 14) gewann die therapeutische Hypnose seit 1975 wieder an Bedeutung. Erickson – früh an Kinderlähmung erkrankt und unter chronischen Schmerzen leidend – hat dieses Verfahren gewissermaßen im Selbstversuch entwickelt. Im Vergleich zur klassischen Hypnose zeichnet sich die moderne Hypnose durch ein kooperatives und ressourcenfokussierendes Vorgehen aus, das die Individualität und Autonomie des Klienten wertschätzt. In der modernen Hypnosetherapie geht man davon aus, dass die Patienten alle Ressourcen in sich tragen, um ein Problem zu lösen oder eine Lebensaufgabe zu meistern.

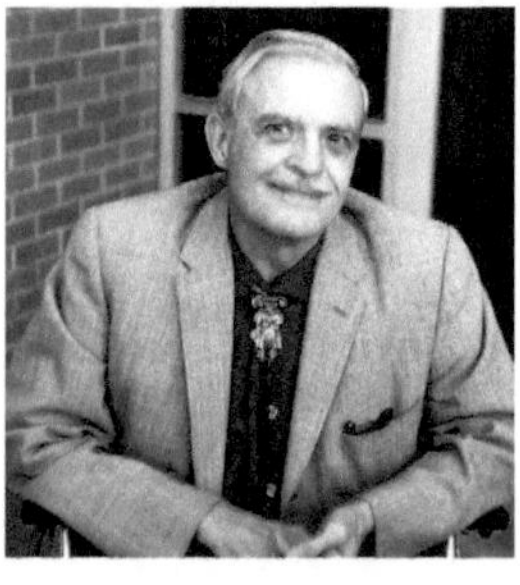

Abb. 14: Milton H. Erickson (1901–1980), Psychiater u. Psychotherapeut (USA), Begründer der modernen Hypnose

2.5.7 Hypnose wirkt – Wissenschaftlich anerkannt

Seit 2006 ist die Hypnotherapie vom wissenschaftlichen Beirat Psychotherapie (2006) in Deutschland anerkannt. Die robustesten Nachweise für die Wirksamkeit liegen für die Hypnoseanwendung bei Schmerz vor. In großen Metaanalysen von randomisierten, kontrollierten Studien führte Hypnose zu moderaten bis großen Analgesieeffekten (Thompson et al. 2019).

Auch vor medizinischen Eingriffen zeigt Hypnose eine signifikante Wirksamkeit zur Angst- und Stress-Reduktion in Metaanalysen kontrollierter Studien (Übersicht in Rosendahl et al. 2024). Bei psychosomatischen Störungen wie etwa beim Reizdarmsyndrom ist die Wirksamkeit mit signifikanter Reduktion der Beschwerden verbunden (Schaefert et al. 2014). Auch bei Angst- und depressiven Störungen ist Hypnose nachweislich wirksam (Valentine et al. 2019, Fuhr et al. 2021).

Wie schon früh gezeigt wurde, eignet sich Hypnose auch, andere Therapieverfahren (beispielsweise Verhaltenstherapie) in ihrer Wirkung zu verstärken (Kirsch et al. 1995).

Hilfreich auch bei Tinnitus

Erste Berichte über die hilfreiche Behandlung von Tinnitus reichen in die 1940er-Jahre zurück (Pearson a. Barnes 1948). In Anbetracht der Tatsache, dass Hypnose Entspannung und Schlaf fördert, Angst und Schmerz reduziert und die Aktivität von Nervenzellnetzwerken des Gehirns verändern kann (Hoeft et al. 2012), verwundert es nicht, dass Hypnose auch Tinnitus-Betroffenen zu helfen vermag. Zahlreiche Studien belegen dies: Insgesamt waren in ca. 68 Prozent der Fälle jeweils signifikante Verbesserungen hinsichtlich Belästigungsgrad, Konzentrationsstörungen, innerer Unruhezustände beobachtet worden (Attias et al. 1993, Halama 1992, Kaye et al. 1994, Mason a. Rogerson 1995, Mason et al. 1996).

Die größte kontrollierte Studie zur Wirksamkeit einer ambulanten, kombinierten Hypnose-Gruppen- und Selbsthypnosetherapie zeigte signifikante Verbesserungen bei 80 Prozent der 50 Tinnitus-Betroffenen hinsichtlich Belästigungsgrad sowie privater und beruflicher Beeinträchtigung nach 12 und 24 Monaten (Halama 1992).

Dass eine signifikante Senkung der Tinnitus-Belastung sowie Zunahme der gesundheitsbezogenen Lebensqualität schon nach 28 Tagen möglich ist, konnte mit schwerpunktmäßiger Anwendung ressourcenaktivierender Ansätze der Erickson'schen Hypnose bei 336 Patienten mit chronischem Tinnitus im Rahmen einer multimodalen stationären Behandlung gezeigt werden. Bei rund 89 Prozent der Patienten mit Tinnitus einer Dauer ≥ 3 Monate (chronisch nach aktueller Definition) fand sich eine nachweisbar signifikante Reduktion der Tinnitus-Belastung (Ross et al. 2007). Einige der dort verwendeten Techniken finden Sie im Übungsteil dieses Buches.

Einschränkend ist allerdings zu sagen, dass bislang keine groß angelegten randomisierten und kontrollierten Untersuchungen vorliegen, um die positiven Effekte von Hypnose im Vergleich zu etablierten Tinnitus-Therapien (wie Verhaltenstherapie im Rahmen der Tinnitus-Bewältigungs-Therapie, TBT) einschätzen zu können.

Ausgehend von den neurowissenschaftlichen Erkenntnissen zur Hypnose etwa bei Schmerz (siehe S. 131 ff.) können als Ansatzpunkte der Hypnose bei störendem Tinnitus nach dem Neurophysiologischen Modell folgende Ebenen gelten: das limbische System und das vegetative Nervensystem (insbesondere über die Anregung bildhaften Erlebens über Farben und Metaphern) mit Anregung einer tinnitusbezogenen emotionalen Indifferenz sowie die Ebene des Stirngehirns (präfrontaler Kortex) (Ross 2011; vgl. Abb. 15).

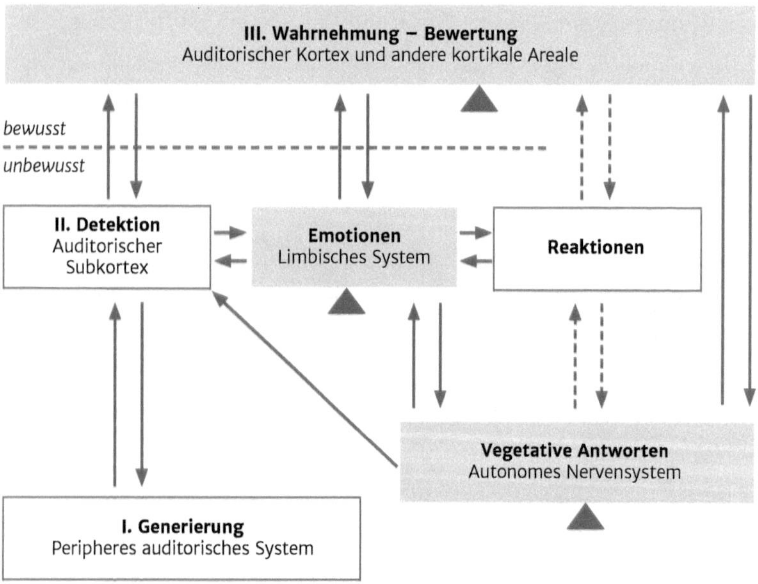

Abb. 15: Ansätze therapeutischer Hypnose (Pfeile) im Neurophysiologischen Tinnitus-Modell nach Jastreboff (1999)

Abgrenzung zur Bühnen- oder Showhypnose

Viele Menschen haben immer noch ein veraltetes Hypnosebild im Kopf, das aus früheren Medienberichten zur Bühnen- oder Showhypnose resultiert. Bei dieser Art von Hypnose werden traditionelle, autoritäre Hypnosetechniken zu Zwecken der Unterhaltung des zuschauenden Publikums benutzt. Dabei werden Methoden des Erschreckens, der Überrumpelung und Verwirrung eingesetzt, um den kritischen Verstand auszuschalten. Das gelingt auch oft, sodass die Hypnotisanden beispielsweise ihre Namen oder Zahlen vergessen, ist aber nicht besonders wertschätzend.

Anders ist dies bei der Hypnoseanwendung in Medizin, in Therapie und Coaching, wo es einzig um die Stärkung der Kompetenzen und der Autonomie des Patienten, Klienten oder Coachees geht. Hier sind die methodischen Ansätze immer kooperativ-wertschätzend und ressourcenfördernd. In diesem Sinne dienen die Audiosamples, die mit diesem Buch verknüpft sind, der Stärkung Ihrer Fähigkeiten und Autonomie im Umgang mit dem Tinnitus. In der Psychologie spricht man hier von Selbstwirksamkeit.

Hypnose bewirkt keine Wunder – aber spürbare Veränderungen

Zwar gibt es immer wieder Berichte von Hypnoseanwendern über eine Erfolgsquote von 80 Prozent bei Tinnitus. Dabei wird jedoch nicht angegeben, ob es sich um akuten oder chronischen Tinnitus handelt oder welche die Kriterien des Erfolgs sind: Verschwinden des Tinnitus oder Reduktion der Tinnitus-Belastung.

Es ist wichtig zu wissen, dass auch Hypnose störenden Tinnitus nicht einfach beseitigen kann. Und dies aus zwei Gründen: Zum einen ist wirklich störender und anhaltender Tinnitus meist mit einer Hörminderung sowie mit Begleit- und Folgestörungen verbunden, also Teil eines komplexen bio-psycho-sozialen und neurobiologischen Geschehens. Schon allein wenn man morgens aufwacht und prüft, ob der Tinnitus noch da ist oder wie laut er denn heute ist, finden unwillkürlich Lernvorgänge statt. Dabei kommt es zur Aktivierung tinnitusbezogener Nervenzellnetzwerke, die durch Wiederholung stabiler werden: Aus anfangs schütteren Nervenzellverbindungen werden so gewissermaßen Nervenzell-Autobahnen. Auch bekommt störender Tinnitus, wenn er als solcher länger anhält, meist unwillkürlich eine seelische Funktion, beispielsweise die Regulierung problematischer Gefühle, Abgrenzung, Selbstzuwendung, Selbstsorge (siehe »Stimmen von Betroffenen«, S. 120).

Zum anderen erweisen sich absichtsgesteuerte, willentliche Bemühungen, den Tinnitus beseitigen zu wollen, auch mittels Hypnose (!) als erfolglos, da das, was wir beseitigen oder bekämpfen wollen, noch mehr ins Bewusstsein rückt.

Es geht vielmehr auch bei der Anwendung der Hypnose also darum, die Tinnitus-Wahrnehmung von den damit verbundenen »negativen« Gefühlen, Körperreaktionen und Gedanken abzukoppeln (»Habituation der Reaktion«). Hypnose kann den dafür nötigen Umdeutungs-, Gewöhnungs- und Umlernprozess stark fördern, sodass der Tinnitus immer mehr und öfter in den Hintergrund treten, in Vergessenheit geraten und unter die Bewusstseinsschwelle sinken kann. Meistens geschieht dies, wenn man es am wenigsten erwartet. Viele Betroffene sind dann oft ebenso überrascht, verunsichert und ungläubig wie zu dem Zeitpunkt als der Tinnitus erstmals auftrat, und sagen sich: »Nanu, der Tinnitus ist weg, das kann doch nicht sein!« Wenn sie dann lange genug prüfend in sich hineinhören, ist der Tinnitus oft auch wieder da.

Erfahrungsgemäß führt die wiederholte Anwendung von Hypnose zunächst zu einer gewissen Gleichgültigkeit dem Tinnitus gegenüber (sogenannte affektive Indifferenz). Dann treten Phasen auf, in denen der Betroffene nicht mehr an den Tinnitus denkt. Diese werden im weiteren Verlauf häufiger und dauern länger an. Schließlich kann es sein, dass der Tinnitus mehr und mehr Pausen zeigt. Ganz genau so, wie andere Wahrnehmungen, die eine neutrale Bedeutung haben und uns nicht wichtig sind, unter der Bewusstseinsschwelle bleiben (wir hatten als Beispiel den Berührungsreiz von Textilien, von Schmuck oder Brille genannt). Vielleicht sind Sie neugierig zu erfahren, welche dieser Veränderungen bei Ihnen mit der Anwendung von Hypnose eintreten. Finden Sie es heraus!

3 ÜBUNGSPROGRAMM ZUR AKTIVIERUNG IHRER RESSOURCEN

3.1 Das Übungsprogramm

Sie möchten nun aktiv werden? Sie wollen sich mit dem Tinnitus neu arrangieren? Die Übungen in diesem Kapitel helfen Ihnen dabei. Sie laden Sie dazu ein, Ihr persönliches Ressourcenpotenzial auf spielerische und kreative Art zur Förderung Ihrer Gesundheit und Lebensqualität und zur Entfaltung Ihrer Persönlichkeit zu nutzen. Ihr Ohrgeräusch ist dabei der Ausgangspunkt für neue Erfahrungen.

Die Übungen in diesem Kapitel stammen überwiegend aus der modernen Hypnose sowie Ansätzen der systemischen Therapie und Beratung, die meine therapeutische Arbeit seit Anbeginn sehr prägten. Mein besonderer Dank gilt an dieser Stelle meinen Lehrern und Mentoren Stephan Gilligan, Ernest L. Rossi, Robert B. Dilts, Gunther Schmidt, Ortwin Meiss und Wolfgang Lenk. Durch sie habe ich viele Sicht- und Herangehensweisen an Probleme, Symptome und Störungsbilder kennengelernt, die in der psychosomatischen Medizin und Psychotherapie auch heute noch sehr ungewöhnlich sind und zugleich von den Patienten als ausgesprochen hilfreich empfunden werden.

Die Übungsansätze wurden von mir im Rahmen einer stationären, kompetenz- und ressourcenorientierten Tinnitus-Therapie an der Universitäts-HNO-Klinik Freiburg Ende der 1990er-Jahre etabliert und kontinuierlich weiterentwickelt (Ross 2002, 2006a, 2011, 2022, Ross et al. 2007). Viele Tausend Betroffene mit Tinnitus, Hyperakusis und/oder Begleit- oder Folgestörungen profitierten seither von diesem Behandlungsansatz. Denn die folgenden Übungen setzen auf Ihre Ressourcen: Ihre (verdeckten) Kompetenzen, Fähigkeiten, Talente, Gaben und kraftvollen Bewusstseinszustände. Die Übungen sollen bisherige mentale Problemräume hinterfragen und Ihnen Möglichkeits- und Lösungsräume im Umgang mit störendem Tinnitus eröffnen.

Es geht dabei nicht um die willentliche Bewältigung des Tinnitus, sondern um Kooperation mit diesem als störend empfundenen unwillkürlichen Phänomen. Mit den folgenden Übungen nutzen Sie die Macht Ihres Geistes, um unerwünschte, unwillkürliche Vorgänge ihres Organismus in die gewünschte Richtung zu lenken. Anders gesagt: Statt Ihr Ohrgeräusch besiegen zu wollen, lernen Sie »den Elefanten zu reiten«.

Dazu folgende Fragen:

- *Wie würde sich das Verhältnis zu Ihrem Ohrgeräusch ändern, wenn Sie es als Signal wahrnehmen könnten, das Sie daran erinnert, etwas Gutes für sich zu tun und freundlich oder gar liebevoll mit sich umzugehen?*
- *Welche Auswirkungen hätte das auf Ihre Lebendigkeit, auf Sie selbst und Ihr Leben?*

3.1.1 Zur Funktion und Art der Übungen

Bevor Sie beginnen, interessiert Sie vielleicht, wie diese Übungen wirken und wie sie aufgebaut sind. Nachfolgend einige wichtige Informationen dazu.

Die Arbeit mit inneren Bildern und Farben

Unser Verstand ist für das rational-analytische, zweckgerichtete Denken zuständig. Wenn das Störende am Tinnitus allerdings durch

Nachdenken (»Warum?«) zu ändern wäre, hätten Sie es wahrscheinlich längst getan.

Daher sollen die folgenden Übungen eher das limbische System, unser Gefühlssystem, das vornehmlich auf Bilder und Symbole reagiert, und entsprechende Hirnregionen der körperlich-sinnlichen Verarbeitung anregen. Denn Bildsprache wirkt emotional stärker als buchstäbliche Sprache (Citron a. Goldberg 2014). Die Werbung nutzt diese Zusammenhänge. Über Bilder, die unsere Bedürfnisse ansprechen, beeinflusst sie auf raffinierte Weise unsere Stimmungen und Haltungen, damit wir das beworbene Produkt kaufen. Warum sollten Sie dieses Wissen nicht auch für sich nutzen, um Ihre Gesundheit zu verbessern und Ihr Wohlbefinden zu steigern?

Gerade mit bildhafter Sprache lassen sich also sehr schnell und automatisch Körperreaktionen, Gefühle, Stimmungen und Haltungen hervorrufen. Beispielhaft möchte ich Ihnen zwei kleine Übungen anbieten:

Übung 1: Stellen Sie sich bitte jetzt einmal bildhaft vor, wie Sie in eine leuchtend gelbe, saftig-frische Zitrone beißen und dabei spüren, wie sich der saure Saft im Mund verteilt. Was geschieht? Wahrscheinlich reagieren Ihr Körper und Ihre Seele so, als ob die Zitrone real wäre: mit Speichelfluss und vielleicht sogar mit einer gewissen Abneigung gegen diese Vorstellung.

Bei dieser Übung habe ich Sie aufgefordert, sich etwas willentlich-absichtsvoll vorzustellen, was man als Imagination (von lat. *imago* = Bild), Vorstellung oder bildhaftes Denken bezeichnet. Bei der folgenden kleinen Übung darf es anders gehen.

Übung 2: Ich lade Sie nun ein, zu erlauben, dass vor Ihrem inneren Auge eine Frucht auftaucht, die Sie mögen. Sie können neugierig sein, welche da auftaucht und welche Reaktionen Ihres Organismus dann wahrnehmbar werden.

Meistens macht es zunächst einen Unterschied, sich eine Zitrone vorzustellen oder seine Lieblingsfrucht vor Augen zu haben. Darüber hinaus haben Sie vielleicht noch etwas bemerkt: Welchen Unterschied der beiden Übungen haben Sie im Ablauf des inneren Erlebens festgestellt?

Nun, im ersten Fall ging es um die willentlich-absichtsvolle Vorstellung, während ich Sie in der zweiten Übung eingeladen habe, es unwillkürlich-automatisch geschehen zu lassen, dass ein Bild auftaucht – quasi von »Selbst«. In letzterem Sinne sind die meisten der folgenden Übungen gedacht, da sie unwillkürlich-automatische Prozesse anregen sollen (implizite Ebene der Informationsverarbeitung), um Ihr Wohlbefinden zu verbessern. Denn unwillkürliche, automatische Prozesse sind kraftvoll und geschehen meist mühelos und leicht.

Tinnitus durch Bilder beeinflussen

Wenn Sie auf die unwillkürlichen körperlichen und gefühlsmäßigen Vorgänge der Tinnitus-Wahrnehmung in positiver Weise Einfluss nehmen wollen, so gelingt dies am besten über Bilder und Symbole. Das heißt: Sie beeinflussen gleichermaßen Ihr limbisches System und das vegetative Nervensystem. Zusätzlich ist es wahrscheinlich, dass sich Ihre Denkweise, Ihr sogenanntes Mindset, ändert. Denn wenn wir uns wohl fühlen, denken und bewerten wir die Dinge anders als wenn wir uns gestresst fühlen. Dazu bieten unsere Übungen vielfältige Anregungen.

Dass der Tinnitus bei Ihnen durch regelmäßiges Üben verschwindet, kann hier nicht versprochen werden. Die Übungen unterstützen Sie vielmehr dabei, Ihre Kompetenzen, Ressourcen und verdeckten Lösungsmöglichkeiten zu aktivieren, damit Sie mit Ihrem Ohrgeräusch an Lebensqualität gewinnen.

Spezielle Fragestrategien

In den nachfolgenden Übungen werde ich Sie immer wieder bitten, zum Teil ungewöhnliche Fragen für sich zu beantworten. Solche Fragen haben Sie sich vielleicht noch nie gestellt. Doch Fragen sind ein gutes Mittel, um unsere Aufmerksamkeit zu lenken.

Die Fragen regen an, Ihre Aufmerksamkeit auf bislang ausgeblendete Bereiche in Ihrem inneren Erleben zu richten. Hier schlummern Ihre verborgenen Energie- und Kraftreserven, neue Lösungsmöglichkeiten und Ressourcen. Viele Betroffene empfinden es als sehr hilfreich, auf diese Weise Ihre Ohrgeräusche aus einer völlig neuen

Perspektive zu beleuchten. Sie stellen verblüfft fest, wie sich ihre Haltung oft unerwartet und positiv ändert.

So dienen die Fragen in den Übungen primär der kreativen Anregung zu frischen Ideen und Neuverknüpfungen – nicht durch angestrengtes Nachdenken, sondern am besten intuitiv von »Selbst«. Es geht also nicht um die »richtige« oder »falsche« Antwort, sondern um die zu Ihrer augenblicklichen Situation stimmige.

Aufbau des Übungsprogramms

Die Übungen geben Anregungen, die als Angebote zur Ausrichtung der Aufmerksamkeit an Ihren Geist und als Impulse an die Seele und den Körper zu verstehen sind. Auch hier gibt es kein »richtig« oder »falsch«. Lassen Sie sich einfach von Ihren eigenen Empfindungen und Impulsen leiten.

Es gibt drei Arten von Übungen, die großenteils mit Audioanleitungen verknüpft sind:

Die *Basis-Übungen* helfen Ihnen, zunächst Ihre Fähigkeiten zur Körperwahrnehmung, der Zentrierung und Entspannung sowie das innere bild- und symbolhafte Erleben und Wohlbefinden weiterzuentwickeln.

Es folgen die komplex wirksamen *Aufbau-Übungen*. Diese werden Sie nach einer Weile selbstständig anwenden und auch im Ablauf und in der Gestaltung so variieren können, wie es für Sie stimmig ist. Oft ist es hilfreich, die eine oder andere Basis-Übung als Einstimmung vor einer Aufbau-Übung anzuwenden.

Schließlich folgen *Vertiefungs-Übungen*. Diese sind – nachdem Sie ja bereits gelernt haben, gelassener auf das Geräusch zu reagieren – vergleichsweise mehr am Symptom orientiert, das heißt am Tinnitus, an mentaler Überforderung nach starker akustischer Beanspruchung (etwa Konzert, Party, Gespräche) oder an der Geräuschüberempfindlichkeit (Hyperakusis).

Durch regelmäßige Anwendung dieser Übungen soll die Aktivität des Tinnitus-Nervenzellnetzwerkes im Gehirn geschwächt und zugleich die Aktivität der Nervenzellnetzwerke gestärkt werden, die mit Wohlbefinden einhergehen. Denn die neuronalen Vernetzungen im Gehirn sind durch Üben und Lernen plastisch gestaltbar. Alles, was wir häufig tun, findet seinen Ausdruck in den Verschaltungen der Nervenzellverbände unseres Gehirns. In Anlehnung an den amerikanischen Neurowissenschaftler Daniel J. Siegel (2010) kann man auch sagen: Wir leben heute in einer Zeit, wo der Geist das Gehirn formt.

WICHTIG: **Das sollten Sie bei den Übungen beachten!**

Bevor Sie mit den Übungen beginnen, sollte Ihr Ohrgeräusch HNO-ärztlich auf auslösende Ursachen hin eingehend untersucht sein. Körperliche Tinnitus-Ursachen der Akutphase sollten, soweit es möglich ist, behandelt sein.

Die Anleitungen und Übungen bieten keinen Ersatz für eine eventuell erforderliche therapeutische oder medizinische Behandlung. Eine Haftung irgendeiner Art seitens des Autors oder Verlags wird ausdrücklich ausgeschlossen. Wenn Sie unter einer seelischen Erkrankung leiden, fragen Sie bitte Ihren Arzt oder Therapeuten, ob die Übungen für Sie geeignet sind.

Das Übungsprogramm kann auch therapiebegleitend angewendet werden, beispielsweise im Rahmen einer ambulanten Verhaltenstherapie, Tinnitus-Retraining-/Bewältigungs-Therapie (TRT/TBT), während oder nach stationärer Behandlung.

Bitte hören Sie die Audio-Titel nur, wenn Sie ungestört sind! Ungeeignet sind Situationen, wo Ihre volle Aufmerksamkeit anderweitig erforderlich ist, etwa im Straßenverkehr oder beim Bedienen von Maschinen. Zum Hören der Übungsanleitungen schaffen Sie sich bitte einen Raum, wo Sie einige Zeit ungestört für sich sein und entspannen können.

Sie können alle Übungen mehrfach wiederholen. Oft eröffnen sich mit jedem Mal neue Aspekte und Erfahrungen. In jedem Fall vertieft sich die Erfahrung. Die Übungen geben Anregungen und Impulse, die als Angebote zur Ausrichtung der Aufmerksamkeit zu verstehen sind. Lassen Sie sich dabei von Ihren eigenen Empfindungen leiten. Lassen Sie jede Übung für sich zunächst einmal wirken, und geben Ihrer Seele Raum, sie zu verarbeiten, bevor Sie die nächste beginnen.

Ich wünsche Ihnen viel Freude beim Hören und eine angenehme Zeit wertvoller Erfahrungen.

3.1.2 Anliegen, Ziele und Ikigai – Wohin mit der Aufmerksamkeit?

Störender Tinnitus ruft Sie als Betroffenen dazu auf, etwas anders zu machen als bisher oder etwas Neues zu entwickeln. Dazu ist es oft hilfreich, einige Dinge im »Feld der Veränderung« genauer zu beleuchten.

Die schönen Zustände hinter dem Ziel

Die Problemlogik der meisten Tinnitus-Betroffenen sieht so aus: Erst muss der Tinnitus weg, dann kann ich wieder schlafen und mich wieder wohl fühlen. Wenn die Zusammenhänge derart linear-kausal wären, hieße das im Umkehrschluss: Solange der Tinnitus da ist, werde ich das gewünschte Wohlbefinden nicht mehr spüren. Derart fatal ist die Wirklichkeit nicht, wie die Erfahrung zeigt. Hierzu eine kleine Selbstforschung:

Formulieren Sie einmal Ihren Wunsch oder Ihr »Lieblingsziel«. Ich vermute, dass es so etwas ist wie »den Tinnitus weghaben wollen«. Das ist okay. Schreiben Sie es in die unterste Stufe der untenstehenden Pyramide (»Ziel«; Abb. 16).

Ihr Wunsch oder Ihr Lieblingsziel sind der Ausgangspunkt für die folgenden, sich wiederholenden Fragen. Die Antwort auf eine Frage bildet jeweils die Grundlage für die nächste Frage.

Bitte beantworten Sie nun die folgenden Fragen – möglichst spontan, intuitiv und mit wenigen, zwei bis drei Worten aus dem Bauch heraus!

Angenommen, Ihr Wunsch hätte sich erfüllt, und Sie hätten Ihr Ziel erreicht:

Was wird dadurch für Sie möglich?__________________ (Zustand 1)

Wozu ist es wichtig, dies erreicht zu haben? _________ (Zustand 2)

Was wird dadurch für Sie möglich?__________________ (Zustand 3)

Was ist so schön daran, das erreicht zu haben? ______ (Zustand 4)

Fahren Sie mit den Fragen und Antworten so lange fort, bis Sie an eine Stufe gelangen, die so etwas wie Glück, Liebe, Einssein, Frieden oder Freiheit als ressourcenvolle Kernzustände ausdrückt.

Tragen Sie nun Ihre Antwort in die jeweilige Stufe der Pyramide ein.

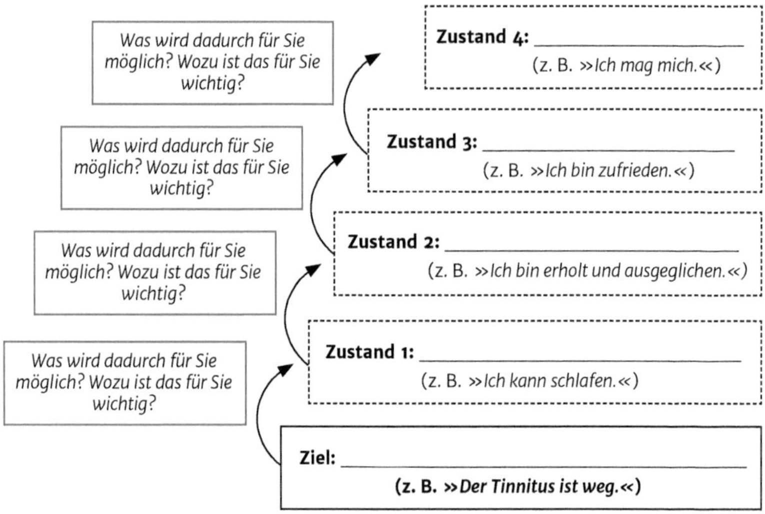

Abb. 16: Klärung der schönen Zustände hinter dem erwünschten Ziel

Auswertung: Was Ihnen die Befindlichkeitspyramide sagt

Wie Sie vielleicht sehen, ist das gewünschte Ziel, »Tinnitus ist weg«, eigentlich nur ein Mittel zum Zweck der Erfüllung eines übergeordneten und vielleicht noch attraktiveren Anliegens und Befindens.

Es ist allerdings ungünstig, das persönliche Wohlbefinden vom Verschwinden des Tinnitus abhängig zu machen. Denn dann stünden die Chancen schlecht, dass sich jene wünschenswerten Zustände einstellen. Dabei wäre die Beseitigung des Tinnitus nur ein Weg von vielen, leider aber eben sehr häufig nicht möglich.

Die Wahrnehmung ist vom Zustand abhängig. Dieses Prinzip der Signalverarbeitung gilt von der einzelligen Waldamöbe bis zu uns Vielzellern. Das heißt, was und wie ich etwas wahrnehme, hängt von meinem Befinden ab.

Ich möchte Sie daher einladen, sich für Möglichkeiten zu öffnen, wie Sie mit unseren Übungen und auch in Ihrem Alltag die von Ihnen gefundene, angenehmen Zustände anregen und nähren können, um herauszufinden, welche Auswirkungen diese auf die Tinnitus-Wahrnehmung haben.

Sie könnten sich fragen: *Unabhängig vom Ohrgeräusch: Welche Möglichkeiten kenne ich noch, die gewünschten Zustände und mein Wohlbefinden zu nähren?*

Denn was wir wahrnehmen und wie wir uns dabei fühlen, wird im Gehirn an unterschiedlichen Stellen verarbeitet – sind also »zwei Paar Schuhe«. Den Tinnitus können wir nicht direkt abschalten, sehr wohl aber können wir unser Befinden und unsere Gefühle beeinflussen.

Die Übungen können Ihnen dabei helfen, Wege und Möglichkeiten zu finden, damit sich das gewünschte Befinden bei Ihnen einstellt – ganz unabhängig vom Geräusch.

Gedankenspiele und ihre Wirkungen

Spüren Sie einmal nach, wie sich für Sie die folgenden Gedankenspiele und Möglichkeitsräume anfühlen:

A. Angenommen, das Ohrgeräusch wäre wirklich weg, aber alles andere wäre noch genauso wie es ist (also beispielsweise die Schlaf- und Konzentrationsstörung, Stress, Angst, Niedergestimmtheit).

Wie wäre das für Sie? ______________________________

B. Angenommen, alles andere würde sich in die gewünschte Richtung verändern, die Sie mit den obigen Zuständen beschrieben haben (das heißt, Sie können beispielsweise einschlafen, sich erholen, zufrieden sein, sich mögen usw.), das Ohrgeräusch bliebe allerdings.

Wie wäre das für Sie? ______________________________

Auswertung: *Welche der beiden Möglichkeiten – A oder B – würden Sie für sich vorziehen?*

Wichtige Fragen

Wenn es um persönliche Entwicklung geht, gibt es meistens auch Seiten in uns, die das Alte (Haltungen, Denk-, Fühl- und Verhaltensmuster u. a.) bewahren wollen, auch wenn dies nicht unproblematisch ist und einen gewissen Preis kostet. Die Bereitschaft für Veränderung wächst, wenn zunächst das Gute am Alten gewürdigt und geschätzt wird. Die folgenden Fragen, die Sie am besten wieder spontan beantworten, sollen die verschiedenen Seiten ansprechen und so eine Entwicklungsbereitschaft ermöglichen.

Gutes bewahren

Was läuft gut in meinem Leben und sollte auf jeden Fall so bleiben, wie es ist?

Notieren Sie die Antworten.

Schätze sehen

Was schätze ich an mir am meisten?

Nennen Sie fünf Eigenschaften oder Qualitäten (beispielsweise Verlässlichkeit, Feingefühl).

Welche drei Aussagen über mich selbst höre ich von anderen besonders gern?

Notieren Sie Ihre Antworten (beispielsweise »Schön, dass es dich gibt.«).

Entwicklungsräume ausloten

Welches sind meine Befürchtungen in Bezug auf das Ohrgeräusch in meiner jetzigen Lebenssituation? Was ist für mich das Schlimme daran?

Notieren Sie Ihre Antworten.

Was will ich im Umgang mit dem Ohrgeräusch hinter mir lassen?

Notieren Sie Ihre Antworten.

Was will ich im Umgang mit dem Ohrgeräusch Neues entwickeln?

Notieren Sie Ihre Antworten.

Wer wäre ich ohne dieses Geräusch? Wovon wäre ein solcher Zustand geprägt (insbesondere Gefühle, Körperempfinden)?

Notieren Sie Ihre Antworten.

Lebenssinn: Entdecke dein Ikigai!

Das Phänomen Tinnitus und auch das Leiden hat viel mit der unwillkürlichen, spontanen Ausrichtung der Aufmerksamkeit zu tun. Sie wissen bereits, dass diese spontane Ausrichtung der Aufmerksamkeit auf den Tinnitus meist auf die fest verankerte, unwillkürliche Orientierungsreaktion zurückgeht. Sie erfolgt immer dann, wenn die Amygdala aktiv ist, wenn Sie also Stress mit Angst oder Ärger erleben. Die Aufmerksamkeit richtet sich dabei blitzschnell auf das, was diese Emotionen ausgelöst hat. Mit bewusster Willensanstrengung durch Ablenkung ist es meist schwer, dagegen anzukommen. Wie kann es also einfacher oder sogar mühelos gehen?

Dazu zwei Beispiele:

Klemens M., 62 Jahre, ist Lehrer und war wegen Hörminderung und Tinnitus mit depressiven Episoden und Schlafstörungen immer wieder arbeitsunfähig. Bei der Erstvorstellung bei mir befand er sich wieder in einer depressiven Episode und war nicht leistungsfähig. Er sah mittel- bis langfristig nur die Möglichkeit, frühzeitig in den Ruhestand zu gehen (»Das schaffe ich nicht mehr«).

Nur zwei Wochen später kam er wie ausgetauscht in die Praxis: Der Tinnitus sei zwar noch da, aber deutlich im Hintergrund und störe nicht mehr. Auch die Stimmung sei deutlich besser, er wolle unbedingt weiterarbeiten. Was war passiert? Nun, er hatte sich seit einigen Jahren im Rosenkrieg mit seiner Ehefrau befunden, was für ihn sehr aufreibend war. Vor einem halben Jahr hatte er eine andere Frau kennengelernt. Die beiden hatten kürzlich beschlossen, eine feste Bindung einzugehen, was ihm wieder neuen Lebenssinn und Energie gab.

Ein anderes Beispiel: Der 55-jährige Polizist Peter K. hatte sich mit schwerem, dekompensiertem Tinnitus zur Behandlung angemeldet. Bei der Erstvorstellung zur Therapie sechs Wochen später war er nur noch leicht betroffen. Was war geschehen? Nun, er hatte in der Zwischenzeit noch einen geplanten Urlaub gemacht und in Spanien an der Atlantikküste einen Fastertrinkungsunfall erlebt. Mitten in den Wellenbergen sagte etwas in ihm: »Das kann es noch nicht gewesen sein!« Er schwamm um sein Leben und kam erschöpft und aufgelöst am Strand an. Seither hat der Tinnitus für ihn kaum mehr eine Bedeutung und ist im Hintergrund.

Dies sind zwei extreme Beispiele dafür, dass der Tinnitus seine belastende Bedeutung verliert und in den Hintergrund tritt, wenn etwas anderes im Leben interessanter oder wichtiger wird.

Ähnliches ist geschehen bei der letzten Sonnenfinsternis in unseren Breitengraden im Jahre 1999. Mehr als die Hälfte einer Gruppe chronisch Tinnitus-Betroffener, mit denen ich damals eine »Wahrnehmungsexkursion« aus besagtem Anlass machte, hatte für 1½ Tage keinen Tinnitus! Es war natürlich nicht die Sonnenfinsternis selbst, die das machte, sondern das, was sie für die Betroffenen ganz persönlich bedeutete: Für den einen, der seit dem Tod seiner Frau allein und zurückgezogen lebte, war das wieder einmal ein Highlight in seinem Leben. Für einen anderen, der beruflich viel um die Ohren hatte, war es, dass er sich einmal nur auf Eines habe konzentrieren können.

Dazu wieder eine Übung in Form einer Frage, die ich Sie bitte, intuitiv im Sitzen oder Stehen zu beantworten (aus Gründen der Präsenz nicht im Bett liegend). Wenn der Tinnitus wieder einmal sehr vordergründig ist, stellen Sie sich folgende Frage und seien Sie neugierig, wo intuitiv Ihre Aufmerksamkeit dann landet:

- *Was könnte jetzt, in diesem Moment, interessanter sein als der Tinnitus?*

Grundsätzlich stellt sich ja die Frage:

- *Was im Leben überhaupt könnte aktuell interessanter oder faszinierender sein als der Tinnitus?*

Bei vielen stark Betroffenen gibt es tatsächlich zunächst nichts Derartiges, da die aktuelle Lebenssituation in Beruf oder Privatleben meist als belastend, stressig oder schwierig erlebt wird und problematische Gefühle auslöst (Aktivierung der Amygdala!).

Die Frage ist also: Wie kann sich die Aufmerksamkeit möglichst einfach oder sogar mühelos auf etwas anderes als den Tinnitus ausrichten? Wir bräuchten in dieser Situation etwas, das interessanter, faszinierender ist als Tinnitus, also quasi einen anderen Aufmerksamkeitsattraktor, der unsere Aufmerksamkeit auf natürliche, unwillkürlich-mühelose Weise anzieht.

Die Japaner haben dafür einen Begriff: *Ikigai* (von jap. 生き甲斐 = Lebenssinn). Frei übersetzt ist es »das, wofür es sich zu leben lohnt«. Es steht für eine pragmatisch ausgerichtete, japanische Lebensweise, die sich darum dreht, was das Leben eines jeden Einzelnen lebenswert macht. Findet ein Mensch sein Ikigai, bewirkt dies in ihm ein Gefühl der Lebensfreude und inneren Ruhe und Zufriedenheit (Lemke 2019, Retzler 2022).

Um einen anderen Aufmerksamkeitsattraktor als den Tinnitus zu finden, kann es also durchaus hilfreich sein, sich morgens immer wieder intuitiv die folgende Frage zu beantworten:

- *Wofür würde es sich heute lohnen, aufzustehen und zu leben?*

Seien Sie neugierig, welche Antwort ganz spontan kommt.

Es kann auch sein, dass Sie, besonders wenn Sie sich aktuell deprimiert fühlen, keine konkrete Antwort bekommen. Das ist verständlich und nachvollziehbar. Dann lege ich Ihnen ans Herz, sich mit dieser Sinnfrage mit Hilfe professioneller, psychotherapeutischer Begleitung weiter zu beschäftigen.

Denn nach Viktor E. Frankl hat der Mensch einen grundsätzlichen Willen zum Sinn. Bei unerfülltem oder falsch erfülltem Sinn wird dieses Sinnbedürfnis frustriert, und es stellt sich ein Sinndefizit, ein existentielles Vakuum ein. Dieses zu füllen, macht eine Sinnsuche erforderlich. Dabei erfährt sich der Mensch als der vom Leben her Befragte, der dem Leben zu antworten hat (Frankl 2016). Das Leben stellt uns demnach also Fragen, die wir zu beantworten haben. Sind die Fragen sehr kniffelig, kann man sich heute durchaus professionell begleiten lassen.

Zusammenfassende Studien (Metaanalysen) zeigen tatsächlich, dass ein Gefühl von Lebenssinn einen messbar positiven Einfluss auf die seelische und körperliche Gesundheit hat und hohe Sinnerfüllung sogar das Sterblichkeitsrisiko reduziert (Cohen et al. 2016, Schnell 2020). Auch wenn bislang kaum verbreitet, begründen diese Ergebnisse doch eine stärkere Betonung sinnzentrierter Ansätze in der Behandlung psychosomatischer Störungen. Erste Untersuchungen hierzu belegen eine Beschwerdereduktion bei chronischem

Schmerz mit Angst- und depressiven Symptomen (Böhmer et al. 2022).

3.1.3 Positive Zielbestimmung

Nachdem Sie Ihren möglichen Veränderungsrahmen etwas näher erforscht haben, stellen sich nun die Fragen:

- *Was ist Ihr Anliegen? Was wollen Sie?*

Das beste Werkzeug nützt wenig, wenn man nicht weiß, wofür man es nutzen will. Die meisten Tinnitus-Betroffenen kennen ihr Problem sinnlich-konkret sehr genau und wissen wohl, was sie nicht wollen, haben aber keine konkrete Vorstellung davon, was sie stattdessen wollen. Nach ihrem Ziel oder Anliegen befragt, äußern die meisten also ein Vermeidungsziel (»weg von« Tinnitus, Schlafstörung usw.), auf das sich die Aufmerksamkeit richtet. Aufmerksamkeitstechnisch wird allerdings das Problembewusstsein genau dadurch verstärkt.

Aus der Motivationspsychologie wissen wir, dass Annäherungsziele stärker wirken als Vermeidungsziele. Denn Annäherungsziele beziehen sich auf einen gewünschten, positiven Zustand, der einen kraftvollen Anreiz für die Motivation und leichtere Umsetzung bildet. Denn durch diese Art der Fokussierung der Aufmerksamkeit wird das Gewünschte im Bewusstsein gestärkt und es werden Ressourcen aktiviert. Um die Übungen optimal einsetzen zu können, ist es also günstig, sich zuvor klar zu werden, wofür Sie die Übungen nutzen wollen.

Wo wollen Sie hin?

Um den gewünschten Zielzustand genauer kennenzulernen und damit attraktiver zu machen, werde ich Ihnen einige Anregungen geben. Denn: Wenn Sie Ihren Wunsch-Zustand kennen, geben Sie Ihrem Gehirn auf der bewussten und unbewussten Ebene ein deutliches Bild davon, wie es sich organisieren soll.

Wenn Sie beispielsweise wissen, wohin Sie gehen wollen, organisiert Ihr Nervensystem ganz automatisch für Sie, welche Muskeln sich in welcher Reihenfolge anspannen müssen, damit Sie vorankommen. In diesem Sinne sind die Übungen gewissermaßen Organisationshilfen, die Sie Ihrem gewünschten Ziel ein Stück näherbringen.

Ihre Aufgabe bei der folgenden Vorbereitungsübung besteht darin, ein wenig zu träumen, aber auf geordnete Weise. Nehmen Sie dazu einen Stift und Papier zur Hand, um sich Notizen zu machen. Suchen Sie sich einen Ort, wo Sie sich besonders wohl fühlen, einen Platz, der sie inspiriert. Nehmen Sie sich genügend Zeit, um nun herauszufinden, was Sie wollen.

Beschreiben Sie zunächst Ihr Problem mit dem Ohrgeräusch:

- *Wodurch ist Ihre jetzige Situation mit dem Ohrgeräusch geprägt?*
  (Angst vor Verschlimmerung, Ärger, Hilflosigkeit, innere Unruhe …)

Notieren Sie Ihre Antwort.

Dann definieren Sie die gewünschte Entwicklungsrichtung, Ihre Absicht:

1. **Formulieren Sie Ihr Anliegen positiv.**

Sagen Sie nun, was Sie stattdessen wollen. Formulieren Sie Ihr Anliegen oder Ziel positiv, das heißt, ohne Verneinungen. Beispielsweise statt »Ich will keine Schlafstörungen mehr haben« schreiben Sie »Ich will innere Ruhe und Gelassenheit entwickeln«.

Fragen Sie sich jetzt:

- *Was will ich erreichen? Wozu will ich die Übungen dieses Buches für mich nutzen?*

Notieren Sie Ihre Antwort.

2. **Benennen Sie Ihre Kraftquellen.**

Wenn Sie ein Bild an der Wand anbringen oder ein leckeres Essen kochen wollen, müssen Sie sich erst überlegen, welches Werkzeug beziehungsweise welche Zutaten Sie benötigen.

Das Gleiche gilt, wenn Sie sich auf Ihr gewünschtes Ziel hinbewegen wollen. Hierzu brauchen Sie Kraftquellen, innere Ressourcen, die Sie bereits früher in anderen Lebensbereichen entwickelt haben: Fähigkeiten, Stärken, Talente, Gaben, Qualitäten, kraftvolle Zustände. Oder Sie benötigen Ressourcen, die Sie für diese spezielle Situation neu entwickeln müssten, etwa Mut, Stärke, Kreativität, innere Ruhe, Geduld, Zuversicht, Gelassenheit, Flexibilität, Neugier, Liebe zu sich selbst, Seelenfrieden und so weiter.

Stellen Sie sich nun eine Liste mit den Ressourcen zusammen, die Ihnen in der jetzigen Situation helfen, sich Ihrem gewünschten Ziel zu nähern. Nehmen Sie ein Blatt Papier zur Hand, markieren zwei Spalten und tragen in die linke Spalte mit der Überschrift »Ressourcen« alle Antworten auf die folgende Frage untereinander ein.

- *Was brauche ich, um an mein gewünschtes Ziel zu gelangen?*

Notieren Sie Ihre Antworten untereinander auf der linken Seite.

Dann tragen Sie rechts auf dem Blatt nach Möglichkeit die Situationen in Ihrem Leben ein, in der die jeweilige Ressource für Sie besonders spürbar oder hilfreich gewesen ist. Versuchen Sie, sich die jeweilige frühere Situation in Ihrem Leben noch einmal so lebendig und plastisch wie möglich vor Ihrem inneren Auge zu vergegenwärtigen. Spüren Sie noch einmal dem Zustand nach, in dem Sie sich damals befanden. Versuchen Sie dabei herauszufinden, wo in Ihrem Körper die entsprechende Ressource (Mut, Zuversicht o. Ä.) für Sie am deutlichsten spürbar war.

Auf diese Weise können Sie heute Ihre verdeckten Ressourcen reaktivieren. Sie befreien Ihre inneren Schätze gewissermaßen vom Staub der Vergangenheit. Das ist etwa so, als wenn Sie sich Urlaubsbilder von früher anschauen und sich dabei erinnern, wie schön es an Ihrem Urlaubsort war. Sie kommen ganz automatisch wieder ein wenig in dieses Urlaubsgefühl hinein, in einen Zustand von Leichtigkeit, Gelassenheit, Zufriedenheit.

INFO: Ressourcenliste erstellen – Praktische Beispiele

Benötigte Ressource: Mut
Situation aus der Vergangenheit: Mein erster Sprung vom 3-Meter-Brett. Ich sehe mich noch auf dem Brett, meine Freunde schauen zu mir hoch. Obwohl ich Angst hatte, gab es für mich nur einen Weg – springen. Die »treibende Kraft« war im Brustbereich deutlich spürbar.

Benötigte Ressource: Zuversicht
Situation aus der Vergangenheit: Während der Schwangerschaft. Trotz aller Beschwerden und Ängste freute ich mich so sehr auf die Geburt meines ersten Kindes und war guter Dinge. Damit war ein Gefühl der Weite und Leichtigkeit im Brustbereich verbunden.

3. **Erfassen Sie den Zielzustand mit allen Sinnen.**

Um ihre Kräfte optimal zu mobilisieren, stellen sich viele Leistungssportler bereits am Start vor, wie sie durch das Ziel laufen werden. Denn wünschenswerte Zielzustände sind wie Magneten – und je eindeutiger und präziser sie sind, desto stärker ist ihre Anziehungskraft.

Außerdem sollten Sie wissen, woran Sie sinnlich-konkret erkennen können, dass Sie Ihr gewünschtes Ziel erreicht haben. Dazu lassen Sie uns nun einen kleinen Ausflug in die »Lösungszeit« machen, in eine Zeit in der Zukunft, wenn sich der gewünschte Zielzustand bei Ihnen eingestellt hat.

Bitte stellen Sie sich folgende Fragen:

- *Woran werde ich erkennen, dass ich mein Ziel erreicht habe?*
- *Was sehe ich vor meinem inneren Auge?*
- *Was können andere dann in meinem Gesicht sehen, wenn ich mein Ziel erreicht habe?*
- *Was höre ich mich oder andere sagen?*
- *Was empfinde ich, wenn ich mein Ziel erreicht habe?*
- *Was rieche oder schmecke ich möglicherweise?*

Und weiter:

- *Wie sieht ein typischer Tag aus, nachdem ich mein Ziel erreicht habe?* (Beschreiben Sie ihn von morgens bis abends möglichst genau.)
- *Woran werden andere erkennen können, dass ich mein Ziel erreicht habe?*

4. **Werden Sie sich über Hindernisse klar.**

Nachdem Sie Ihren Zielzustand erforscht haben und nun wissen, woran Sie ihn erkennen, kann es sein, dass sich eine Stimme in Ihnen meldet und sagt: »Ja, aber ...« In der Praxis geschieht das fast immer.

Diese Seite in Ihnen ist sehr wichtig. Denn so erfahren Sie, was auf Ihrem Weg zum Ziel noch zu überdenken ist oder was Sie noch an Ressourcen brauchen.

Beantworten Sie sich hierzu bitte folgende Fragen:

- *Was hindert mich aktuell daran, trotz Tinnitus im gewünschten Zustand zu sein?* (beispielsweise die Annahme, dass dieser Zustand nur ohne Tinnitus zu haben sei; die Ansicht »Ich kann nichts tun«; das Gefühl von Hilflosigkeit)
- *Was müsste ich aufgeben, um in den gewünschten Zielzustand zu kommen?* (beispielsweise ständiges Grübeln über die Ursachen des Ohrgeräusches; meine Angst vor der Zukunft; die Zweifel an meiner positiven Entwicklung)
- *Was würde es mir trotz der Hindernisse ermöglichen, den gewünschten Zielzustand zu erlangen?* (beispielsweise das Gefühl von innerer Stärke, Vertrauen oder innerer Sicherheit)
- *Was tue ich, wenn sich diese Hindernisse einstellen? Wie gehe ich damit um?*

Notieren Sie Ihre Antworten.

- *Womit, mit welcher Aufgabe, welchem Thema müsste/würde ich mich in meinem Leben befassen, wenn das Tinnitus-Problem gelöst wäre, ich mit meinem Ohrgeräusch gut leben könnte und das Problem hinter mir läge?*

Notieren Sie Ihre Antwort.

5. Stecken Sie einen Zeitrahmen ab.

Jede Entwicklung braucht Zeit. So auch Ihre Entwicklung vom Tinnitus-Betroffenen zu jemandem, der auch mit dem Ohrgeräusch wieder Freude am Leben hat.

Viele Menschen haben ein erstaunlich gutes Gespür dafür, wie lange sie für diese Entwicklung etwa brauchen werden. Also:

- *Welchen Zeitraum halten Sie für realistisch, um Ihr Ziel zu erreichen?*

Schreiben Sie Ihre Antwort auf.

6. Die Auswirkungen des Ziels

Der Einsatz für Ihr Ziel sollte sich wirklich lohnen. Beleuchten Sie daher jetzt schon einmal für sich, was durch das Erreichen Ihres Zielzustands für Sie möglich wird. Dazu wiederum einige Fragen:

- *Wie wird sich das Erreichen meines Ziels auf meine Lebensbereiche auswirken? Was wird dadurch möglich?*

▶ Für mich persönlich

- In meiner Partnerschaft
- In meiner Familie
- In meinem Beruf

Das Ziel loslassen

Sie haben nun die wesentlichen Eckpunkte Ihres Gesundheitsziels beleuchtet. Damit haben Sie bereits wichtige Voraussetzungen dafür geschaffen, dass sich Ihr Gehirn auf der bewussten und unbewussten Ebene in der gewünschten Weise organisieren kann.

Statt nun ungeduldig und fortwährend auf Ihr Ziel fixiert zu sein, sollten Sie es jetzt loslassen. Entspannen Sie sich. So bleiben Sie offen für wichtige und interessante andere Dinge »am Wegesrand«.

»Gegen Zielsetzung ist nichts einzuwenden, sofern man sich nicht von interessanten Umwegen abhalten lässt.«

Mark Twain

Vor jeder neuen Entwicklung gibt es eine Zeit, in der wir zweifeln und hadern. Wenn sie zurückblicken, erkennen die meisten Menschen bestimmte »Wegmarken« in ihrem Leben, an denen sie neue und wichtige Entwicklungsschritte gemacht haben, die sie sich kurz zuvor nie zugetraut hätten. Dennoch haben sie diese Entwicklungsschritte gemeistert und dabei positive Lernerfahrungen gemacht. Vielleicht stehen auch Sie jetzt wieder vor einem ähnlich wichtigen Entwicklungsschritt in Ihrem Leben mit dem Ohrgeräusch.

INFO: Hinweise für Ihr Übungsprogramm

Grundsätzlich können Sie sich Ihr ganz persönliches Programm aus denjenigen Basis-, Aufbau- und Vertiefungs-Übungen zusammenstellen, die Ihnen am besten gefallen. Alle Übungen sind so konzipiert, dass Sie mit jeder Wiederholung etwas Neues entdecken können.

Bitte lesen Sie sich jede Übung zunächst ganz durch (inkl. Fallbeispiel, Tipps), vergegenwärtigen Sie sich dann die einzelnen Schritte und führen Sie sie schließlich durch.

Lassen Sie sich genügend Zeit für die Übung. Tragen Sie bequeme Kleidung und üben Sie an einem Ort, wo Sie ungestört sind.

Die Basis-Übungen können Sie täglich ein- oder auch mehrmals durchführen. Sie sind gute Vorübungen für die Aufbau- und Vertiefungs-Übungen. Alle zwei bis drei Tage empfehle ich eine der komplexer wirksamen

Aufbau- oder Vertiefungs-Übungen. Lassen Sie zwischen den Aufbau- oder Vertiefungs-Übungen einige Tage verstreichen, damit sich die Wirkung optimal entfalten kann.

Wenn Sie bei der einen oder anderen Übung beim ersten Mal keinen Effekt spüren, heißt das nicht, dass sie bei Ihnen nicht wirkt. Probieren Sie dieselbe Übung zwei oder drei Tage später noch einmal aus.

3.2 Basis-Übungen

▶ Ziel: Entspannung und Ressourcen aktivieren

Jede der folgenden fünf Basis-Übungen können Sie täglich ein- oder auch mehrmals durchführen.

3.2.1 Atemübung (Audio)

Audio 1

Die erste Basis-Übung ist eine einfache Übung zur Entspannung und Zentrierung, bei der Sie ganz bewusst Ihren Atem beobachten. Bei den meisten Menschen treten nach ein paar Atemzügen andere Dinge ins Bewusstsein: Gedanken, Körperempfindungen, Gefühle, äußere und innere Geräusche oder Bilder.

Statt zu versuchen, diese Dinge zu verdrängen oder dagegen anzukämpfen – was sie meist nur noch mehr ins Bewusstsein bringt – oder sich von Ihnen gefangennehmen zu lassen, bitte ich Sie, diese Gedanken und Empfindungen einfach wahrzunehmen, zu benennen und weiterziehen zu lassen, um sich dann wieder Ihrem Atem zuzuwenden.

Übrigens werden in buddhistischer Tradition auch Gedanken als Wahrnehmungen angesehen, wie Wolken, die am Himmel ziehen. Dies ist eine für uns sehr nützliche Sichtweise. Denn daraus können wir lernen, Gedanken – und mit einiger Übung später auch das Ohrgeräusch – ebenso zu behandeln wie etwas äußerlich Sichtbares: Wir können wählen, ob wir hinschauen oder wegschauen.

So wie Sie nicht in jeden Zug einsteigen, wenn Sie am Bahnsteig stehen, entwickeln Sie mit dieser Übung gewissermaßen »am Bahnsteig Ihres Bewusstseins« mehr und mehr Wahlfreiheit, ob und in welchen Ihrer »Gedankenzüge« Sie einsteigen wollen. Auf diese

Weise verschaffen Sie sich mit der Zeit mehr und mehr inneren Abstand und gewinnen an Gelassenheit.

Durchführung (ca. 10 Min.):

1. Setzen Sie sich in aufrechter Körperhaltung hin. Das Becken sollte dabei nicht nach hinten abknicken, sondern etwas nach vorn geneigt sein. Die Füße stehen fest auf dem Boden. Der Kopf ist etwas geneigt, sodass sich ein kleines Doppelkinn bildet, und balanciert leicht auf der Halswirbelsäule.
2. Legen Sie beide Hände auf den Unterbauch unterhalb des Bauchnabels und schließen Sie die Augen. Beobachten Sie nun den Atem. ... Lassen Sie ihn ganz natürlich fließen. Spüren Sie Ihren Körper, während der Atem hinein- und hinausfließt ... Vielleicht spüren Sie den Atemfluss in der Nase oder in der Luftröhre und wie die Bauchdecke des Unterbauches beim Ein- und Ausatmen sich bewegt. ... Früher oder später kann es sein, dass Gedanken, Körperempfindungen, Gefühle, Geräusche oder Bilder in Ihr Bewusstsein treten, ... das ist völlig normal ... fragen Sie sich einfach: »Worum geht es bei diesem Gedanken, bei dieser Empfindung, bei dem Gefühl, bei dem Geräusch oder dem Bild?« ... Geben Sie ihm dann einen Namen oder ein Etikett, ohne auf die Inhalte näher einzugehen. Gerade so, als wenn Sie in einen Aktenordner schauen, um sich kurz über den Inhalt zu informieren, und dann ein Etikett auf den Ordnerrücken kleben, zum Beispiel »Steuererklärung«, »Ärger mit den Kindern« oder »Angst« oder »Ohrgeräusch« ... Einfach benennen ...
3. ... um dann wieder mit der Aufmerksamkeit zum Atem zurückzukehren ... und den Atem zu beobachten, wie er so kommt und geht ... die Bauchdecke spüren ..., die sich beim Ein- und Ausatmen bewegt ...
4. ... bis wieder etwas Neues ins Bewusstsein tritt ... gehen Sie wieder in der gleichen Weise vor ... benennen oder etikettieren Sie diesen Inhalt ... und kehren jedes Mal mit Ihrer Aufmerksamkeit zum Atem zurück ... einfach den Atem spüren ... die Bauchdecke, wie sie sich vor und zurück bewegt ... und wenn etwas anderes ins Bewusstsein tritt ... einfach beobachten ... benennen ... oder etikettieren ...
5. ... um dann wieder mit der Aufmerksamkeit zum Atem zurückzukehren ... einfach zu wissen, dass es im Moment nichts

anderes zu tun gibt als den Atem zu beobachten ... einfach immer wieder zum Atem zurückkehren ... spüren, wie der Atem kommt und geht ... und sich die Bauchdecke vor und zurückbewegt ... ... Ist es nicht schön zu wissen, dass es nun für einen Moment lang nichts weiter zu tun gibt, außer den Atem zu beobachten? ...

6. ... und dann können Sie wieder die Fußsohlen spüren, die Sitzfläche ... und dann Ihren Augen erlauben sich zu öffnen, um ganz wach und präsent wieder im Außen orientiert zu sein.

TIPP: **Regelmäßig üben**

Die Atemübung eignet sich am besten für den Tagesbeginn. Statt sich sofort nach dem Aufstehen in der Geschäftigkeit des Alltags zu verlieren, wenden Sie sich mit dieser Übung zunächst einmal sich selbst zu. So schöpfen Sie innere Kraft für den Tag und können Alltagsdinge viel gelassener nehmen. Falls der Morgen für Sie unpassend ist, wählen Sie eine Übungszeit, die Ihnen besser entspricht und in Ihren Zeitplan passt.

Lassen Sie diese tägliche Atemübung genauso zur Routine werden wie Duschen oder Zähneputzen – eine regelmäßige »Reinigung« und Beruhigung für Herz und Geist.

Um während der Übung nicht auf die Zeit achten zu müssen, stellen Sie einen kleinen elektronischen Timer mit einem leisen Tonsignal auf die Dauer der Übung ein.

3.2.2 Unterschiede der Entspannung (Audio)

Audio 2

Die folgende Übung schult das Erkennen von Unterschieden in der Muskelspannung Ihres Körpers und hilft Ihnen, Stressreaktionen früher wahrzunehmen. Sie schärft Ihre Körperwahrnehmung und Ihr Körperbewusstsein und bewirkt nebenbei eine angenehme Entspannung. Lassen Sie sich beim Erspüren der jeweiligen Unterschiede genügend Zeit (etwa 15 bis 20 Sekunden).

Durchführung (ca. 5 Min.):

Setzen Sie sich bequem in aufrechter Körperhaltung auf einen Stuhl, das Becken etwas nach vorn geneigt, die Arme locker auf den Oberschenkeln. ... und schließen Sie die Augen. Spüren Sie sich in

Ihren Körper ein ... so, wie er jetzt gerade da ist. Beginnen Sie mit den Füßen, die auf dem Boden stehen, und spüren Sie, welcher der beiden Füße jetzt gerade entspannter ist als der andere ...

Widmen Sie sich nun Ihren Waden und spüren Sie, welche Ihrer Waden sich entspannter anfühlt als die andere ... Gehen Sie dann zu Ihren Oberschenkeln und fragen sich, welcher der beiden Oberschenkel sich jetzt gerade entspannter anfühlt als der andere ...

Dann gehen Sie zu den Gesäßmuskeln und spüren einmal nach, auf welcher Seite die Gesäßmuskeln jetzt gerade entspannter sind als auf der anderen ...

Dann gehen Sie zum Schultergürtel, und beobachten Sie nun Ihre Schultern und achten Sie darauf, welche der beiden Schultern sich entspannter anfühlt als die andere ...

Wenden Sie sich dann Ihrer Gesichtsmuskulatur zu ... Spüren Sie, welche Gesichtshälfte sich gelöster anfühlt als die andere ... Spüren Sie schließlich Ihre beiden Augäpfel und finden Sie heraus, welcher der beiden sich jetzt gerade entspannter anfühlt als der andere ... und dann können Sie diese Gelöstheit der Augäpfel in den Körper tropfen lassen ... und der Gelöstheit im Körper nachspüren ...

Wiederholen Sie diese Übung drei Mal.

TIPP: Was Sie fokussieren, verstärken Sie

Diese Übung können Sie variieren, indem Sie Ihre Aufmerksamkeit statt auf Unterschiede der Entspannung (»entspannter als der andere«) auf Unterschiede in der Wärme (»wärmer als der andere«), der Schwere (»schwerer als der andere«) oder des Größenempfindens (»größer als der andere«) richten. Sie brauchen in der Anleitung dann nur die Worte entspannter bzw. gelöster gegen die entsprechend anderen zu auszutauschen (wärmer, leichter, größer).

Wenn es für Sie passend ist, können Sie auch andere Qualitäten fokussieren und verstärken, etwa Leichtigkeit, Lebendigkeit, Kraft, Durchblutung etc.

3.2.3 Das bildhafte Erleben trainieren

Welch starke Wirkung innere Bilder auf unser Erleben, speziell auf unsere Körperreaktionen und Gefühle haben, kennen wir aus unseren nächtlichen Träumen. Hier kommen sie ebenso wie in hypnotischer Trance meist ganz von selbst. Bei der bewussten Vorstellung produzieren wir die Bilder willentlich.

Die folgenden Übungen nutzen die Kraft innerer Bilder, um gewünschte Veränderungen auf der Ebene von Körperempfindungen und Gefühlen herbeizuführen. Diese Bildersprache ist überaus wertvoll, da Sie aus Ihrem Inneren kommt. Das spontane bildhafte Erleben oder die Vorstellungskraft ist allerdings nicht bei allen Menschen von vornherein und zu jeder Zeit gleich. Mit der folgenden einfachen Übung können Sie Ihr Vorstellungsvermögen verbessern und das bildhafte Erleben trainieren.

Durchführung (10–15 Min.):

1. Zeichnen Sie eine geometrische Figur (Kreis, Quadrat, Dreieck) auf ein Blatt Papier. Dann schließen Sie die Augen und stellen sich diese Figur vor Ihrem inneren Auge vor.
2. Studieren Sie nun kurz einen dreidimensionalen Gegenstand (einen Apfel, eine Lampe, eine Pflanze o. ä.). Schließen Sie dann die Augen und stellen Sie sich diesen Gegenstand vor.
3. Schließen Sie die Augen und vergegenwärtigen Sie sich einmal den Raum, in dem Sie gerade sitzen, oder den Ort, an dem Sie sich gerade befinden.
4. Mit geschlossenen Augen stellen Sie sich nun eine angenehme Situation aus Ihrer Schulzeit vor.
5. Stellen Sie sich mit geschlossenen Augen eine Tulpe, einen Tiger, ein Schiff oder eine Insel vor.
6. Vergegenwärtigen Sie sich nun mit geschlossenen Augen einen Menschen, den Sie gut kennen.
7. Lassen Sie nun vor Ihrem inneren Auge ein schönes Urlaubserlebnis auftauchen, mit alldem, was da zu sehen gibt, zu riechen und schmecken und zu spüren.
8. Zum Schluss lassen Sie bitte eine Situation in Ihrem Geiste auftauchen, als Sie sehr, sehr glücklich waren.

3.2.4 Ruhebild (Audio)

Audio 3

Diese Übung nutzt das Wissen, dass innere Bilder und Vorstellungen unsere Gefühle, Gedanken und Körperreaktionen beeinflussen. Jeder kennt das aus

Träumen: Die inneren Bilder und Filme in unseren Träumen haben unmittelbare und vielfältige Auswirkungen: Freude, Lust, Erregung, Herzklopfen, Angst, Schweißausbruch und so weiter. Unser Gehirn verarbeitet diese Bilder so, als ob die Situation real sei.

Mit dieser Übung lernen Sie, gesundheitsförderliche innere Bilder zu entwickeln, um in einen angenehmen Zustand der inneren Ruhe und Entspannung zu gehen.

Durchführung (ca. 10 Min.):

1. Setzen Sie sich bequem auf einen Stuhl, der Oberkörper ist aufrecht, die Füße stehen auf dem Boden, die Hände liegen auf den Oberschenkeln.
2. Schließen Sie die Augen und beobachten Sie Ihren Atem, wie er kommt und geht. ... Nehmen Sie wahr, wie Sie mit jedem Atemzug mehr und mehr zu sich kommen. ...Während Sie Ihren Atem beobachten, versuchen Sie die Übergänge zu spüren, bei denen das Einatmen ins Ausatmen umschlägt und das Ausatmen ins Einatmen. Halten Sie an diesen Punkten kurz inne, bis Ihr Körper die anstehende Atemphase ganz von selbst beginnt. ... Lassen Sie zu, dass Ihr Organismus das Atmen für Sie übernimmt, während Sie das Atmen einfach noch eine ganze Weile beobachten. ...
3. Während Sie innerlich mehr und mehr zur Ruhe kommen, lassen Sie vor Ihrem inneren Auge das Bild einer Landschaft aufsteigen, die Ruhe und Frieden ausstrahlt: eine angenehme und schöne Erinnerung oder Fantasie, wie etwa die glatte Oberfläche eines Waldsees in der Abendsonne. ...
4. Erforschen Sie dieses innere Ruhebild mit allen Sinnen. Was sehen Sie vor Ihrem inneren Auge? Welche Farben, Formen, Dinge, Lebewesen? Was spüren Sie? Vielleicht die Temperatur? Den Wind? Sich selbst? Vielleicht gibt es da auch etwas, das Sie riechen können, etwa das Gras?
5. Schauen Sie sich dieses Ruhebild mit seinen Einzelheiten vor Ihrem inneren Auge nochmals als Ganzes an und lassen Sie es auf sich wirken. Erlauben Sie sich, diesen Anblick ab und an wieder einmal zu genießen, indem Sie sich dieses Bild ab und an vergegenwärtigen ... in dem Wissen, dass dieses innere Bild auch im Alltag jederzeit verfügbar ist.

6. Dann öffnen Sie wieder Ihre Augen, um ganz präsent im Äußeren orientiert zu sein.

TIPP: Das Ruhebild im Alltag nutzen

Rufen Sie Ihr inneres Ruhebild zunächst mehrere Male am Tag wieder auf. So wird es mit jedem Mal stabiler und steht Ihnen in Alltagssituationen schnell zur Verfügung, wenn Sie Entspannung brauchen. Auch zum Einschlafen ist das Ruhebild überaus nützlich.

Wenn Sie mehrere innere Ruhebilder in sich haben, sollten Sie vorerst bei einem bleiben. Wählen Sie dazu das für Sie stimmigste und kraftvollste aus.

3.2.5 Signale aus dem Inneren – Die Botschaften des Organismus

Sie kennen das: Manche Menschen sind uns auf Anhieb sympathisch und andere nicht, obwohl wir noch kein Wort mit ihnen gewechselt haben. Ohne sie zu kennen, fühlen wir uns in Gegenwart bestimmter Menschen wohl, bei anderen nicht.

Oder: Haben Sie sich schon einmal gefragt, wie und wonach Sie in einem Restaurant ein bestimmtes Gericht oder eine bestimmte Eissorte auswählen? Sicher könnten Sie diese Wahl ausschließlich nach rein verstandesmäßigen Gesichtspunkten treffen, etwa nach der Zusammensetzung, Kalorienzahl, dem Preis und so weiter. Dabei ist allerdings die Wahrscheinlichkeit recht hoch, dass es Ihnen dann nicht recht schmeckt und das »gute Bauchgefühl« ausbleibt. Warum?

Die moderne Hirnforschung zeigt, dass an diesen Phänomenen sowie bei Entscheidungen solcher Art im Wesentlichen unsere unwillkürlichen Körperempfindungen und Gefühle beteiligt sind – weit mehr als bisher angenommen (Damasio 2001, Khalsa et al. 2018).

Doch die Fähigkeit, Körperempfindungen und Gefühle als »intuitives Wissen unseres Organismus « wahrzunehmen und in unser Leben bewusst mit einzubeziehen, ist heute bei vielen Menschen vermindert, insbesondere auch bei depressivem Erleben. Dies hat häufig zunehmende Unzufriedenheit und Entfremdung von den eigenen Bedürfnissen und Neigungen zur Folge (Quadt et al. 2018). Als »konzentrierte Erfahrungen« informieren uns jedoch gerade

»Bauch«- oder »Herzensgefühle« über unsere ureigensten Bedürfnisse und darüber, was im Leben für uns gut und stimmig ist. Dies ist von wesentlicher Bedeutung für unsere Gesundheit (siehe auch das Kapitel »Salutogenese – Wie Gesundheit entsteht«, S. 102).

Die folgende Übung hilft Ihnen, Ihre Körperempfindungen und Gefühle als Körperbotschaften wieder bewusst wahrzunehmen und sie neben dem Verstand als wichtige Informationsquellen im Alltag zu nutzen. Das schult Ihren Körpersinn und dient dem Ausbau Ihrer intuitiven Fähigkeiten. Über Ihren Körpersinn als »innere Führung« erfahren Sie, was für Sie im Leben aktuell »stimmig« ist und was nicht. Denn Ihr Organismus ist der Sensor für gesunde Lebenskonzepte!

Die Übung ist einfach und überall anwendbar. Sie eignet sich besonders auch für Menschen, die unter Ohrgeräuschen oder/und an einer übermäßigen Geräuschempfindlichkeit (Hyperakusis) leiden und Ihren Körpersinn daher oft zugunsten der Wahrnehmung von Geräuschen vernachlässigen.

Durchführung (15–20 Min.):

Menschen haben ganz unterschiedliche »Ausstrahlungen«. Doch wie nehmen Sie diese unsichtbare Wirkung wahr? Um das herauszufinden, achten Sie in dieser Übung besonders auf das, was Sie spürbar wahrnehmen. Vielleicht ist es hilfreich, sich vorzustellen, Sie seien ein Wesen aus einer anderen Welt, das hier auf dem Planeten anthropologische Feldstudien durchführt und mit den empfindsamen Sensoren seines Körpers unterschiedliche »Ausstrahlungen« von Menschen erforscht.

1. Begeben Sie sich in eine alltägliche Situation und stellen Sie sich bewusst (aber unauffällig) neben einen Menschen (zum Beispiel beim Bäcker, in einer Warteschlange), ohne diese Person direkt anzuschauen oder zu beurteilen.
2. Nutzen Sie nun Ihren Körper als Wahrnehmungsorgan für Empfindungen, die dieser Mensch bei Ihnen auslöst. Was können Sie in Ihrem Körper spüren? ... Wärme, Kälte, Enge, Leichtigkeit, Druck? Wo nehmen Sie dies wahr?

3. Stellen Sie sich nun neben einen anderen Menschen und beobachten, welche Körperempfindungen sich jetzt einstellen. Versuchen Sie, diese wieder möglichst sinnlich-konkret zu beschreiben (warm, kalt, eng, weit ...).
4. Wiederholen Sie die Übung mit verschiedenen Menschen und achten Sie auf Unterschiede.

Variation 1: Entscheidungen treffen

Wenn Sie im Umgang mit den intuitiven Körperbotschaften bei Entscheidungen noch wenig vertraut sind, sollten Sie mit einfachen Übungen anfangen, bis Sie darin sicherer geworden sind. Eine dieser Übungen ist von der Schweizer Psychologin Maja Storch (2012) als »Pizza-Probe« bezeichnet worden (siehe »Bücher, die weiterhelfen«, S. 228).

Wenn Sie das nächste Mal eine Pizzeria aufsuchen, gehen Sie die Speisekarte mit den beschriebenen Pizza-Variationen auf folgende Weise durch:

1. Stellen Sie sich die jeweilige Pizza-Variation möglichst »lebhaft«, das heißt sinnlich-konkret vor. Stellen Sie sich vor, wie sie riecht und schmeckt. ...
2. Achten Sie nun auf Ihr Körperempfinden und das Gefühl, das diese Vorstellung begleitet. Ist es vielleicht ein Gefühl von »Buah, besser nicht ...« oder »Na ja, ganz okay« oder: »Hmm, sehr lecker, die nehm' ich!«?
3. Gehen Sie dann die anderen Pizza-Variationen der Karte durch und testen Sie diese mit Ihrem »Bauchgefühl« auf gleiche Weise.

Es ist zu empfehlen, die Pizza-Variation mit der eindeutig positivsten Antwort Ihres Organismus auszuwählen. Vorausgesetzt, die Speisekarte hält, was sie verspricht, dürften Sie mit Ihrer Wahl sehr zufrieden sein.

Um im Kontrast dazu herauszufinden, wie sich »falsche« Entscheidungen anfühlen, experimentieren Sie doch einmal damit, sich bewusst gegen Ihr Bauchgefühl oder für einen Kompromiss zu entscheiden.

Variation 2: Bedürfnisse spüren

Heute wird oft mit Sprüchen geworben wie »Entdecke die Möglichkeiten!« Doch das Finden von Möglichkeiten allein macht noch nicht glücklich. Denn jetzt haben Sie die Qual der Wahl, je mehr Möglichkeiten, desto schlimmer. Die rein verstandesmäßige Abwägung des Für und Wider führt oft nicht weiter, sondern erhöht die Verwirrung.

Neuere Untersuchungen bestätigen: Menschen organisieren ihr Leben nicht in erster Linie nach Möglichkeiten, sondern vor allem nach Bedürfnissen. Doch kennen Sie eigentlich Ihre Bedürfnisse? Wie wissen Sie, was Ihnen gut tut und was Sie wollen? Mit der folgenden Übung können Sie Ihre ganz persönlichen Bedürfnisse näher erforschen. Nehmen Sie sich etwa einen halben Tag Zeit zum Üben, zum Beispiel einen Sonntagvormittag.

1. Beginnen Sie, indem Sie sich fragen: »Wenn ich heute auf freundliche Weise für mich sorgen würde, damit es mir wirklich gut geht, was bräuchte ich dann?« oder »Womit könnte ich mir heute zeigen, dass ich mich mag?« ... »Was würde ich dann essen?«, »Wie würde ich dann meinen Körper pflegen?«, »Wie würde ich mich dann kleiden?«, »Was würde ich dann am liebsten tun (oder lassen)?«, »Welche Menschen hätte ich dann gerne um mich?«, »Worum würde ich vielleicht meinen Partner oder meine Familie bitten?«
2. Warten Sie stets mit der Antwort, bis sich die jeweilige Frage innerlich gesetzt hat (mindestens 10 bis 15 Sekunden), bis sie gewissermaßen spürbar »im Bauch« angekommen ist.
3. Lassen Sie dann Ihren Organismus antworten, indem Sie auf jede Frage möglichst drei Antworten einfach »aus dem Bauch heraus« aufsteigen lassen und für sich notieren. Auf diese Weise entsteht die ganz persönliche »Menü-Auswahl« Ihrer persönlichen Bedürfnisse für den Tag.

Gehen Sie Ihre Antworten nochmals durch, als würden Sie eine Speisekarte anschauen. Stellen Sie sich die einzelnen Punkte möglichst lebhaft vor und achten Sie dabei auf Ihr Körperempfinden. Was »meint« Ihr Organismus zu der jeweiligen Vorstellung? ... Benoten Sie sie und treffen Sie dann Ihre Wahl.

TIPP: Die Übung als Entscheidungshilfe im Alltag

Nach Art der »Pizza-Probe« können Sie die Übung in zahlreichen Variationen und Situationen durchführen: Bei der Wahl eines Kleidungsstücks, Ihrer Freizeitaktivitäten, Ihres Urlaubsortes, der Einrichtung und Gestaltung eines Raumes, einer Stelle in der Natur, wo Sie Kraft tanken, und so weiter.

3.3 Aufbau-Übungen

▶ Ziel: Habituation der Reaktion

Die Aufbau-Übungen dienen zunächst dazu, die unwillkürliche Reaktionsbereitschaft Ihres Organismus auf den Tinnitus in Form von Angst, Ärger, Traurigkeit zu verändern und für die Abnahme der emotionalen und vegetativen Reaktionsbereitschaft auf den Tinnitus zu bewirken – die sogenannte Habituation (lat. *habitare* = wohnen, heimisch sein). Darunter versteht man die Abnahme der Bereitschaft des Organismus, auf wiederholte Reize zu reagieren. Der wiederholte Reiz wird vom Gehirn mit der Zeit als unwichtig eingeordnet, sodass eine Reaktion auf den Reiz unterbleibt.

Beispiele: a) Berührungssinn: Wenn wir unsere Kleidung anziehen, spüren wir sie zuerst, aber mit der Zeit bemerken wir sie nicht mehr. Oder: Der Druck der Brille auf der Nase bei Brillenträgern ist anfänglich noch spürbar, bleibt später aber unter der Bewusstseinsschwelle. b) Geruchsinn: Ein bestimmter Duft in einem Raum wird uns nach einer Weile nicht mehr bewusst sein, obwohl er weiterhin vorhanden ist.

Es geht also um die Habituation der unwillkürlichen Orientierungsreaktion auf den Tinnitus, die, wie Sie wissen, außer vom individuellen Stresslevel auch von der emotionalen Färbung des Reizes abhängig ist. Je unwichtiger der Tinnitus wird, desto schwächer die Orientierungsreaktion, also Reaktionsbereitschaft Ihres Organismus.

Anders gesagt: Wir arbeiten mit dem Buch und den Übungen daran, dass Sie das Interesse am Tinnitus verlieren, weil es Ihnen langweilig geworden ist, sich mit ihm zu beschäftigen.

3.3.1 Tinnitus-Tracking: Wochenverlauf monitoren (Online-Arbeitsblatt)

Arbeitsblatt

Mit dieser Übung können Sie durch Selbstforschung mehr über die Zusammenhänge erfahren, die die Tinnitus-Intensität, seine Penetranz oder die Belästigung beeinflussen. So gehen beispielsweise Aufregung, der psychovegetative Stresslevel, bestimmte Emotionen oder Schlafmangel meist mit einer Verstärkung des Tinnitus einher, andere wie etwa Entspannung mit seiner Abschwächung.

Vielleicht sind Sie neugierig herauszufinden, welche Faktoren es bei Ihnen sind, die die Tinnitus-Intensität verstärken oder auch abschwächen. Dazu bietet sich die Verwendung einer einfachen Skala von 0 bis 10 an (0 = gar nicht, 10 = maximal).

Also, auf einer Skala von 0 bis 10: *Wie stark nehmen Sie den Tinnitus jetzt gerade wahr?*

Auf diese Weise können Sie einmal über eine Woche lang die Tinnitus-Intensität im Tagesverlauf beobachten und auf dem Arbeitsblatt (»Wochenverlauf Tinnitus-Intensität«) eintragen, das Sie online zum Ausdrucken finden.

Markieren Sie insbesondere die Maxima und Minima der Intensität, also wann Ihnen der Tinnitus besonders laut oder leise auffällt,

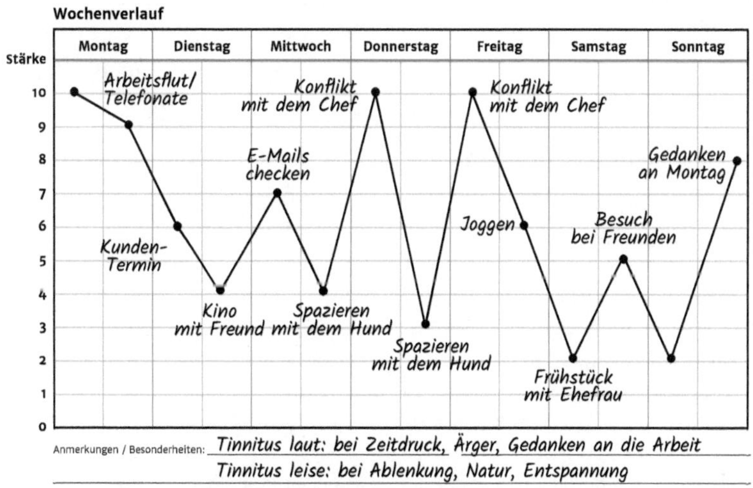

Abb. 17: Beispiel zum Wochenverlauf der Tinnitus-Intensität

in dem Raster (Tagesabschnitt und Skala 0 bis 10). Tragen dann Sie ein, in welcher Situation Sie sich gerade befinden. Ein Beispiel zeigt Ihnen die Abbildung 17 (S. 173).

Auswertung:
Schauen Sie sich einmal Ihre Eintragungen im Wochenverlauf an. Welche Zusammenhänge fallen Ihnen auf:

- *In welchen Situationen mit entsprechenden vegetativen oder emotionalen Zuständen ist der Tinnitus eher laut, in welchen eher leise?*
- *Welche Gedanken beeinflussen möglicherweise die Tinnitus-Intensität? Gab es Zeiten am Tag, wo Sie den Tinnitus gar nicht wahrgenommen haben?*

Beschreiben Sie bitte Faktoren, die Ihrer Erfahrung nach den Tinnitus verstärken, und solche, die ihn abschwächen (siehe Beispiel).

Typischerweise schwankt die wahrgenommene Tinnitus-Intensität im Verlauf der Zeit abhängig von der Umgebung, der persönlichen Situation, dem Befinden und der Ausrichtung der Aufmerksamkeit.

Die wahrgenommenen Unterschiede in der Tinnitus-Intensität haben meist einen Informationswert: Sie weisen auf Ihre persönlichen Möglichkeiten hin, durch die Regulierung Ihrer vegetativen und emotionalen Befindlichkeit Einfluss auf die Tinnitus-Wahrnehmung auszuüben. Denn wird der Tinnitus in bestimmten Situationen und persönlichen Zuständen leiser oder zeigt sogar Pausen, heißt das doch: Ihr Organismus (beseelter Körper) hat die Fähigkeit, den Tinnitus in den Hintergrund treten lassen. Die Frage ist dann: Was braucht Ihr Organismus an äußeren und inneren Bedingungen, damit dies öfter geschieht? Die Übungen dieses Buches sollen genau dazu beitragen.

HINWEIS: Ausnahmen bestätigen die Regel

In sehr seltenen Fällen berichten Betroffene, dass sich die Intensität des Tinnitus im Verlauf nicht ändere. Bisweilen lässt sich kein Zusammenhang mit der persönlichen Situation oder vegetativen oder emotionalen Befindlichkeit ausmachen. In diesen Fällen erübrigt es sich, weiter zu forschen. Auch sich zu fragen »Warum ist der Tinnitus jetzt so laut?« macht keinen Sinn, sondern fördert nur die Fokussierung der Aufmerksamkeit und die Ausrichtung der Gedanken auf den Tinnitus.

In diesen Fällen ist es von Vorteil, den Tinnitus nicht als lösbares, das heißt beeinflussbares Problem, sondern als Gegebenheit anzusehen, mit dem es sich zu arrangieren gilt. Es geht dabei darum, möglichst eine Haltung (und Beziehung) zum Tinnitus zu entwickeln, die es ermöglicht, weiterhin Freude im Leben zu spüren.

Die folgenden Übungen zeigen Ihnen, wie das gehen kann.

3.3.2 Haltungsänderung – Das Geräusch anders erleben (Audio)

Audio 4

Was und wie wir etwas wahrnehmen, hängt wesentlich von unserem inneren Zustand ab: Mit dem Gefühl von Hunger wird Ihr Augenmerk vor allem auf etwas Essbares oder ein Restaurant gerichtet sein. Wenn Sie dann beispielsweise nach langem Suchen keinen Parkplatz bekommen, werden Sie unter Umständen gereizter auf Straßenlärm reagieren, als wenn Sie satt und zufrieden sind.

In ähnlicher Weise bemerken viele Betroffene, dass sie das Ohrgeräusch zu bestimmten Zeiten besser ertragen als zu anderen – ganz unabhängig von der jeweiligen Tinnitus-Intensität. Sie merken, dass positive Empfindungen erheblich dazu beitragen, das Ohrgeräusch erträglicher zu machen.

Die nachfolgende Übung soll Sie darin unterstützen, solche positiven, kraftvollen Zustände immer wieder zu aktivieren und im Umgang mit dem Ohrgeräusch zu nutzen.

Durchführung (ca. 5 Min.):

1. Setzen Sie sich in eine bequeme aufrechte Position und schließen Sie die Augen. Nehmen Sie dann Ihr Ohrgeräusch wahr, wie es für Sie gerade hörbar ist. ... Erforschen Sie dann, welches Gefühl das Ohrgeräusch jetzt gerade in Ihrem Organismus auslöst ... Ist es eher Angst, Ärger, Traurigkeit oder noch etwas ganz anderes? ...
2. Wo in Ihrem Körper ist dieses Gefühl gerade spürbar? ... Und auf einer Skala von 0 bis 10 (0 = kein, 10 = maximal), wie intensiv nehmen Sie es gerade wahr?

3. Dann vergegenwärtigen Sie sich bitte Ihre Telefonnummer – rückwärts ...
4. Dann werden Sie sich bitte einer Situation gewahr, als Sie jemandem oder etwas gegenüber eine tiefe Wertschätzung empfunden haben ... wo Sie jemandem oder etwas gegenüber ein Gefühl der tiefen Wertschätzung empfunden haben ... mit dem, was es da zu sehen gab, zu riechen, schmecken ... und vor allem zu spüren ... Wo in Ihrem Körper können Sie dieses Gefühl tiefer Wertschätzung jetzt am meisten spüren? ...
5. Wenn Sie diese Stelle identifiziert haben, legen Sie bitte eine Hand an diese Stelle, wo Sie diese tiefe Wertschätzung am meisten spüren...
6. Nun – mit der Hand auf dieser Stelle – richten Sie die Aufmerksamkeit wieder auf das Ohrgeräusch und spüren nach, was jetzt anders ist als vorher... Mit welchem Gefühl reagiert Ihr Organismus jetzt? ... Wo spüren Sie dies jetzt besonders? ... Wie intensiv auf einer Skala von 0 bis 10 (0 = gar nicht, 10 = maximal)? ... Was ist anders als zu Beginn der Übung?
7. Spüren Sie dann wieder Ihren gesamten Körper, die Fußsohlen, die Sitzfläche, den Atem und öffnen Sie die Augen, um wieder ganz wach und präsent im Außen orientiert zu sein.

Variation: »Ganz selbst sein«

Führen Sie zuvor eine Basis-Übung durch, zum Beispiel die »Atemübung«.

1. Schließen Sie die Augen und nehmen Sie Ihr Ohrgeräusch so wahr, wie es für Sie in diesem Moment hörbar ist. Ordnen Sie seine Intensität einer Zahl zwischen 1 und 10 zu (1 = leise, 10 = unerträglich laut). Nehmen Sie wahr, was das Ohrgeräusch jetzt gerade in Ihrem Organismus auslöst. Welches Gefühl begleitet das Geräusch, und wo in Ihrem Körper ist dieses Gefühl gerade besonders stark spürbar? ...
2. Dann vergegenwärtigen Sie sich bitte einmal Ihre Mobil-Nummer – rückwärts.
3. Lassen Sie nun vor Ihrem inneren Auge eine angenehme Erfahrung aufsteigen, eine Situation, wo Sie »ganz Sie selbst« waren

... Jeder hat ja seine Arten, immer wieder ganz bei sich zu sein: Der eine geht in die Natur, die andere geht in die Sauna, wieder andere beim Sport ... oder noch ganz anderes ... Lassen Sie einfach eine Situation aufsteigen, wo Sie »ganz Sie selbst« waren ... Lassen Sie diese Situation in Ihrem Inneren noch einmal ganz lebendig werden mit allen Sinnen: Was gibt es hier zu sehen, riechen und schmecken? ... Was empfinden Sie in dieser Situation? ... Wo in Ihrem Körper spüren Sie das stärkste Wohlbefinden? Wie fühlt es sich genau an (warm, weit, eng o. Ä.)? ...

4. Legen Sie eine Hand an diese Körperstelle. ... Spüren Sie Ihre Hand und dem Empfinden an dieser Stelle nach ...
5. Richten Sie dann Ihre Aufmerksamkeit wieder auf den Tinnitus. ... Was ist jetzt anders als vorher? Welches Gefühl stellt sich ein?

3.3.3 Wahrnehmung und Wirklichkeit kreieren

Mit dieser Übung lade ich Sie ein, bewusst spürbare Wahrnehmungen und Wirklichkeiten zu kreieren. Zwar tun wir dies eigentlich ohnehin ständig durch unsere Selbsterzählungen und Vorstellungen (Selbsthypnose), meist jedoch ohne uns dessen bewusst zu sein und oft auch nicht in gewünschter, positiver Weise. Allerdings können wir diese Kreationen ändern, beispielsweise vom Geiste aus von oben nach unten, also »top-down«. Die folgende Übung zeigt Ihnen, wie es geht.

Durchführung (ca. 10 Min.):

Führen Sie als Vorbereitung eine Basis-Übung durch.

Für diese Übung zum Ausloten verschiedener Empfindungs- und Gefühlsqualitäten möchte ich Sie bitten, es sich in einen Stuhl oder Sessel bequem zu machen, sodass Sie Ihre Fußsohlen am Boden spüren, die Sitzfläche, die Rückenlehne und den Atem, dann die Augen schließen und den Atem beobachten.

Sie haben nun die Möglichkeit, ganz bewusst bestimmte, spürbare Wirklichkeiten zu erzeugen, das heißt eine gute Bandbreite an Körperempfindungen und Gefühlen auszuloten. Gehen Sie dabei bitte verantwortungsvoll mit sich um, indem Sie Ihre Grenzen achten. Im Zweifelsfall lassen Sie einen Übungsschritt aus, und beachten Sie die Hinweise zu den Übungen auf S. 148 und S. 161.

1. Schwere – Leichtigkeit

Zunächst spüren Sie das Gewicht ihres Körpers ... an den Berührungspunkten mit der Unterlage ... spüren Sie die Schwere Ihres Körpers ... vielleicht an manchen Stellen mehr als an anderen ... geben Sie das ganze Gewicht an die Unterlage ab ... Lassen Sie Ihren Körper blei-schwer werden ... spüren Sie, wie schwer Ihr Körper ist ... blei ... schwer ... Wie ein Sack ... blei-schwer ...

Dann stellen Sie sich vor, dass ihr Körper leicht wie eine Feder wird, die über dem Boden schwebt ... so in der Luft ganz leicht, fast schwerelos schwebt ... wie eine Feder so leicht ... in der Luft schwebt ... Und Sie spüren die Leichtigkeit des Körpers, der zu schweben scheint ... ganz leicht ... frei und schwerelos ...

2. Kälte – Hitze

Wecken Sie in Ihrem Körper nun ein Gefühl von Kälte ... Stellen Sie sich vor, dass Ihr Körper eiskalt ist... wie im Winter bei Minusgraden ... Richtig kalt ... Eisige Kälte durchzieht Ihre Kleidung ... und Sie selbst ganz und gar ... Der ganze Körper ist eiskalt... Sie spüren überall diese eisige Kälte ... Eiskalt ... Ganz kalt ...

Und nun aktivieren Sie das Gefühl von Wärme, von Hitze ... Stellen sich vor, dass Ihr ganzer Körper glühend heiß ist ... wie im Fieber oder in den Tropen ... Ihr ganzer Körper glüht ... Sie spüren, wie die Hitze Ihren ganzen Körper durchdringt ... Heiß, ... sehr heiß ... glutheiß ...

3. Angst –Vertrauen

Denken Sie an etwas, das Ihnen Angst macht: ein düsterer Gedanke, eine düstere Vorstellung ... Etwas Schlimmes, das vielleicht passieren könnte ... Und für Sie bedrohlich sein könnte ... Mit alldem, was da zu sehen gibt, zu hören und zu spüren: Spüren Sie die Angst in Ihrem Körpe r... Angst ...

Vergegenwärtigen Sie sich nun eine Situation, wo Sie vertraut haben, ... ein Gefühl hatten, dass es gut wird, dass etwas Bestimmtes gut wird ... wo Sie sich etwas oder jemandem anvertrauen konnten ... Oder Ihnen auch etwas vertraut war, sodass Sie dem keine weitere Aufmerksamkeit schenken mussten, weil Sie sich darauf verlassen konnten, das es gut läuft. Ein Gefühl von

Vertrauen gespürt haben ... auf einen guten Ausgang ... Mit alldem, was es da zu sehen gibt, zu hören und zu spüren: tiefes Vertrauen ...

4. Gereizt – gelöst

Vergegenwärtigen Sie sich nun eine Situation, wo Sie gereizt waren, ... grantig, ... richtig grantig oder verärgert, gereizt ... mit alldem, was es da zu sehen gibt, zu hören und zu spüren: Spüren Sie das Gefühl von Ärger, von Groll, tiefem Groll ...

Dann erinnern Sie sich an das Gefühl von Gelöstheit, eine Situation, wo Sie gelöst waren, mit alldem, was es da zu sehen gibt, zu hören und zu spüren. Erlauben Sie sich, diese Gelöstheit in Ihrem Körper zu spüren ...

5. Traurig – leicht

Dann erwecken Sie in Ihrem Körper das Gefühl von Traurigkeit, indem Sie an etwas denken, das Sie traurig macht, vielleicht ein Schmerz, ein Verlust, ... wo Sie etwas loslassen mussten, was Ihnen sehr am Herzen lag, und Sie nun traurig macht, ... ganz traurig ...

Dann erwecken Sie in Ihrem Körper das Gefühl von Leichtigkeit und lassen dafür eine Situation vor Ihrem inneren Auge auftauchen, wo Sie sich leicht gefühlt haben, ... leicht und unbeschwert wie ein Kind vielleicht, voller Leichtigkeit ...

6. Dankbarkeit

Denken Sie nun an eine Situation, wo Sie ein Gefühl von Dankbarkeit gespürt haben ... vielleicht auch jetzt ... gibt es Dinge, für die Sie dankbar sind: Sie haben zu essen und zu trinken, ... Sie leben ... Oder eine Situation von früher, wo Sie dankbar waren, indem Sie einfach an etwas denken, wofür sie dankbar sind oder waren, ... von Herzen dankbar ...

7. Freude

Und nun erinnern Sie sich an ein Gefühl der Freude und des Glücks ... Einfach an eine Situation denken, die mit dem Gefühl der Freude und des Glücks verbunden ist ... Entweder in der Vergangenheit oder Zukunft ... Einfach eine Situation auftauchen lassen, wo Sie voller Freude und Glück sind ... Mit alldem, was es da zu sehen gibt ... zu hören und zu spüren ... Spüren Sie, wie das freudige Gefühl Ihren ganzen Körper ergreift ... bis die Freude in jeder Zelle Ihres Körpers spürbar wird ... Freude ... tiefe, überströmende Freude ...

Auswertung:

- *Welchen Einfluss haben die von Ihnen erzeugten verschiedenen Empfindungs- und Gefühlsqualitäten auf Ihr Ohrgeräusch?*

Notieren Sie Ihre Beobachtungen.

3.3.4 Reaktion auf Tinnitus verändern (Audio)

Audio 5

Diese Übung hilft Ihnen, Einfluss zu nehmen auf begleitende, störende körperliche Symptome und Blockaden bei akutem und chronischem Tinnitus, etwa Ohrdruck, Verspannungen der Nacken- und Kaumuskulatur. Aber auch Einfluss zu nehmen auf unangenehme Körperempfindungen und Gefühle, die der Tinnitus bei Ihnen auslöst.

Durchführung (ca. 10–15 Min.):

Führen Sie zur Vorbereitung eine Basis-Übung durch, zum Beispiel »Unterschiede der Entspannung« oder das »Ruhebild«.

1. Schließen Sie die Augen sanft und achten eine Weile auf Ihr Ohrgeräusch, ... und beobachten Sie, welche Empfindungen sich im Körper einstellen ... das können Verspannungen, Engegefühle sein im Brust- oder Bauchbereich ... oder noch ganz woanders ... oder auch unangenehme Gefühle ... nehmen Sie auch wahr, wo Sie diese jetzt gerade im Körper spüren ... Wenn Sie an mehreren Stellen tinnitusbedingte Verspannungen spüren, wählen Sie eine davon aus, mit der Sie sich in dieser Übung näher beschäftigen wollen ... Spüren Sie einmal nach, welche Qualität die Empfindung dort hat ... welche Ausdehnung ...
2. Und angenommen, diese Empfindung, so wie Sie sie jetzt gerade wahrnehmen, hätte eine Farbe, welche wäre das? ... Erlauben Sie sich dazu, einfach eine Farbe vor Ihrem inneren Auge aufsteigen zu lassen, die dieser Empfindung entspricht ... Und ich frage mich, welche das wohl sein mag ... Beobachten Sie diese Farbe vor Ihrem inneren Auge einmal ganz genau ... indem Sie sich bewusstmachen, welche Ausdehnungen und Grenzen sie hat ... Ist die Farbe überall gleichermaßen intensiv? ...
3. Als nächstes möchte ich Sie um etwas Ungewöhnliches bitten: nämlich erlauben, dass Ihre Aufmerksamkeit durch Ihren Körper

geht und eine Region identifiziert, ... die sich jetzt gerade auf angenehme Weise anders anfühlt ... einfach erlauben, dass Ihre Aufmerksamkeit durch den Körper wandert, um eine Region ausfindig zu machen, die sich jetzt gerade auf angenehme Weise anders anfühlt ... manchmal ist das der kleine Zeh ... oder sonst irgendwo ... und lassen Sie sich Zeit, dies näher zu erforschen ...

4. Angenommen, dieses Gefühl, da wo Sie sie es jetzt gerade wahrnehmen, hätte eine Farbe, welche wäre das? ... Und erlauben, dass vor Ihrem inneren Auge eine Farbe auftaucht, die diesem angenehmen Gefühl dort entspricht ... was für eine Farbe wäre das? ...
5. Und Sie würden dann erlauben, dass sich diese Farbe ausdehnt im Körper ... wohin dehnt sie sich zuerst aus? ... nach oben, unten, rechts oder links, vorne oder hinten? ... und Sie können dann erlauben, dass sich diese Farbe weiter ausdehnt im Körper ...
6. Dann sich vorstellen, Sie könnten ganz eintauchen in diese Farbe ... völlig umgeben und eingehüllt in diese Farbe ... wie wäre das? ... wie geht es Ihnen da? ...
7. Und Sie können dann erlauben, dass sich diese Farbe weiter ausdehnt im Körper ... auf die andere Farbe vom Beginn hin ... und erlauben, dass diese beiden Farben ein neues und für Sie stimmiges Arrangement finden ... und einfach beobachten, wie das ganz von selbst geschieht ... wie diese beiden Farben sich auf für Sie stimmige Weise arrangieren ... sei es, dass sie ein Muster bilden ... sich mischen ... oder einfach nur nebeneinander liegen ... oder noch auf ganz andere Weise ... arrangieren ... und Sie können sich innerlich zurücklehnen ... und beobachten, wie das ganz von selbst geschieht ... jetzt! ... und dabei erlauben, dass sich Ihr Körper, Ihre Seele ... Ihr Organismus sich auf neue Weise organisiert, ... sodass es sich für Sie stimmig und gesund anfühlt ... Ihrem Organismus erlauben, seine Selbstregulations- und Selbstheilungskräfte einzusetzen ... jetzt! ... indem diese beiden Farben sich auf eine für Sie stimmige Weise arrangieren ...
8. Und während dies geschieht, können Sie einmal nachspüren, wie sich auch das Gefühl verändert ... in Richtung einer angenehmen Körperempfindung ...
9. Und vielleicht mögen Sie erlauben, dass Ihr Organismus damit fortfährt ... wann immer das für Sie stimmig ist ... sodass auch

wenn das Ohrgeräusch da ist, Ihr Organismus gelassen und ruhig bleiben kann ...

10. Und in dem Wissen, dass diese innere Neuorganisation weitergehen kann, können Sie wieder ganz präsent in Ihrem Körper sein, die Fußsohlen spüren, die Sitzfläche, den Atem ... und Ihren Augen erlauben, sich zu öffnen, um ganz wach und präsent und frisch im äußeren Raum orientiert zu sein.

Auswertung:

- *Was ist jetzt anders als zu Beginn der Übung?*

Notieren Sie Ihre Erfahrungen.

3.3.5 Kreative Arbeit mit Tinnitus-Sinnbildern

Bei der folgenden Übung entdecken viele Betroffene ihre lange verschüttete kreative und humorvolle Seite wieder und erleben, dass Tinnitus-Therapie auch Spaß machen kann.

Die Fragen hören sich vielleicht albern an, doch die Übung wirkt nur auf den ersten Blick trivial. Ich lade Sie ein, Ihr Tinnitus-Problem mit Hilfe von inneren Sinnbildern auf spielerische Weise näher zu erforschen und so zu neuen Informationen und Ideen zu gelangen. Denn das limbische System, unser Gefühlssystem, spricht besonders auf Bilder an. Es macht daher Sinn, spürbare Veränderungen auf dieser Ebene anzuregen. Wie dies gehen kann, zeigt das folgende Beispiel.

FALLBEISPIEL 4: ARBEIT MIT SINNBILDERN

Der 62-jährige Verleger Roland M. hat seit zehn Jahren eine fortschreitende Schwerhörigkeit und seit drei Jahren ein einseitiges dröhnendes Ohrgeräusch. Das hat ihn stets sehr beunruhigt und geängstigt (»Was wird aus mir?«) und daran gehindert, sich zu entspannen und abends einzuschlafen.

Eine hilfreiche Fabel

In seiner Vorstellung war der Tinnitus ein fauchender Luchs mit tiefbraunen Augen im winterlichen Wald, einsam, getrieben, heimatlos. Er selbst sah sich als ein Eichhörnchen mit dunklen Augen am Waldesrand, ängstlich, flink und fleißig.

Bislang war das Eichhörnchen auf der Flucht vor dem Luchs und kam nie richtig zur Ruhe. Der Luchs war ständig auf der Jagd nach dem Eichhörnchen, wollte es aber entgegen dessen Erwartung nicht fressen, da er sich sehr nach Gesellschaft sehnte. Als sie sich dann tatsächlich trafen und sich langsam miteinander vertraut gemacht hatten, tauschten sie ihre Namen aus und beschlossen, etwas Neues auszuprobieren. Denn immerhin würde das Eichhörnchen mit Namen »Herbert« für den Luchs »Harry« eine neue und unterhaltsame Gesellschaft sein, und das Eichhörnchen wäre an der Seite des Luchses sicher und beschützt.

So liefen sie nun zusammen den Waldweg entlang, unterhielten sich über dies und das und hatten viel Spaß miteinander. Sie vereinbarten, sich öfter zu treffen. ...

Die Auswirkung

Zunächst stand Roland dieser Art, mit Tiersymbolen zu arbeiten, sehr skeptisch gegenüber. Doch im Nachhinein fand er die Übung sehr amüsant und überaus hilfreich, zumal er sein Ohrgeräusch fortan mit einem Schmunzeln vernahm, musste er doch dabei unwillkürlich an die beiden Figuren denken. Auch »schaute« er vor seinem inneren Auge hin und wieder einmal nach den beiden und stellte dabei fest, dass die zwei in der begonnenen Weise weitermachten. Der innere Veränderungsprozess lief weiter, ohne dass er sich darum kümmern musste.

Fortan reagierte Roland mit Gelassenheit auf das Ohrgeräusch und konnte abends ohne Schwierigkeit einschlafen. Wenige Monate später stellte er mit Freude fest, dass er das Ohrgeräusch immer wieder einfach vergessen hatte.

Nun sind Sie an der Reihe. Es gibt kein »richtig« oder »falsch«. Lassen Sie Ihrer Intuition einfach Raum und sich einfach überraschen, was bei Ihnen auftaucht.

Durchführung (15–20 Min.):

Führen Sie zur Vorbereitung eine Basis-Übung durch, zum Beispiel die »Atemübung«.

Dann beantworten Sie die folgenden Fragen möglichst spontan »aus dem Bauch heraus«, ohne zu sehr darüber nachzudenken.

1. Vergegenwärtigen Sie sich eine Situation, als der Tinnitus sehr laut und störend war: Was macht das Geräusch mit Ihnen? ... Spüren Sie einmal nach ... Macht es Sie zum Beispiel nervös, ängstlich, hilflos, aggressiv, oder traurig? ...
2. Angenommen, der Tinnitus, wie Sie ihn erleben, wäre ein Tier (A), das dies alles mit Ihnen macht. Was wäre das für ein Tier? ... Lassen Sie ein Bild eines Tieres auftauchen. ... Dann forschen Sie bitte weiter: In welcher Umgebung lebt dieses Tier vor Ihrem inneren Auge? ... Was tut es dort gerade? ...
3. Angenommen Sie wären ein Tier (B), das unter jenem Tier (A) zu leiden hat: Was für eines wäre das? ... Wie sieht dieses Tier aus? ... Dann explorieren Sie weiter: In welcher Umgebung lebt dieses Tier? ...
4. Wie weit sind die beiden Tiere A und B voneinander entfernt? ... Inwieweit stehen sie miteinander in Kontakt? ... Wie sind sie bisher miteinander umgegangen? ...
5. Welche neue Art des Umgangs miteinander täte beiden gleichermaßen gut? ...
6. Wenn das Tier B dem Tier A in die Augen schaut, welche Augenfarbe kann es dort sehen? Was strahlen diese Augen aus? Was empfindet B dabei? ...
7. Wenn nun Tier A dem Tier B in die Augen schaut, welche Farbe kann es dort erkennen? Welche Ausstrahlung haben diese Augen? Was empfindet Tier A dabei? ...
8. Lassen Sie die Tiere sich miteinander bekannt machen, auch mit Namen! Jedes soll berichten, was es besonders gut kann. Dann lassen Sie die Tiere verhandeln, was jedes braucht und wonach es sich sehnt, sodass eine neue Art der Kooperation zwischen beiden entsteht, von der beide einen Vorteil haben. Was würden die beiden vielleicht einmal gemeinsam unternehmen, vielleicht als ersten Schritt und zur Probe? ... Lassen Sie in Ihrem Geiste eine Fantasie entstehen, was die beiden dabei miteinander erleben.

Auswertung:

- *Wie erleben Sie Ihr Geräusch mit dieser Geschichte?*

Machen Sie sich Notizen.

TIPP: Symbole wirken lassen

Wenn es Ihnen leichter fällt, können Sie nach Beantwortung der ersten drei Fragen die Übung auch mit Stofftiersymbolen weiterführen.

Damit diese Übung auf unwillkürlicher Ebene weiterwirken kann, ist es ohnehin hilfreich, wenn Sie sich für Ihre inneren Sinnbilder entsprechende Stoff- bzw. Spielzeugtiere zulegen und mit ihnen auch im Alltag in Kontakt bleiben (in der Tasche zur Arbeit tragen, nachts auf den Nachttisch stellen o. ä.).

Achten Sie dabei auf wechselnde Empfindungen und Ihre Gedankenassoziationen. Auf diese Weise werden fast nebenbei und spielerisch neue Ideen im Umgang Ihrem Ohrgeräusch angeregt.

Lassen Sie Ihrer Kreativität bei der Ausgestaltung der Geschichte freien Lauf. Wenn Sie kleine Kinder haben, erzählen Sie ihnen mit den entsprechenden Stofftiersymbolen weitere Episoden oder basteln Sie etwas zu diesen Figuren oder ... oder ... oder ...

3.3.6 Der Mann (m/w/d) im Ohr – Tinnitus »in Person«

Diese Übung arbeitet wieder mit einem Sinnbild für Ihr Geräusch – diesmal mit einer Personenmetapher. Sie unterstützt Sie in besonderer Weise darin, dass sich Ihre innere Einstellung im Umgang mit dem Tinnitus ändert, sodass sich mehr und mehr Gelassenheit einstellt.

Durchführung (15–20 Min.):

Führen Sie zur Vorbereitung als Basis-Übung die »Atemübung« durch.

1. Schließen Sie die Augen und achten Sie auf das Ohrgeräusch, so, wie Sie es jetzt gerade wahrnehmen. Falls Sie mehrere Ohrgeräusche haben, wählen Sie eines aus, mit dem Sie sich in dieser Übung näher befassen wollen. Ordnen Sie seine Intensität einer Zahl zwischen 1 und 10 zu (1 = leise, 10 = unerträglich laut). Nehmen Sie wahr, was dieses Geräusch jetzt gerade in Ihrem Organismus auslöst. Welches Gefühl begleitet das Ohrgeräusch? ...

2. Lassen Sie das Geräusch vor Ihrem inneren Auge einmal zu einer Person werden. Angenommen, dieses Geräusch wäre eine Person: Wo in Ihrem inneren Erlebensraum würde sie sich befinden? ... Wie sähe diese Person aus? ... Lassen Sie sie vor Ihrem inneren Auge auftauchen. Schauen Sie diese Person einmal genau an: *Ist sie männlich oder weiblich? ... Wie groß ist sie? ... Wie alt? ... Wie ist sie gekleidet? ... Welche Körperhaltung hat sie? ... Wie sieht ihr Gesicht aus? ... Welche Haar- und Augenfarbe hat sie? ...*
3. Während Sie die Person vor Ihrem inneren Auge weiter betrachten, spüren Sie einmal nach: Was macht diese »Person« mit Ihnen und welches Gefühl löst ihre Anwesenheit bei Ihnen aus (zum Beispiel Angst, Ärger, Traurigkeit)? ... Was tut diese Person genau, sodass sich dieses Gefühl bei Ihnen einstellt? ...
4. Finden Sie nun den »Teil« oder die »Seite« in sich, der/die – wenn auch mit anderem Verhalten – gern so sein will wie diese Person (zum Beispiel stark, impulsiv, mächtig, spontan). Lassen Sie sich genügend Zeit, bis Sie diesen Teil in sich gefunden haben ... Wenn Sie diesen Teil gefunden haben: Wie und wo spüren Sie diesen Teil im Körper? ...
5. Angenommen, Sie würden diesem Teil innerlich mehr Raum geben: Wie würde sich dies anfühlen? ... Wie atmen Sie dann? ... Wie bewegen und verhalten Sie sich dann? ...
6. Nehmen wir weiter an, Sie würden diesem Teil auch in Ihrem Leben mehr Raum geben. Welche positiven Auswirkungen hätte dies? ... Wie würde diese Qualität Ihr Leben bereichern? ... In welchen Situationen, wo in Ihrem Alltag wäre die Qualität dieses Teils für Sie besonders nützlich? ...
7. Mit diesem Wissen schauen Sie nun vor Ihrem inneren Auge die »Person« nochmals an: Was hat sich geändert? ... Achten Sie dabei auf Abstand/Position der Person, Größe, Kleidung, Gestik, Mimik und so weiter.
8. Achten Sie nun wieder auf Ihr Ohrgeräusch. Wie nehmen Sie es jetzt wahr?

Wenn Sie die Übung mehrfach machen, werden Sie immer wieder neue interessante Dinge entdecken.

3.3.7 Bilateraltraining (Audio)

Audio 6

Diese Übung dient der Auflösung der negativen, vegetativ-emotionalen Reaktionen auf den Tinnitus (Angst, Ärger, Traurigkeit) im Sinne einer Dekonditionierung, wodurch der Tinnitus dann an eine parasympathische Entspannungsreaktion gekoppelt wird. Über eine Rechts-Links-Stimulation der Hirnhälften (bilaterales Mentaltraining) wird eine Stressreduktion und Entspannung angeregt. Wenn Sie diese Übung als Audio hören, empfehle ich einen Ohr- (In Ear-) oder Kopfhörer zu benutzen.

Durchführung (ca. 15 Min.):

Führen Sie zur Vorbereitung eine Basis-Übung durch, zum Beispiel die »Atemübung«.

1. Schließen Sie Ihre Augen und beobachten Sie Ihren Atem ... Erlauben Sie sich einfach, diese Zeit ganz für sich zu genießen ... den Atem zu spüren ... und einfach Raum für sich selbst zu haben ... spüren Ihren Organismus ... von den Fußsohlen ... über die Sitzfläche bis zum Scheitel ... spüren den Atem, wie er kommt und geht ...
2. Dann nehmen Sie Ihr Ohrgeräusch wahr, wie es für Sie gerade hörbar ist. ... Erforschen Sie dann, welche Empfindungen ... welches Gefühl das Ohrgeräusch jetzt gerade in Ihrem Organismus auslöst ... Ist es eher Angst, Ärger, Traurigkeit oder noch etwas ganz anderes? ... Was löst dieses Ohrgeräusch in Ihrem Organismus aus? ... Wo in Ihrem Körper ist dieses Gefühl gerade spürbar? ... im Bauch-, Brustbereich oder woanders? ... Auf einer Skala von 0 bis 10 (0 = gar nicht, 10 = maximal), wie intensiv nehmen sie es gerade wahr? ... Legen Sie eine Hand auf die Körperregion, wo Sie die stressige Reaktion Ihres Organismus auf den Tinnitus jetzt gerade am meisten wahrnehmen ... Okay ...
3. Lassen Sie Ihre Augen nun ganz einfach mit einer Pendelbewegung beginnen ... von rechts nach links ... von der einen Seite zur anderen ... ganz einfach und leicht ... so wie es für sie stimmig ist ... ... von der einen Seite zur anderen ... und Sie

können einfach spüren, wie sich Ihre Augen vielleicht erst nach links und dann nach rechts oder von rechts und dann nach links bewegen ... ganz einfach ... ganz eigenständig ... von ganz rechts nach ganz links ... und von links wieder nach rechts ... oder von ganz links nach ganz rechts ... so wie der Atem ... ein ... und aus ... gehen die Augen hin und her ... und diese Augenbewegung kann helfen, sich früher oder später angenehm zu entspannen ... dieses Hin und Her ... ... und Sie können Ihre Augäpfel wahrnehmen ... wie sie sich bewegen nach links – nach rechts ... und auch von rechts nach links ... und den Atem, wie er kommt und geht ... und die Augäpfel nach links – nach rechts ... vielleicht wie zwei Pingpongbälle ... und Ihre Aufmerksamkeit folgt dieser gleichmäßigen Bewegung von der einen Seite zur anderen Seite ... die da immer mehr ganz von selbst geschieht, so leicht und natürlich ... nach links – nach rechts ... von der einen Seite zur anderen Seite ... und von hier nach dort ... ganz gleichmäßig ... sodass sich da Empfindungen verändern ... Sie mit jeder Bewegung mehr und mehr entspannen ... wie im Traum ... das geht ganz leicht von selbst ... still oder bewegt ... während sich die Augäpfel einfach weiterbewegen ... nach links – nach rechts ... und während das automatisch so weitergeht ... und der Atem kommt und geht ... können Sie einfach erlauben, dass sich diese angenehm entspannte Reaktion einstellt, wie in einem schönen Traum vielleicht ..., wo man den Tinnitus einfach lassen kann ... weil es etwas viel Angenehmeres gibt ... was einem da einfallen könnte ... mit all dem, was es da Schönes zu sehen gibt, zu riechen und zu schmecken und zu spüren ... und ich frage mich, was es sein könnte, das so angenehm ist, dass man dem mehr Raum geben möchte ... jetzt! ... mit all dem, was es da zu sehen gibt, zu riechen und zu schmecken und zu spüren ... während sich die Augäpfel einfach weiterbewegen ... nach links – nach rechts ... hin und her ... so wie der Atem kommt und geht ... so natürlich ... so leicht ... so angenehm ... und man das Geräusch vergessen kann ..., weil es etwas viel Interessanteres gibt ... das da angenehm anders ist und sich gut anfühlt ... wenn es Raum bekommt und sich entfalten darf ... und Angenehmes in den Vordergrund tritt ... im Körper ... jetzt! ... und all das, während diese gleichmäßige Bewegung der Augäpfel weitergeht ... dieses gleichmäßige Hin und Her ... von der einen Seite zur anderen Seite ... so leicht und natürlich ... von hier nach dort ... ganz gleichmäßig ... und angenehm ... wenn sich Empfindungen und Gefühle ändern ... wenn alter Stress geht und sich angenehme Gefühle ausbreiten ... im Körper wie in der Zukunft ... ganz von selbst ... ganz natürlich ... ganz leicht ... sodass die Pendelbewegung dieser Augen kleiner wird ... und Ihre Augen allmählich wieder zur Ruhe kommen ...

4. ... und Sie erlauben, dass diese Erfahrung noch etwas nachschwingen darf in Ihrem Körper und in der Zeit ..., während Sie dann wieder Ihre Fußsohlen spüren, die Sitzfläche, den Atem ... um dann Ihren Augen zu erlauben sich zu öffnen, um sich wieder ganz wach und frisch im Außen zu orientieren ... und vielleicht wollen Sie sich recken und strecken, einen tiefen Atemzug nehmen ...
5. Nehmen Sie dann wieder das Geräusch wahr und die Reaktion, die es jetzt in Ihrem Organismus auslöst.

Auswertung:

- *Was ist anders als zu Beginn dieser Übung? Welche Intensität hat die Reaktion auf das Geräusch jetzt auf einer Skala von 0 bis 10? (0 = gar nicht, 10 = maximal).*

3.4 Vertiefungs-Übungen

▶ Ziel: Distanzierung/Habituation der Wahrnehmung

Die Aufbau-Übungen unterstützten Sie darin, die unwillkürliche Reaktionsbereitschaft Ihres Organismus auf den Tinnitus in Form von Angst, Ärger, Traurigkeit und begleitende vegetative Reaktionen zu verändern. Die nun folgenden Vertiefungs-Übungen dienen dazu, mehr und mehr inneren Abstand vom Geräusch zu entwickeln und es als unwichtig oder sogar langweilig zu erleben, sodass es in den Hintergrund oder unter die Bewusstseinsschwelle treten kann und sich die Aufmerksamkeit auf etwas interessanteres Neues ausrichtet.

Üblicherweise geschieht das nicht auf die Art, dass das Geräusch kontinuierlich leiser wird, sondern dass sich die Phasen im Verlauf häufen und zeitlich ausdehnen, in denen das Geräusch sehr im Hintergrund ist oder das Geräusch mehr und mehr vergessen wird oder sogar verschwindet. Dazu empfehle ich, in einem Kalender die Tage zu markieren, wo Sie diese angenehmen Erfahrungen machen und sich genau diese Entwicklung anbahnt.

3.4.1 Tinnitus-Wahrnehmung mit Farben verändern (Audio)

Audio 7

Nicht nur das bloße Vorhandensein des Tinnitus, sondern auch die hörbare Qualität des Geräusches als Rauschen, Pfeifen, Zischen, Brummen oder Ähnliches wird individuell sehr unterschiedlich bewertet und als problematisch erlebt. Während manche sich durch ein hochfrequentes Rauschen oder Zischen genervt fühlen, bleiben andere durch Assoziationen mit dem Grillenzirpen aus ihrem letzten Urlaub eher gelassen.

Nachdem es im Gehirn auf mehreren Ebenen eine neuronale, sinnesübergreifende Verarbeitung gibt (»multi- oder cross-modale Verarbeitung«; Spence et al. 2009), liegt es nahe, diese für die Veränderung von störenden Wahrnehmungen zu nutzen.

Bei der Schmerzbehandlung mittels Hypnose hat sich dieses Vorgehen bewährt: In hypnotischer Trance lässt sich die gefühlte Schmerzqualität mit Hilfe von Farben oder Symbolen verändern (Jensen 2015). Nervenzellen in der Hörrinde können durch visuelle Reize beeinflusst werden (Kayser et al. 2008).

Mit dieser Übung können Sie als Betroffener erforschen, welche »Färbung« das Geräusch bei Ihnen hat und wie es durch eine andere Färbung ein wenig erträglicher wird.

Durchführung (10–15 Min.):

Führen Sie zur Vorbereitung eine Basis-Übung durch, zum Beispiel das »Ruhebild« oder die »Atemübung«.

1. Machen Sie es sich auf einem Stuhl bequem. Der Oberkörper ist aufrecht, das Becken leicht nach vorn geneigt, die Hände ruhen

auf den Oberschenkeln. Schließen Sie die Augen und spüren Sie den Atem, wie er kommt und geht ... Spüren Sie die Hände auf den Oberschenkeln ... Wie spüren Sie den Kontakt Ihrer Hände mit den Oberschenkeln? ... eher fest oder leicht ... auf einer Seite anders? ... oder auf beiden Seiten gleich? ... und wie spüren die Oberschenkel die Hände? ... Wie spürt der rechte Oberschenkel die auf ihm ruhende Hand? ... und der linke? ... eher schwer oder leicht ... warm oder kühl ... oder anders? ... Und Sie können das Gewicht des Körpers auf der Unterlage spüren, die Sie trägt. ... mit jedem Ausatmen mehr und mehr ... Gewicht an die Unterlage abgeben ... und das Gewicht des Körpers spüren ... so eine konkrete Schwere ... eine umschriebene Schwere ... eine eindeutige Schwere ...

2. Nun achten Sie eine Weile auf das Geräusch ... die Intensität und die Qualität ... Wie hört sich das Geräusch gerade an? ... und es kann sein, dass sich das Geräusch verändert ...
3. Angenommen, dieses Geräusch, so wie Sie es jetzt gerade wahrnehmen, hätte eine Farbe. Und Sie würden erlauben, dass eine Farbe in Ihr Gewahrsein tritt, die dieser Qualität entspricht. ... Welche wäre das? ... Beobachten Sie diese Farbe vor Ihrem inneren Auge einmal genau. ... Ist sie überall gleich? ... Nehmen Sie wahr, welche Ausdehnungen und Grenzen sie hat. ... Wie wirkt diese Farbe auf Sie? ...
4. Erlauben Sie nun, dass vor Ihrem inneren Auge nun eine Farbe auftaucht, die sich vergleichsweise komfortabel anfühlt ... also eine Farbe entweder angenehm und beruhigend ... oder friedvoll und rund ... oder sanft und wohl ... oder auch eine andere Farbe, die sich einfach komfortabel anfühlt ... und Sie können neugierig sein, welche da ganz von selbst auftaucht vor Ihrem inneren Auge... schauen Sie die Farbe einmal genau an: die Intensität, ... die Ausdehnung ... die Grenzen ... und spüren, wie Sie sich dabei fühlen ... Was spüren Sie ... wenn Sie diese Farbe anschauen?
5. Sie können nun beide Farben wahrnehmen ... und auf sich wirken lassen ... die Wirkung spüren ... und den Fokus Ihrer Aufmerksamkeit wie einen Lichtstrahl wechseln lassen von der Komfortfarbe hier ... zur ersten Farbe dort ... und dann wieder zurück ... und der Wirkung nachspüren ... so angenehm ... und erholsam ... lösend ... und vielleicht auch wahrnehmen, wie

diese beiden Farben sich für Sie arrangieren wollen: Sei es, dass die eine die andere umgibt ... sie sich mischen ... ein Muster bilden ... oder einfach nebeneinander liegen ... sich auf eine Weise arrangieren, die Sie mehr Sie selbst sein lässt ... gut in Ihrer Mitte ... und sich stimmig anfühlt ...

6. Und vielleicht mögen Sie erlauben, dass Ihr Organismus damit fortfährt ... wann immer das für Sie stimmig ist ... sodass auch wenn das Geräusch da ist, Ihr Organismus gelassen und ruhig bleiben kann ...
7. Und in dem Wissen, dass diese innere Neuorganisation weitergehen kann, können Sie wieder ganz präsent in Ihrem Körper sein, die Fußsohlen spüren, die Sitzfläche, den Atem ... und Ihren Augen erlauben sich zu öffnen, um ganz wach und präsent und frisch im äußeren Raum orientiert zu sein ... und wenn ich jetzt von 3 nach 1 zähle, können bei 1 die Augen aufgehen, ... können Sie wieder ganz wach und frisch im äußeren Raum orientiert sein. Beginnend mit 3 ... 2 ... 1 Die Augen gehen auf. Sie sind ganz wach, frisch und präsent wieder im Außen orientiert.

Auswertung:

- *Was ist anders als zu Beginn der Übung?*

Notieren Sie Ihre Erfahrungen.

3.4.2 Tinnitus – Auslöser einer Kaskade angenehmer Erfahrungen (Audio)

Audio 8

Haben Sie Lust, den Tinnitus zum Auslöser angenehmer Erfahrungen und Zustände werden zu lassen? Die folgende Übung hilft Ihnen, diesen zugegeben etwas ungewöhnlichen Weg zu bahnen, damit der Tinnitus zukünftig als »Lösungswecker« (Schmidt 2020) oder Impulsgeber für den Alltag, quasi als Erinnerungshilfe für angenehme Erfahrungen und Zustände dienen kann.

Durchführung (ca. 20 Min.):

Führen Sie zur Vorbereitung eine Basis-Übung durch, zum Beispiel die »Atemübung«.

1. Machen Sie es sich auf einem Stuhl bequem ... in einer aufrechten Körperhaltung ... schließen Sie dann die Augen ... und hören Sie dann auf das Ohr- oder Kopfgeräusch ... Nehmen Sie die Qualitäten wahr: Klangfarbe, Frequenz, die Lautstärke ... Auf einer Skala von 0 bis 10 (0 = gar nicht, 10 = maximal): Wie laut nehmen Sie den Tinnitus gerade wahr? ...
2. Lassen Sie nun – mit geschlossenen Augen – vor Ihrem inneren Auge eine Farbe erscheinen, die diesem Geräusch entspricht: Angenommen, der Tinnitus hätte eine Farbe, welche wäre das? ... Lassen vor Ihrem inneren Auge eine Farbe erscheinen, die diesem Geräusch entspricht ... Achten Sie auf die ihre Ausdehnung und Form. ... Welche Farbe hat der Hintergrund? ... und lassen auf diese Weise ein Bild entstehen ...
3. Falls unangenehm, ersetzen Sie die Farbe durch eine andere, die Ihnen angenehm ist. ... Wie bei der Bildbearbeitung am Computer. ... Erlauben Sie sich einfach, die Farben dieses Bildes zu verändern. ... Was ist der Unterschied? ... Wie wirkt dies jetzt?
4. Während Sie dieses Bild betrachten vor Ihrem inneren Auge ... erlauben Sie, dass eine Erinnerung an eine angenehme Erfahrung aus Ihrem Leben erscheint ... einfach Ihrer tieferen Seele erlauben, eine Erinnerung an eine angenehme Erfahrung aus Ihrem Leben auftauchen zu lassen ... Sie können einfach neugierig sein, was da ganz von selbst auftaucht ... einfach nochmal sehen, was es da zu sehen gab ... spüren, was es dort zu spüren gab, ... zu riechen, ... zu schmecken, ... vielleicht das eine oder andere angenehme Geräusch? ... einfach nochmal einzutauchen in diese angenehme Erfahrung ... und zu erlauben, dass drei Worte auftauchen, die dieses Erleben als besonders angenehm kennzeichnen ... drei Worte ...
5. Zu erlauben, dass Sie diese angenehme Erfahrung an eine weitere angenehme Erfahrung aus dem Leben erinnert ... mit all dem, was es da zu sehen gab, ... zu spüren, ... zu riechen und schmecken, ... und zu erlauben, dass da wieder drei Worte auftauchen, die dieses Erleben als so angenehm kennzeichnen

... und zu erlauben, dass aus dieser angenehmen Erfahrung eine Erinnerung an eine weitere angenehme Erfahrung aus Ihrem Leben auftaucht ... sich Ihre tiefere Seele an eine weitere angenehme Erfahrung erinnert ... vielleicht noch angenehmer als die vorige ... mit all dem, was es da zu sehen gab, ... zu spüren, ... zu riechen und schmecken, ... und wieder drei Worte auftauchen ... sodass da eine Kaskade angenehmer Erfahrungen entsteht ... eine angenehmer als die andere ...

6. Zu erlauben, dass Ihre tiefere Seele damit fortfährt ... angenehme Erfahrungen zu erinnern ... eine angenehmer als die andere ... sich erinnert ... an diese Vielzahl angenehmer Erfahrungen in der Vergangenheit ... und Sie können das einfach genießen ... diesen Strom ... diese Kaskade angenehmer Erfahrungen ...
7. Vielleicht mögen Sie erlauben, dass sich Ihre tiefere Seele auch an angenehme Erfahrungen erinnert in der Zukunft ... wo auch da aus einer angenehmen Erfahrung mit drei Worten ... die nächste angenehme Erfahrung wird ... und aus dieser angenehmen Erfahrung eine weitere ... sodass da auch in der Zukunft eine Kaskade angenehmer Erfahrungen entsteht ... eine angenehmer als die andere ... aus einer angenehmen Erfahrung die nächste entsteht ... ganz von selbst ... und Sie können das einfach genießen ... und erlauben, dass das weitergeht ...
8. Und vielleicht mögen Sie Ihrem Organismus erlauben, dass er sich immer dann, wenn der Tinnitus wieder lauter ist, an diese Kaskade angenehmer Erfahrungen erinnert ... ganz von selbst ... so wie sich Ihr Organismus bei Hunger an Essen erinnert ... ganz von selbst ... einfach erlauben ... dass er sich immer dann, wenn der Tinnitus besonders laut oder störend ist, sich ganz automatisch an diese Kaskade angenehmer Erfahrungen erinnert ... ganz von selbst und automatisch ... angenehme Erfahrungen aufsteigen ... die Sie in einen angenehmen Zustand bringen ... ganz von selbst ... und Sie sich dann freuen können, ... und der Tinnitus als Lösungswecker für diese angenehmen Empfindungen und Zustände dient ...
9. Und mit jedem Mal, wo Sie diese Übung durchführen, der Organismus lernt ... sich zu erinnern ... an angenehme Erfahrungen ... Empfindungen ... und Zustände, ... und vielleicht

mögen Sie Ihrem Organismus erlauben, Sie jedes Mal, wenn der Tinnitus hörbar ist, ... in diese Kaskade angenehmer Erfahrungen und Erinnerungen zu führen ... und der Tinnitus damit zur Erinnerungshilfe für angenehme Erfahrungen wird, ... die jetzt angenehm und hilfreich für Sie sind ... kaum vorstellbar, wie Sie zukünftige Situationen anders erleben, wenn Sie das Ohrgeräusch wahrnehmen ... und erlauben, dass sich Ihr Organismus erinnert ...

10. Mit diesem Wissen können Sie mit Ihrer Aufmerksamkeit wieder im ganzen Körper präsent sein: ... Ihre Fußsohlen spüren, ... die Sitzfläche, ... die Rückenlehne, ... den Atem ... um dann Ihren Augen zu erlauben, sich zu öffnen, um ganz wach und frisch und präsent wieder im äußeren Raum orientiert zu sein.

Auswertung:

- *Was ist anders als zu Beginn der Übung?*

Notieren Sie Ihre Erfahrungen.

3.4.3 Tinnitus-Distanzierung und Neuausrichtung (Audio)

Audio 9

Diese komplex wirksame Übung hilft Ihnen, einen guten Abstand vom Geräusch zu gewinnen, sich mit Ihren Ressourcen und Ihrer Mitte zu verbinden, sodass sich Ihre Aufmerksamkeit auf angenehme Dinge und Aktivitäten des Lebens ausrichten kann.

Durchführung (ca. 25 Min.):

Zur Vorbereitung empfehle ich eine Basis-Übung, zum Beispiel die »Atemübung«.

1. Ich lade Sie nun ein, es sich auf einem Stuhl oder in einem Sessel bequem zu machen... und dann die Augen zu schließen ... um mit der Aufmerksamkeit nach innen zu gehen ... und den Atem zu spüren ...

2. ... und sich dann zunächst einmal zentrieren ... Ihre Mitte finden ... jeder hat ja so seine Art, seine Methode oder Situationen, wo das besonders gut geht ... vielleicht zu Hause ... in der Natur ... oder ganz woanders ... einfach eine Situation in Ihr Gewahrsein treten lassen, wo Sie »ganz Sie selbst« waren... gut mit sich selbst verbunden ... mit Ihrer Mitte ... mit Ihrem Zentrum ... einfach eine Situation in Ihr Gewahrsein treten lassen, wo Sie »ganz Sie selbst« waren... mit all dem, was es da zu sehen gibt ... zu hören ... zu riechen und schmecken vielleicht ... und insbesondere zu spüren ... und ich möchte Sie bitten, einmal genau beobachten, wie Sie genau spüren, dass Sie in Ihre Kraft kommen ... wie zuerst spürbar wird, dass Sie zu sich selbst kommen ... welche Empfindungen damit verbunden sind ... und dann einmal spüren, wo genau Ihre Mitte spürbar wird ... manchmal ist das der Bauchbereich oder Brustbereich ... oder ganz woanders ... und mit dieser Situation vor Augen, wo ist Ihre Mitte spürbar? ... Und, wenn Sie die Region identifiziert haben und es für Sie okay ist, können Sie eine Hand dorthin legen ... und Ihrer Mitte nachspüren ... und auch einmal skalieren: Wie stark spüren Sie Ihre Mitte jetzt gerade? 1 ist minimal, 10 ist maximal. ... und für sich innerlich beantworten, wie stark die Präsenz Ihrer Mitte, Ihres Zentrums jetzt gerade spürbar ist ... und wenn es 5 oder weniger ist, erlauben Sie Ihrer Seele oder Ihrem kreativen Unbewussten, Ihnen all das ins Gewahrsein treten zu lassen, was es braucht, um Sie die Präsenz Ihrer Mitte noch 1 bis 2 Punkte stärker spüren zu lassen: Und das können Gedanken, Bilder, Erinnerungen, Fantasien sein ... Sodass Sie nun bei dem, was wir im Folgenden tun, gut verbunden mit Ihrer Mitte und sich selbst bleiben. ...
3. Und so möchte ich Sie bitten, einmal Ihrem Ohrgeräusch zuzuhören ... welche Qualität da wahrnehmbar ist ... so wie Sie es jetzt gerade hören ... welche Intensität jetzt hörbar ist, 1 ist minimal – 10 ist maximal ... und sich der Intensität gewahr werden ... und dann zu erlauben, dass vor Ihrem inneren Auge eine Farbe auftaucht, die dieser Qualität und der Intensität des Ohrgeräusches jetzt gerade entspricht ... einfach erlauben, dass aus Ihrer Seele, Ihrem kreativen Unbewussten eine Farbe auftaucht, die dieser Qualität und der Intensität dieses Ohrgeräusches entspricht ...

4. Und sich dann vorstellen, diese Farbe würde die Form eines Ballons annehmen ... so ein Gasluftballon ... oder Heißluftballon ... und einmal schauen, ob das ein kleiner oder großer Ballon ist ... und erlauben, dass dieser Ballon ... langsam in die Höhe steigt ... ganz langsam in die Höhe steigt ... immer weiter ... in die Ferne steigt ... vielleicht in den Himmel ... ganz weit weg... und je höher er steigt, desto kleiner wird er ... immer höher, immer kleiner ... und während das so weitergeht ...
5. ... können Sie erlauben, dass Ihr Gehirn seine Filterfähigkeiten nutzt ... Störendes auszublenden und Angenehmes in den Vordergrund zu rücken ... und so erlauben, dass Ihr Gehirn das Tor für störende Empfindungen schließt und das Tor für angenehme Erfahrungen öffnet ... sodass Ihre Aufmerksamkeit durch Ihren Körper gehen kann ... um genau die Empfindungen wahrzunehmen, die angenehm sind und jetzt gerade mit Wohlbefinden einhergehen ... und das kann Ihre Mitte sein, Ihr Zentrum ... oder eine andere angenehme Empfindung ... und Sie können mit Ihrer Aufmerksamkeit genau an diesen Ort des Wohlbefindens gehen ... oder auch an den Ort Ihrer Mitte, Ihres Zentrums ... und dann erlauben, dass ...
6. ... in Ihrem inneren Erlebensraum, um Sie herum, ... ein Ressourcenfeld entsteht ... genau mit den Ressourcen, die Sie nähren und unterstützen ... in Form von Menschen oder Wesen, Symbolen, die auftauchen, um Sie zu darin unterstützen... sich auf Angenehmes zu konzentrieren ... jetzt! ... genau das, was im Leben angenehm und attraktiv ist ... und Sie können neugierig sein, was da ganz von selbst auftaucht... in Ihrem inneren Erlebensraum ... an Ressourcen: vielleicht Personen, die Sie persönlich kennen, ... oder aus der Historie ... vielleicht Tiere der Kraft ... oder Orte ... Symbole oder Bilder ... oder etwas ganz anderes ... einfach erlauben, dass Ihre Seele oder Ihr kreatives Unbewusstes genau diese Ressourcen auftauchen lässt ... so als wenn Sie Ihre Seele oder Ihr kreatives Unbewusstes bitten: Du, lass doch mal ein Ressourcenfeld entstehen ... was mich darin unterstützt, meine Aufmerksamkeit angenehmen Dingen zuzuwenden ... Personen, Tiere, Wesen, Symbole ... und Sie können neugierig sein, was da auftaucht – ganz von selbst – in Ihrem inneren Erlebensraum ... und dann lade ich Sie ein, dem

Wohlbefinden und Ressourcenfeld nachzuspüren ... und sich zu erlauben, dass sich diese Ressourcen und Ihr Wohlbefinden und die Präsenz Ihres Zentrums sich miteinander verweben und eine Art Energiekokon bilden ... ein Energiefeld ... die Präsenz Ihres Zentrums ... das Ressourcenfeld um Sie herum ... und das Wohlbefinden ... und Sie mitten drin ...

7. ... und dann erlauben, dass vor Ihrem inneren Auge ein Bild oder sogar ein Film auftaucht, ... und Sie zeigt ... zu einem Zeitpunkt, wo Sie Ihre Aufmerksamkeit auf angenehme Dinge ausrichten ... wo sich Ihr Anliegen verwirklicht hat ... sich Ihre Aufmerksamkeit auf wirklich Angenehmes und Interessantes richtet ... ganz leicht und von selbst ... und dann schauen Sie sich dieses Bild oder diesen Film von sich selbst einmal an: die Lichtverhältnisse und Farben ... und sehen sich selbst, wie sich Ihre Aufmerksamkeit auf wirklich Angenehmes und Interessantes richtet ... Wer sind Sie da? ... Wie atmen Sie da? ... Wie beginnen Sie den Tag? ... Wie bewegen Sie sich da? ... Mit welchen Dingen beschäftigen Sie sich? ... Was interessiert Sie da? ... Was begeistert Sie? ... Wie gehen Sie mit Menschen um? ... Und wie beschließen Sie den Tag? ... Auf was am Tag blicken Sie zurück, das Sie erfüllt? ... Wie schlafen Sie dann ein? ... Und wie träumen Sie da? ... Wovon und was träumen Sie? ... In welche angenehme Erlebniswelt tauchen Sie ein? ... Um vielleicht schon das eine oder andere auszuloten ... mit Ihrer Seele ... das angenehm ist und gut tut ... und wie beginnen Sie dann am Morgen den Tag? ...
8. ... Und vielleicht mögen Sie erlauben, dass aus Ihrer Seele, Ihrem kreativen Unbewussten, die eine oder andere Idee auftaucht ... für einen ersten kleinen Schritt in diese Richtung ... erlauben, dass die Idee eines ersten kleinen Schrittes auftaucht ..., den Sie vielleicht heute schon tun können ..., aus denen alle weiteren ganz automatisch folgen ... ganz natürlich ... von innen heraus ... weil Sie es wollen ... die Idee eines ersten kleinen Schrittes ... und erlauben, dass vor Ihrem inneren Auge etwas auftaucht, das Sie in Ihrem Alltag genau an diesen Zustand und diese Idee erinnert ... vielleicht etwas, das man sehen kann: ein Gegenstand oder ein Bild ... oder anderes ... oder auch ein Lied ... ein Duft ... oder auch ein Geschmack ..., der Sie genau daran erinnert ...
9. Und in dem Wissen, dass dieser innere kreative Prozess

weitergehen kann ... nachts in Ihren Träumen, tagsüber in Pausen ... wann immer das für Sie stimmig ist ... kann Ihre Seele, Ihr kreatives Unbewusstes Ihnen genau noch das in Ihr Gewahrsein schicken, was es braucht, um diesen inneren Vorgang zu einem guten und runden Abschluss zu bringen, jetzt! ... Bilder, Erinnerungen, Fantasien vielleicht... Gedanken ... Empfindungen ... was auch immer ... hilfreich ist ... um diese innere Arbeit zu einem guten Abschluss zu bringen ...

10. Sodass Sie dann mit Ihrer Aufmerksamkeit wieder im ganzen Körper präsent sein können ... die Fußsohlen spüren ... die Sitzfläche ... die Rückenlehne ... den Atem ... und dann Ihren Augen erlauben können, sich zu öffnen, um ganz wach und frisch auch wieder im Außen orientiert zu sein ... Ihren Körper zu spüren, der sich vielleicht bewegen will, sich recken und strecken will ... vielleicht einen tiefen Atemzug nehmen ... und wieder ganz wach und im Außen orientiert zu sein.

Auswertung:

- *Was waren wichtige Erfahrungen für Sie? Was ist anders als zu Beginn der Übung?*

Notieren Sie das Wesentliche.

3.4.4 Mentale Entlastung und Erholung (Audio)

Audio 10

Die meisten Tinnitus-Betroffenen bemerken, wie ihnen nach Veranstaltungen wie beispielsweise Meetings, Familienfesten, Kino- oder Konzertveranstaltungen im wahrsten Sinne »der Kopf raucht«. Viele leiden unter Kopf- oder Ohrdruck, innerer Unruhe, und der Tinnitus ist laut. Sie haben Mühe, insbesondere abends wieder »runterzukommen«.

Die folgende Übung hilft Ihnen, nach Veranstaltungen mit längerer geistiger Tätigkeit, akustischer Beanspruchung und Belastung, etwa nach angestrengtem Zuhören oder Gesprächen, Ihre Kopfsinne und Ihren Geist angenehm und wohltuend zu entlasten, damit sie Erholung erfahren können.

Durchführung (ca. 20 Min.):

Zur Vorbereitung empfehle ich, eine Basis-Übung durchzuführen, zum Beispiel »Unterschiede der Entspannung«.

1. Ich lade ich Sie nun ein, es sich auf einem Stuhl oder in einem Sessel bequem zu machen ..., die Füße am Boden spürend ... falls Sie Brillenträger sind, die Brille abzunehmen ... dann mit der Aufmerksamkeit nach innen zu gehen, indem Sie die Augen schließen ...
2. ... und einmal wahrnehmen, was jetzt gerade da ist ... eine Art Bestandsaufnahme der inneren Aktivität ... und das kann Ihr Ohrgeräusch sein ... und das, was damit verbunden ist, ... vielleicht ein Druck auf den Ohren ... Gedanken ... oder etwas ganz anderes ... das jetzt nachklingt ... einmal wahrnehmen, was jetzt ist ... wahrnehmen, was jetzt gerade da ist ... Gedanken, Geräusche, Empfindungen ... mit der Idee, dass Ihr Gehirn und seine Kopfsinne gerade viel und angestrengt gearbeitet haben ... alles genau mitzubekommen und zu verarbeiten ... und Sie können sich Ihr Gehirn tatsächlich einmal vorstellen ... mit den vielen Tausend Nervenzellen, die da auf Hochtouren ... vielleicht sogar heiß gelaufen sind und noch »nachglühen« ... und die Hirnströme, die entsprechend hochfrequent und schnell fließen ... und all das nur darauf wartet, wieder ruhiger zu laufen und langsamer zu fließen ...
3. Ja, ... und vielleicht taucht ein Sinnbild auf vor Ihrem inneren Auge ... dafür, dass da gerade eine Menge los ist ... da oben ... in Ihrem Kopf ... und so lade ich Sie ein, dass da ein Bild eines Raumes auftaucht ... ein Bild, das einen Raum zeigt im Dachgeschoss eines Hauses ... wo gerade noch viel los ist ... wie sieht dieses Zimmer im Dach dieses Hauses aus – jetzt gerade? ... Wie sind die Lichtverhältnisse? ... die Farben? ... Wie ist es eingerichtet? ... dieses Zimmer ... Wovon ist dieser Raum geprägt? ... Welche Atmosphäre herrscht da? ... Und vielleicht mögen Sie etwas Ungewöhnliches zulassen, nämlich dass eine Farbe auftaucht, die dieser Atmosphäre in diesem Raum ... in diesem Dachgeschoss des Hauses entspricht ... angenommen, diese spürbare Atmosphäre hätte eine Farbe ... welche Farbe wäre das? ... Sie lassen einfach eine Farbe vor Ihrem inneren Auge auftauchen, die dieser Atmosphäre in diesem Raum entspricht – jetzt! ... und dann dieser Farbe einmal Raum geben ... So ist es jetzt gerade ...

4. Und nun lade ich Sie ein, Ihre Aufmerksamkeit durch den Körper wandern zu lassen ... wie eine Art Scanner, um eine Region zu finden, die sich jetzt gerade auf angenehme Weise anders anfühlt ... manchmal ist das der kleine Finger oder der große Zeh... das ist völlig okay ... und Sie können Ihre Aufmerksamkeit durch den Körper wandern lassen ... und diese Region finden lassen, die sich jetzt gerade auf angenehme Weise anders anfühlt ... und dann können Sie mit Ihrer Aufmerksamkeit ganz in diese Region gehen ... und sich dort hineinfühlen ... und vielleicht wieder etwas Ungewöhnliches zulassen, nämlich dass eine Farbe auftaucht vor Ihrem inneren Auge, die diesem Empfinden entspricht ... und Sie können neugierig sein, was da ganz von selbst auftaucht ... und angenommen, Sie würden erlauben, dass diese Farbe mehr Raum bekommt ... sich diese Farbe ausdehnt im Körper ... wohin würde sie sich zuerst ausdehnen ? ... oben, unten, rechts, links, vorne, hinten? ... und während dieser Vorgang weitergeht ... können Sie sich erlauben sich vorzustellen, sie könnten ganz eintauchen in diese Farbe ... gewissermaßen baden in dieser Farbe ... ganz eingehüllt von dieser Farbe, ganz eingehüllt in diese Farbe ... wie in einer Art Pflegebad ... ganz umgeben von dieser Farbe ... und der heilsamen Wirkung nachspüren ... genau da, wo sich's gut anfühlt, und das genießen ... und erlauben, dass diese heilsame Wirkung ... auf jede Faser ... jeden Muskel ... des Körpers ... jede Zelle einwirkt ... und einfach vertrauen, wie diese wohltuende Wirkung ... dieser Farbe ... sich wie ein kostbares Elixier genau da entfaltet ... und die Information genau dort aufgenommen wird ... so heilsam ..., wo sie am meisten gebraucht wird ... auf den verschiedenen Ebenen von Körper, Seele und Geist ... jetzt! ... während Sie das einfach genießen ... können Sie erlauben, dass sich diese Farbe ausdehnt weiter auf die andere hin vom Beginn der Übung ...
5. ... und diese beiden Farben ein stimmiges und neuartiges Arrangement miteinander finden ... sei es, dass sie sich mischen ... ein Muster bilden ... einfach nebeneinander liegen oder noch etwas anders ... und Sie können einfach zuschauen, wie das ganz von selbst geschieht ... wie der Organismus seine Selbstregulationsfähigkeit und seine Selbstheilungskräfte entfaltet ... ganz von selbst ... ohne zu tun ... wenn er Raum bekommt ... wie jetzt gerade ... und diese beiden Farben ein stimmiges und neuartiges

Arrangement miteinander finden ... und dieser Prozess auf verschiedenen Ebenen weitergeht ...

6. ... und sich jener Raum im Dach des Hauses angenehm verändert, ... eine stimmige Anordnung der Dinge und Abläufe vielleicht ... bis seine wohlige Atmosphäre spürbar wird ...
7. Und vielleicht mögen Sie Ihrer Seele oder Ihrem kreativen Unbewussten erlauben, Ihnen all das ins Gewahrsein zu senden, was jetzt hilfreich ist, um diese innere Arbeit für diesen Moment zu einem runden und guten Abschluss zu bringen: Bilder, Gedanken, Erinnerungen oder Fantasien ... um diese innere Arbeit für diesen Moment zu einem guten und runden Abschluss zu bringen von innen heraus ...
8. Bevor Sie dann wieder Ihren Atem spüren ... wieder Ihren Körper spüren ... die Fußsohlen am Boden ... die Sitzfläche ... den Atem ... um dann Ihren Augen erlauben, sich wieder ganz wach und präsent zu öffnen, um ganz wach und frisch und erholt auch im Außen wieder orientiert zu sein.

Auswertung:

- *Was ist anders als zu Beginn der Übung?*

Notieren Sie Ihre Erfahrungen.

3.4.5 Die »Feuerprobe« – Der Tinnitus im Fokus

Wesentlicher Bestandteil aller Hypnose- und vieler Meditationstechniken ist die Ausrichtung der Aufmerksamkeit auf einen bestimmten Konzentrationspunkt. Wenn es Ihnen – wie vielen anderen Betroffenen auch – immer wieder schwerfällt, mit diesen Techniken Ihre Aufmerksamkeit willentlich vom Ohrgeräusch weg auf andere Dinge zu lenken, nutzen Sie doch das Ohrgeräusch selbst als einen solchen Konzentrationspunkt!

Dieser Ansatz (Rossi 1996) scheint vielleicht zunächst absurd und Ihren Interessen völlig entgegenzulaufen. Doch wenn das Ohrgeräusch ohnehin Ihre gesamte Aufmerksamkeit bindet, ist das Fokussieren darauf der direkteste Zugang zur Veränderung seiner Aufdringlichkeit. Sie können dabei die Erfahrung machen, dass sich diese »negativen« Körpergefühle allein durch Ihre Achtsamkeit spontan verändern. Manche Betroffene entwickeln diesen Ansatz spontan von sich aus (siehe Fallbeispiel 5, S. 205).

INFO: Die innere Haltung

Auf Ihre innere Haltung kommt es an! Diese Übung mit ihren Variationen ist – wie alle anderen Übungen auch – nicht dazu gedacht, den Tinnitus zu beseitigen. Wenn Sie sich dem Ohrgeräusch in einer kämpferischen Haltung nähern, werden Sie kaum Erfolg haben. Vielmehr sollten Sie eine innere Haltung einnehmen, die von der offenen »Neugier eines Forschenden oder Lernenden« geprägt ist, der zusammen mit dem Ohrgeräusch bereit ist für neue Entdeckungen und Erfahrungen. Probieren Sie die Übung und auch die Variationen für sich aus, um die Methode herauszufinden, die für Sie aktuell am stimmigsten ist.

Nach einiger Erfahrung mit dieser Übung nutzen viele Betroffene das Ohrgeräusch sogar als Einschlafhilfe – obwohl sie zuvor wegen des Tinnitus nicht einschlafen konnten.

Die Methode ist gut geeignet, »negative« Körpergefühle, die mit dem Ohrgeräusch verbunden sind, zu transformieren. Mit einiger Übung kann das Ohrgeräusch Sie mit der Zeit wie eine Art Entspannungsreflex ganz automatisch in einen solchen Zustand von Entspannung und Gelassenheit versetzen.

Durchführung (10–15 Min.):

Zur Vorbereitung empfehle ich eine Basis-Übung, zum Beispiel die »Atemübung«.

1. Wählen Sie einen Platz, wo sie sich wohl fühlen, und setzen Sie sich in einer aufrechten bequemen Körperhaltung hin. Ihre Hände ruhen auf den Oberschenkeln. Dann gehen Sie mit der Aufmerksamkeit nach innen, indem Sie die Augen schließen ... und den Atem spüren ... wie er kommt und geht ...
2. ... und dann lassen Sie sich zunachst einmal Ihre Mitte finden ... indem Sie einfach eine Situation in Ihr Gewahrsein treten lassen, wo Sie »ganz Sie selbst« waren: ... gut mit sich selbst verbunden ... mit Ihrer Mitte ... mit Ihrem Zentrum ... oder einfach entspannt ... also einfach eine Situation vor Ihrem inneren Auge erscheinen lassen, wo Sie »ganz Sie selbst« waren ... mit all dem, was es da zu sehen gibt ... zu hören

... zu riechen und schmecken ... und insbesondere zu spüren ... und einmal wahrnehmen, wie Sie spüren, dass Sie zu sich kommen: in Ihre Mitte, in Ihr Zentrum kommen ... wie merken Sie, dass Sie zu sich selbst kommen? ... Indem Sie einfach den Empfindungen nachspüren, die Ihnen signalisieren, wie Sie zu sich kommen ... und dann einmal spüren, wo genau Ihre Mitte spürbar wird ... manchmal ist das der Becken-, Bauchbereich oder Brustbereich ... oder ganz woanders ... und wenn Sie diese Region identifiziert haben und es für Sie okay ist, können Sie eine Hand dorthin legen ... und weiter Ihrer Mitte nachspüren ... und mit Ihrer Aufmerksamkeit in dieser Mitte verankert bleiben ...

3. ... sobald Sie innerlich bereit sind, beginnen Sie damit, dem Geräusch zuzuhören ... Nehmen Sie wahr, wie präsent das Geräusch jetzt gerade für Sie wahrnehmbar ist, und ordnen Sie die Intensität einer Zahl zwischen 1 und 10 zu (1 = leise, 10 = sehr laut). »Untersuchen« Sie das Ohrgeräusch gründlich. Ist es ein- oder beidseitig? ... Wo ist es am stärksten, wo am schwächsten wahrnehmbar? ... Wo können Sie das Geräusch hören, im Ohr oder im ganzen Kopf? ... Wie weit breitet es sich dort aus? ... Wie genau hört sich das Ohrgeräusch an, welche Qualität hat es heute? ...
4. Bleiben Sie dabei, das Ohrgeräusch auf diese Weise eine Zeit lang wahrzunehmen. So, wie es vielleicht in immer gleicher Weise tönt ... oder sich zu verändern beginnt ...
5. Was löst das Ohrgeräusch heute in Ihrem Organismus aus? ... Welche Empfindungen, welche Reaktionen? ... Lassen Sie sich ein wenig Zeit, dies zu erforschen, indem Sie Ihren Organismus mit dem Scheinwerfer Ihrer Aufmerksamkeit wie mit einem Scanner abtasten und beobachten. ... Finden Sie heraus, welches Gefühl in Ihrem Organismus auftritt und wo es für Sie am deutlichsten spürbar ist. ... Bleiben Sie bei diesem Gefühl, während Sie ruhig atmen. ... Bleiben Sie dabei, bis dieses Gefühl im Scheinwerfer Ihrer Aufmerksamkeit beginnt, sich zu verändern und etwas Neues für Sie wahrnehmbar wird. ...
6. Beobachten Sie diese neue Empfindung mit Achtsamkeit, bis sich auch dieses Gefühl im Scheinwerfer Ihrer Aufmerksamkeit zu verändern beginnt und wieder etwas Neues wahrnehmbar wird, während Sie dabei einfach ruhig weiteratmen.

7. Führen Sie diese Übung so lange durch, bis sich ein Gefühl der Entspannung, der Gelassenheit oder der inneren Ruhe einstellt.

Auswertung:

- *Was ist anders als zu Beginn der Übung?*

Notieren Sie Ihre Erfahrungen.

FALLBEISPIEL 5: MEDITATION ÜBER DEN TINNITUS

Sandra P., 30 Jahre, ist Lehrerin und hat neben ihrer Geräuschempfindlichkeit seit zwei Jahren vier verschiedenartige Geräusche auf beiden Ohren, die sie nervös und aggressiv machen und sie abends nicht einschlafen lassen. So liegt sie oft stundenlang wach und findet manchmal erst in den frühen Morgenstunden ein wenig Schlaf. Sie hat bereits verschiedene Ablenkungs- und Entspannungstechniken gelernt, doch immer wieder nehmen sie ihre Ohrgeräusche gefangen und machen alles andere unmöglich.

Das Unmögliche wagen

Den Vorschlag, zu lernen, wie man die Ohrgeräusche selbst als Meditationsobjekt positiv für sich nutzen kann, nimmt Sandra voller Skepsis und nur zögerlich an. Nach Anleitung der Übung vergeht einige Zeit, doch eines Tages fasst sie den Mut, das »Unmögliche« zu wagen, und beschließt für sich: »Jetzt höre ich dem Ohrgeräusch einfach mal zu. Mal sehen, was passiert.« Sie beginnt mit jenem Ohrgeräusch, das sie vergleichsweise am wenigsten plagt.

Erstaunliche Veränderungen

Zu ihrem Erstaunen stellt sie fest, dass sich das Ohrgeräusch und die Gefühle, die damit verbunden sind, dabei auf angenehme Weise verändern. Nur zu Beginn der Übung hat ihre Unruhe vorübergehend etwas zugenommen, doch dann stellen sich innere Ruhe und ein Gefühl von Lebendigkeit ein. Sie ist stolz, sich dem Ohrgeräusch in dieser Weise »gestellt« zu haben, und nimmt sich dann nach und nach die anderen Geräusche vor. Auf diese Art lernt sie, mit den Ohrgeräuschen zu »spielen« und sie abends als Einschlafhilfe zu nutzen: »So wie andere Schäfchen zählen, höre ich meinen Ohrgeräuschen zu und schlafe dabei ganz automatisch ein.«

Variation 1: Die Farbe des Tinnitus

Zur Vorbereitung nehmen Sie bitte eine Basis-Übung, zum Beispiel die »Atemübung«.

1. Setzen Sie sich in einer aufrechten bequemen Körperhaltung mit den Fußsohlen am Boden, die Hände den Oberschenkeln. Dann schließen Sie die Augen und gehen mit der Aufmerksamkeit nach innen, wo Sie den Atem spüren ... wie er kommt und geht ...
2. Finden Sie Ihre Mitte ... indem Sie eine Situation in Ihr Gewahrsein treten lassen, wo Sie »ganz Sie selbst« waren ... gut mit sich selbst verbunden ... mit Ihrer Mitte ... mit Ihrem Zentrum ... oder einfach entspannt ... lassen eine Situation vor Ihrem inneren Auge auftauchen, wo Sie »ganz Sie selbst« waren ... mit all dem, was es da zu sehen gibt ... zu hören ... zu riechen und schmecken ... und insbesondere zu spüren ... und einmal wahrnehmen, wie Sie merken, dass Sie zu sich kommen: in Ihre Mitte, in Ihr Zentrum ... indem Sie einfach den Empfindungen nachspüren, die Ihnen signalisieren, wie Sie zu sich kommen ... und dann spüren, wo Ihre Mitte spürbar wird ... im Becken-, Bauchbereich oder Brustbereich ... oder noch ganz woanders ... und, wenn Sie Ihre Mitte identifiziert haben, können Sie eine Hand dorthin legen ... und Ihrer Mitte nachspüren ... und mit Ihrer Aufmerksamkeit hier verankert bleiben ...
3. Hören Sie dann dem Tinnitus zu ... Nehmen Sie wahr, wie präsent das Geräusch jetzt gerade für Sie ist, und ordnen Sie die Intensität wieder einer Zahl zwischen 1 und 10 zu. Erforschen Sie nun die Qualität: Wie hört es sich gerade an? ...
4. Wenn das Geräusch, so, wie Sie es jetzt gerade hören, eine Farbe wäre, die vor Ihrem inneren Auge auftaucht, welche Farbe wäre das? ... Lassen Sie einfach eine Farbe aufsteigen ...
5. Beobachten Sie diese Farbe nun vor Ihrem inneren Auge, während Sie weiter ruhig ein- und ausatmen. ... Beobachten Sie die Einzelheiten dieser Farbe. Welche Helligkeit oder Schattierungen hat sie, welche Stofflichkeit vielleicht? ...
6. Wie weit dehnt sich die Farbe aus? ... Achten Sie darauf, wie sich die Farbe beim Ein- und Ausatmen jeweils verhält, ob sie zum Beispiel heller oder dunkler wird. ... Folgen Sie Ihrer

Beobachtung im weiteren Verlauf des Ein- und Ausatmens, bis die Farbe sich im Scheinwerfer Ihrer Aufmerksamkeit zu verändern beginnt und vielleicht etwas Neues vor Ihrem inneren Auge sichtbar wird. ...

7. Fahren Sie fort, auch dieses Neue aufmerksam zu erforschen. Wie verhält es sich beim Ein- und Ausatmen? Führen Sie diese Übung so lange durch, bis sich ein Gefühl der Entspannung, Gelassenheit oder der inneren Ruhe bei Ihnen einstellt.

Variation 2: Für musikalische Menschen

Eine immer wieder sehr erfolgreich praktizierte Variante dieser Übung ist es, sich dem Ohrgeräusch über aktives Musizieren zuzuwenden und dabei ganz neue Erfahrungen zu machen.

1. Erlauben Sie sich, mit Ihrem Ohrgeräusch auf eine Entdeckungsreise zu gehen, bei der Sie eine Zeitlang ungestört sind.
2. Nehmen Sie Ihr Instrument und versuchen Sie nun, für einige Zeit über das Ohrgeräusch zu improvisieren. Lassen Sie sich dabei von Ihrem Ohrgeräusch leiten, und lassen Sie sich überraschen, welche Klangbilder dabei entstehen.
3. Lassen Sie Töne und Harmonien im Dialog mit Ihrem Ohrgeräusch ganz von selbst entstehen, und machen Sie dies so oft und so lange Sie mögen.

TIPP: Nutzen Sie Ihre Stimme

Sie können für diese Übung auch Ihr natürliches »Instrument« nutzen: Ihre Stimme. Je nach Lust und Laune können Sie im Sinne der oben beschriebenen Weise improvisieren und sich beim »Tönen« von Ihrem Ohrgeräusch leiten lassen. Vielleicht wollen Sie dabei auch mit Obertönen experimentieren? – Nur zu!

3.4.6 Hyperakusis – Geräuschwiderstandskraft stärken

Ihre übermäßige Empfindlichkeit gegenüber Alltagsgeräuschen (Hyperakusis) hat Sie sich vielleicht aus der Welt der Klänge und Geräusche, das heißt aus vielen wertvollen Lebensbereichen zurückziehen lassen. Vielleicht haben Sie auch schnell das Gefühl, jede geräuschvolle Umgebung fliehen zu müssen, da Sie meinen, es nicht mehr auszuhalten. Dabei spielt doch das Leben genau da, wo Geräusche sind.

Selbst in der Ruhe eines Waldes oder einer Wiese gibt es verschiedene (entspannende) Geräusche. Nur da, wo das Leben nicht ist, herrscht Stille! Und gerade in der Ruhe oder Stille verändern sich Ihre inneren Hörfilter derart, dass sie für Schallreize durchlässiger, das heißt noch empfindlicher werden. Die Hyperakusis verstärkt sich somit in Ruhe geradezu. Ähnlich ist es, wenn wir aus langer Dunkelheit wieder ans Tageslicht kommen und feststellen, wie lichtempfindlich wir geworden sind.

Was führt dazu, dass sich so viele Betroffene derart zurückziehen? Nun, dabei spielt oft begleitend die Angst vor einer Hörschädigung mit Gehörverschlechterung oder einem Lauterwerden der Ohrgeräusche eine große Rolle. Und dennoch, Sie können beruhigt sein: Solange Sie sich nicht chronisch Schallpegeln von 85 dB und mehr (zum Beispiel Schleif-, Bohrmaschinen, Techno-Musik o. ä.) oder akut Schallpegeln von 130 dB und mehr (Knall, Explosionen, Düsen-Jet-Lärm o. ä.) aussetzen, haben Ihre Ohren bzw. die Filterstellen Ihrer Hörbahn grundsätzlich die Fähigkeit, sich auf eine geräuschvolle, das heißt belebte Umgebung neu einzustellen. Und das können Sie wieder lernen! Denn die gute Nachricht ist: Hörfilter lassen sich verändern, mit der audiometrisch messbaren Folge, dass die Unbehaglichkeitsschwelle wieder auf normale Werte steigt und sich der akustische Aktionsradius wieder erweitert.

Grundsätzlich ist es bei Hyperakusis hilfreich, wenn Sie sich zunächst Geräuschen aussetzen, die sie mögen, beispielsweise Ihrem Lieblingsgeräusch oder Ihrer Lieblingsmusik, und dabei die Lautstärke und Expositionsdauer sukzessive erhöhen. Dies ist sinnvoll, da alles, was wir mögen, also auch Ihre Lieblingsgeräusche/-musik, das Belohnungssystem aktivieren und damit die emotionalen und vegetativen Stressreaktionen dämpfen.

Die nächste Vorgehensstufe wäre dann, dass Sie sich stufenweise normalen Alltagsgeräuschen aussetzen und dabei mittels eines Ohrhörers Ihre Lieblingsgeräusche/-musik abspielen. Dabei sollte das Alltagsgeräusch aber für Sie hörbar sein (Jastreboff a. Jastreboff

2014, 2023). Sie nehmen Ihr positiv besetztes Geräusch also mit in den weiterhin wahrnehmbaren Geräuschkontext des Alltags (beispielsweise Verkehrslärm, Geschirrklappern).

Bevor wir nun zu unseren Übungen gehen, folgen noch einige Erläuterungen, damit Sie den Ablauf besser nachvollziehen können.

Wir hatten gesehen, dass bei der Hyperakusis offenbar auditive, zentralnervöse Filterprozesse eine wesentliche Rolle spielen (Jastreboff a. Jastreboff 2014, 2023). Diese biologischen Veränderungen sollten meines Erachtens allerdings immer auch im psycho-sozialen Kontext des betroffenen Menschen gesehen werden. Denn nach meiner Erfahrung tritt die Hyperakusis vor allem bei Menschen mit einseitig altruistischer Einstellung in Überforderungssituationen auf. Salopp gesagt: bei Menschen, die für »Gott und die Welt unterwegs sind, nur nicht für sich selbst«. Im Rahmen eines ganzheitlichen, bio-psycho-sozialen Symptom-Verständnisses wäre mit der Hyperakusis demnach ein Abgrenzungsthema verbunden, das sich dann unwillkürlich in der Geräuschüberempfindlichkeit ausdrückt und den Betroffenen tatsächlich zwingt, den geräuschvollen Kontext zu verlassen und so seinem Bedürfnis nachzugehen.

In der therapeutischen Erfahrung zeigt sich, dass die akustische Widerstandskraft bzw. Geräuschtoleranz der Betroffenen wieder steigt, wenn die Körperwahrnehmung, die Interozeption, sich verbessert und damit die vermehrte Wahrnehmung eigener Bedürfnisse mit respektvollen Abgrenzungsstrategien verbunden wird und psychische Energie gestärkt vorhanden ist.

Psychische Energie entsteht, wenn seelische Grundbedürfnisse erfüllt sind (Grawe 2004, Moller et al. 2006). Empirisch gut belegt sind die Grundbedürfnisse nach Orientierung und Kontrolle, nach Bindung, nach Lustgewinn und Unlustvermeidung sowie das Bedürfnis nach Selbstwerterhöhung (Grawe 2004). Mit der Befriedigung der genannten Bedürfnisse gehen meist kraftvolle emotionale Zustände einher, etwa Sicherheit, Halt und Geborgenheit, Wohlbefinden und Selbstwertgefühl. Psychosomatische Störungen gehen dagegen meist mit der Verletzung eines oder mehrerer dieser seelischen Grundbedürfnisse einher. Um Ihre psychische Energie und damit die Geräuschtoleranz zu erhöhen, starten Sie vor jeder Übung zur Geräuschexposition am besten mit einer Zentrierungsübung. Denn Anforderungen lassen sich besser in einem kraftvollen, ressourcenreichen Zustand meistern. Mit den folgenden Übungen können Sie dann Ihre akustische Widerstandskraft ausbauen und immer mehr die Begrenzungen der Geräuschüberempfindlichkeit (Hyperakusis) auflösen.

3.4.7 Erholungsraum (Audio)

Audio 11

Diese Übung hilft Ihnen, zunächst Abstand von etwaigen Belastungen und Stresserleben zu gewinnen, und dient der allgemeinen Ressourcenaktivierung.

Durchführung (ca. 20 Min.):

Zur Vorbereitung empfehle ich eine Basis-Übung, zum Beispiel die »Atemübung«.

1. Machen Sie es sich im Sitzen bequem ... gehen Sie mit Ihrer Aufmerksamkeit nach innen, indem Sie die Augen schließen... und Ihren Körper spüren, so wie er jetzt gerade da ist ... Ihre Füße auf dem Boden ... die Sitzfläche ... den Atem ... erlauben Sie, dass sich der Organismus mit jedem Ausatmen mehr und mehr entspannt ...
2. Nun möchte ich Sie bitten, an eine Situation zu denken, wo Sie einen Mangel an Energie spüren, vielleicht einen Mangel an Motivation, Elan, Esprit, Vitalität oder eine ganz andere Energieform, die Ihnen mangelt ... oder eine Situation, die Stress auslöst, wo Sie unter Druck kommen ..., eine innere Anspannung oder ein Engegefühl erleben ... Und vergegenwärtigen Sie sich einmal, was es da zu sehen gibt... zu hören ... die Gedanken, die Ihnen da durch den Kopf gehen ... und vor allem, was Sie spüren können im Körper ... vielleicht Leere, Druck, Enge oder noch etwas ganz anderes ...
3. Während Sie weiter an die Situation denken, möchte ich Sie bitten, Ihren Körper einmal von innen her zu spüren ... Wie erleben Sie Ihren inneren körperlichen Erlebensraum, wenn Sie in dieser Situation sind ... Wie ist da Ihr Raumgefühl? ... Ihr innerer Erlebensraum? ... Ist es hier eher weit oder eng? ... Erlauben Sie, dass auf diese Weise einfach vor Ihrem inneren

Auge das Bild eines Raumes entsteht, so wie es Ihrem inneren Erleben entspricht: Wie sind die Lichtverhältnisse in diesem Raum? ... Welche Farben herrschen hier vor? ... Wie sind der Boden, die Decke beschaffen, die Grenze? ... Wie ist die Temperatur? ... Wie geht es einem in diesem Raum? ...

4. Als Nächstes möchte ich Sie bitten, sich in diesem Raum einmal umzudrehen, sodass da eine wunderbar anmutende Tür sichtbar wird..., die Sie bisher noch gar nicht in Betracht genommen haben ...
5. Sie schauen die Türe an, nehmen den Türgriff in die Hand ... und öffnen diese Tür und betreten einen Raum, der auf angenehme Weise anders ist: das Licht ... die Weite ... die Farben ... so angenehm ... und Sie können sich einfach umschauen in diesem Raum, der so angenehm ist ... Wie ist dieser Raum beschaffen ... eingerichtet? ... Wo man sich einfach gut fühlt ... Wie ist die Temperatur? ... Sie können diesen Raum einfach auf sich wirken lassen ...der so angenehm ist ...
6. Und vielleicht mögen Sie sich dann erlauben, vor Ihrem inneren Auge wieder eine Tür sichtbar werden zu lassen, ... die in einen weiteren Raum, einen Nebenraum führt ..., wo es etwas Angenehmes, Wunderschönes zu sehen gibt ... eine Landschaft, Pflanzen, Tiere, Gegenstände ... ein Bild oder einen Film oder etwas ganz anderes ... Angenehmes, Wunderschönes ... einen Augenschmaus ..., und Sie können das einfach auf sich wirken lassen ... diese Augenweide ... in aller Ruhe ... in Ihrer Zeit ... diesen Anblick genießen ..., der so wohltuend ist ... und Ihnen das Gefühl gibt von Ewigkeit oder Zeitlosigkeit ... sich richtig sattzusehen ... und innerlich aufzutanken ... Und bleiben Sie noch einen Moment dabei oder zwei ... es zu genießen ... und ... erlauben Sie, dass die Seele Flügel bekommt ... und leicht wird ... schwebt ... und Sie können das einfach genießen in Ihrer Zeit ... der Zeitlosigkeit ...
7. Um sich dann aufzumachen in einen weiteren Raum, wo angenehme Körpererfahrungen auf Sie warten, ... Körperempfindungen, die angenehm sind: vielleicht eine Massage ... eine Berührung ... die Wärme oder Kühle ... oder andere Dinge so angenehm: eine Bewegung ... eine Aktivität vielleicht ..., die so gut tut ... sodass sich das Gefühl einstellt, ganz man selbst zu sein ...

8. ... bis Sie irgendwann spüren, dass es Sie in einen weiteren Raum zieht, wo es angenehm duftet ... wo köstliche Aromen auf Sie warten: vielleicht frisch ... oder lieblich ... oder würzig ... und mit jedem Atemzug spüren Sie mehr und mehr dieses Aroma ... das so angenehm ist, ... und es genau das ist, was ... Ihnen jetzt guttut ... und Sie nehmen das Ganze mit vollen Atemzügen auf ... dieses Aroma ... diesen Duft, der so viele angenehme Erinnerungen auslöst ... und einen auf neue Ideen kommen lässt ... Bilder ... Gedanken, die angenehm sind ...
9. Um sich dann allmählich aufzumachen in einen weiteren Raum ... wo ... es etwas Angenehmes zu schmecken gibt ... wo die eine oder andere angenehme Geschmackssensation auf Sie wartet ... Gaumenfreuden... und das kann ein Getränk sein ... oder eine Speise ..., die Sie so sehr lieben ... und sich einfach verwöhnen lassen mit dieser Köstlichkeit ... die Ihnen einfach guttut ... und erlauben, sich's dabei wirklich gut gehen zu lassen ...
10. Und dann nach einiger Zeit kommen Sie wieder in Ihrem Hauptraum ... an, der so angenehm ist ... mit all den angenehmen Eindrücken, und spüren in diesem Raum, wie es ist, ... ganz Sie selbst zu sein ... sei es liegend ... sitzend ... stehend oder noch ganz anders ...
11. Und erlauben einfach, dass vor Ihnen das Bild einer idealen Grenze nach draußen entsteht, wo Sie auf gute Weise ganz bei sich sein können und zugleich in Verbindung zu der Welt da draußen ... Wie sieht eine solche optimale Grenze aus? ... das kann eine Mauer sein, ein Zaun ... wo man drüberschauen kann ... und gut geschützt ist ... oder eine Wand mit einer Tür, die man öffnen und schließen kann ... oder noch etwas ganz anderes ... einfach auftauchen lassen, was eine optimale Grenze nach da draußen darstellt ... sodass man ganz gut bei sich sein kann und zugleich in Kontakt mit den Menschen und Dingen da draußen, den Sie selbst regulieren können ...
12. Und in dem Wissen, dass Sie immer wieder in diese Räume gehen können, die voller angenehmer Erfahrungen sind ... je nachdem, wie Sie dies gerade brauchen ... und es für Sie stimmig ist ...

13. ... können Sie mit Ihrer Aufmerksamkeit wieder ganz in ihrem Körper präsent sein, die Fußsohlen spüren, die Sitzfläche, den Atem, um dann Ihren Augen zu erlauben, sich zu öffnen, um ganz wach, frisch und erholt wieder im Hier und Jetzt und im Außen orientiert zu sein. Vielleicht wollen Sie sich recken und strecken, einen tiefen Atemzug nehmen, um wieder ganz da zu sein, frisch und ausgeruht.

Auswertung:

- *Spüren Sie Ihrer Energie und Lebendigkeit nach. Was ist anders als zu Beginn der Übung?*

Notieren Sie Ihre Wahrnehmung.

3.4.8 Zentrierung – Die Mitte spüren

Mit dieser Zentrierungsübung können Sie Ihre psychische Energie und damit Ihre Geräuschtoleranz erhöhen. Ich empfehle, sie vor jeder Übung zur Exposition mit Geräuschen zu praktizieren. So starten Sie besser mit einem ressourcenvollen Zustand.

Durchführung (ca. 3–5 Min.):

Zur Vorbereitung empfehle ich eine Basis-Übung, zum Beispiel die »Atemübung«.

1. *Zentrierung*: Ich lade Sie nun ein, sich eine Situation zu vergegenwärtigen, wo Sie ganz Sie selbst waren, ... zentriert ... in Ihrer Mitte ... in Ihrer Kraft ... jeder hat ja seine ganz eigene Art, zu sich zu kommen ... in der Natur, zu Hause oder sonst irgendwo ...

   Sie können auch Ihre Seele, Ihr kreatives Unbewusstes bitten. Lass doch einmal eine Situation vor meinem inneren Auge auftauchen, wo ich ganz ich selbst war ... egal wann und wo ... ganz in meiner Mitte ... und Sie können diese Situation jetzt noch einmal mit allen Sinnen erleben, mit all dem, was es da zu sehen gibt ..., zu riechen und schmecken ... und auch, was man spüren kann ... die Mitte ... das Zentrum ... das Ganz-selbst-Sein ... und wo im Körper das beginnt, spürbar zu werden ... und wie Sie merken, dass Sie zu sich selbst kommen ... in Ihre Kraft ... Ihre Mitte ... Ihr Zentrum ... und Sie können einmal nachspüren, wo im Körper Ihre Mitte, Ihr Zentrum mit der Situation vor Augen jetzt gerade am meisten spürbar ist ... oftmals ist es der Bauchbereich ... oder Brustbereich ... oder ganz woanders ... und wie spüren Sie hier Ihre Mitte? ... und, wenn es für Sie okay ist, können Sie eine Hand an diese Stelle legen, um Ihre Kraft noch stärker zu spüren ...

2. *Skalierung*: Spüren Sie nun einmal der Intensität nach: Wie stark spüren Sie die Präsenz Ihrer Mitte jetzt gerade auf einer Skala von 1 bis 10 (1 = minimal, 10 = maximal)?

   ... wenn die Präsenz Ihrer Mitte 5 oder weniger spürbar ist auf dieser Skala, lassen Sie eine weitere Situation vor Ihrem inneren Auge auftauchen, wo Sie ganz Sie selbst waren ..., bis Sie Ihre Mitte deutlich und kräftig spüren.

Begrenzungen der Hyperakusis auflösen (online-Arbeitsblatt)

Mit dieser Übung können Sie Ihren akustischen Aktionsradius erweitern. Dazu möchte ich Sie ermutigen, sich gestuft und mit einigen wenigen Vorbereitungen an Ihre Grenzen heranzuwagen.

Vorbereitungen:

1. Legen Sie eine Liste mit Geräuschen an, die Sie als stressig empfinden und die ungute Gefühle und Körperempfindungen bei Ihnen auslösen.
2. Tragen Sie diese Geräusche nach Stresslevel (0 = kein, 10 = maximal) in das Arbeitsblatt »Hierarchie stressiger Geräusche« ein (siehe Beispiel Abb.18).
3. Besorgen Sie sich einen App-gestützten Schallpegelmesser, beispielsweise die Lärm-App mit dem vom HNO-Berufsverband kostenlosen Download:

   iPhone: http://itunes.apple.com/de/app/larmapp/id465291587?mt=8

   Android-Smartphone: https://play.google.com/store/apps/details?id=de.monks.laermApp
   Weitere Apps finden Sie unter „Apps zur Lärmmessung", S. 227.

Hierarchie stressiger Geräusche

Tragen Sie bitte störende Geräusche nach Stress-Level (0 = kein, 10 = max.) ein, den es bei Ihnen auslöst.

Arbeitsblatt

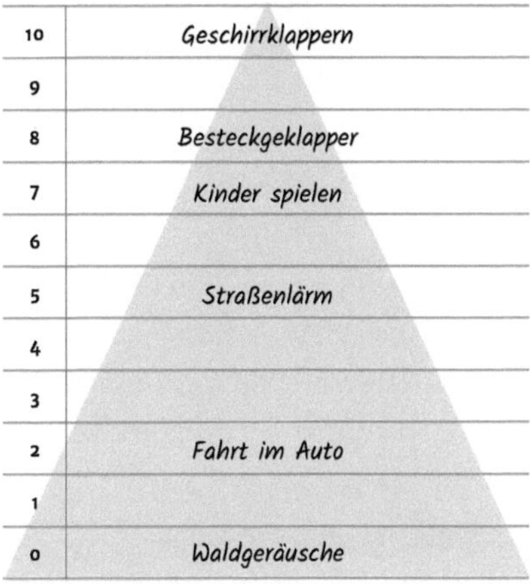

10 Geschirrklappern
9
8 Besteckgeklapper
7 Kinder spielen
6
5 Straßenlärm
4
3
2 Fahrt im Auto
1
0 Waldgeräusche

Abb. 18: Beispiel Arbeitsblatt »Hierarchie stressiger Geräusche«

Zur Einordnung des Schallpegels dient Ihnen die folgende Übersicht:

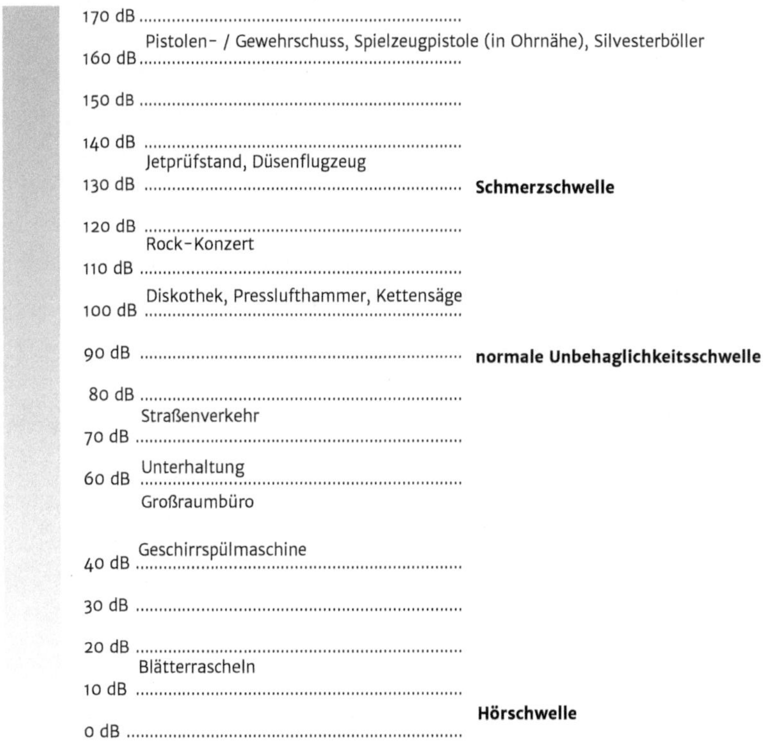

170 dB
Pistolen- / Gewehrschuss, Spielzeugpistole (in Ohrnähe), Silvesterböller
160 dB
150 dB
140 dB
Jetprüfstand, Düsenflugzeug
130 dB
Schmerzschwelle
120 dB
Rock-Konzert
110 dB
Diskothek, Presslufthammer, Kettensäge
100 dB
90 dB
normale Unbehaglichkeitsschwelle
80 dB
Straßenverkehr
70 dB
Unterhaltung
60 dB
Großraumbüro
Geschirrspülmaschine
40 dB
30 dB
20 dB
Blätterrascheln
10 dB
Hörschwelle
0 dB

Abb. 19: Schallpegel einiger Geräuschquellen

Durchführung:

Zur Vorbereitung empfehle ich die Übung »Zentrierung«.

1. Wählen Sie aus Ihrer Liste »Hierarchie stressiger Geräusche« ein Geräusch mit dem geringsten Stresslevel aus, mit dem Sie beginnen wollen.
2. Suchen Sie (gern auch mit einem Partner) nun diese Geräuschsituation für eine bestimmte Zeit auf (beispielsweise Straße, Marktplatz, Café, Restaurant, Konzert, Theaterstück).
3. Messen Sie mit Ihrem Schallpegelmesser den Schallpegel der Geräuschquelle aus und vergewissern sich, dass – auch wenn Sie das Geräusch als unangenehm empfinden – der gemessene Wert nicht im schädlichen Bereich liegt (unter 130 dB). Das wird Sie wahrscheinlich beruhigen.
4. Während Sie sich in dieser Geräuschsituation befinden, achten Sie bitte darauf, welches Gefühl entsteht. Achten Sie auf die Qualität dieses Gefühls (Angst, Wut, Resignation ...). ... Wo im Körper können Sie es spüren? ... Statt jedoch wie bisher die Situation zu verlassen, bleiben Sie einmal dabei. ... Atmen Sie ruhig und achten darauf, wie sich das Gefühl verändert. ...
5. Den Zeitrahmen für das »Bleiben« wählen Sie selbst. Und bitte so, dass diese Erfahrung für Sie wirklich eine Erweiterung Ihrer Grenzen bedeutet, beispielsweise zunächst 5 Minuten »über die Zeit« bleiben und diesen Zeitrahmen immer weiter ausdehnen.
6. Achten Sie während dieser Zeit vor allem auf die Dinge, die Ihnen helfen, in dieser Situation zu bleiben (etwa Fokussierung auf den Atem, die Fußsohlen).
7. Wiederholen Sie die Exposition mit diesem Geräusch, bis die Stressreaktion nachlässt und nicht mehr auftaucht.

Auswertung:

- *Was ist anders als zu Beginn der Übung?*

Notieren Sie Ihre Erfahrung.

3.4.9 Geräuschwiderstandskraft trainieren (Audio)

Audio 12

In dieser Übung werde ich Sie nach einer einleitenden Zentrierung, wo Sie sich mit Ihrer Kraft verbinden können, an verschiedene alltägliche Geräuschsituationen heranführen. Ich werde Sie dabei jeweils anregen, auf kreative Weise mit Ihrem Zentrum verbunden zu bleiben bzw. wieder in Ihre Kraft zu kommen.

Sie können die Intensität dieser Übung durch Lautstärkeregelung innerhalb normaler Grenzen selbst einstellen und auch die Länge der Übung selbst bestimmen. Die ganze Übung dauert ca. 25 Minuten und hat mehrere Sequenzen. Achten Sie Ihre Grenzen! Wie beim Sporttraining auch beenden Sie die Übung selbst, wenn Sie den Eindruck haben, dass es genug ist.

Durchführung (ca. 25 Min.):

Einleitung: Atemübung.

Zentrierung: Ich lade Sie nun ein, sich eine Situation zu vergegenwärtigen, wo Sie ganz Sie selbst waren, ... zentriert ... in Ihrer Mitte ... in Ihrer Kraft ..., jeder hat ja seine ganz eigene Art, zu sich zu kommen ... in der Natur, zu Hause oder sonst irgendwo ...

Sie können auch Ihre Seele, Ihr kreatives Unbewusstes bitten: Lass doch einmal eine Situation vor meinem inneren Auge auftauchen, wo ich ganz ich selbst war ... egal wann und wo ... ganz in meiner Mitte ..., und Sie können diese Situation jetzt noch einmal mit allen Sinnen erleben, mit all dem, was es da zu sehen gibt ..., zu riechen und schmecken ..., und auch, was man spüren kann ... die Mitte ... das Zentrum ... das Ganz-selbst-Sein ... und wo im Körper das beginnt, spürbar zu werden ... und wie Sie merken, dass Sie zu sich selbst kommen ... in Ihre Kraft ... Ihre Mitte ... Ihr Zentrum ..., und Sie können einmal nachspüren, wo im Körper Ihre Mitte, Ihr Zentrum, mit der Situation vor Augen, jetzt gerade am meisten spürbar ist ... oftmals ist es der Bauchbereich ... oder Brustbereich ... oder ganz woanders ... und wie spüren Sie hier Ihre Mitte? ... und, wenn es für Sie okay ist, können Sie eine Hand an diese Stelle legen, um Ihre Kraft noch stärker zu spüren ...

Skalierung: Spüren Sie nun einmal der Intensität nach: Wie stark spüren Sie die Präsenz Ihrer Mitte jetzt gerade auf einer Skala von 1 bis 10 (1 = minimal, 10 = maximal)? ...

... wenn die Präsenz Ihrer Mitte 5 oder weniger spürbar ist auf dieser Skala, lassen Sie eine weitere Situation vor Ihrem inneren Auge auftauchen, wo Sie ganz Sie selbst waren ... bis Sie Ihre Mitte deutlich und kräftig spüren.

Exposition: Nun, wenn Sie Ihre Mitte, Ihr Zentrum spüren ... und so mit Ihrer Kraft verbunden sind ... hören Sie gleich die erste Geräuschsituation, und ich bitte Sie, dabei Folgendes zu prüfen: Führt Sie dies eher hin zu Ihrem Zentrum oder eher weg? Wenn es Sie eher wegführt, finden Sie einen Weg, wieder ins Zentrum zu kommen, beispielsweise über den Atem, innere Bilder, die Körperhaltung oder anderes ...

1. Geräusch (Bachplätschern): Führt Sie dies eher hin zu Ihrem Zentrum oder eher weg? Wenn es Sie eher wegführt, finden Sie einen Weg, wieder ins Zentrum zurückzukommen.
2. Geräusch (Straßenlärm): Führt Sie dies eher hin zu Ihrem Zentrum oder eher weg? Wenn es Sie eher wegführt, finden Sie einen Weg, wieder ins Zentrum zurückzukommen.
3. Geräusch (Kaminfeuer-Knistern): Führt Sie dies eher hin zu Ihrem Zentrum oder eher weg? Wenn es Sie eher wegführt, finden Sie einen Weg, wieder ins Zentrum zurückzukommen.
4. Geräusch (Gelächter): Führt Sie dies eher hin zu Ihrem Zentrum oder eher weg? Wenn es Sie eher wegführt, finden Sie einen Weg, wieder ins Zentrum zurückzukommen.
5. Geräusch (Waldgeräusche): Führt Sie dies eher hin zu Ihrem Zentrum oder eher weg? Wenn es Sie eher wegführt, finden Sie einen Weg, wieder ins Zentrum zurückzukommen.
6. Geräusch (Geschirr-/Besteckgeklapper): Führt Sie dies eher hin zu Ihrem Zentrum oder eher weg? Wenn es Sie eher wegführt, finden Sie einen Weg, wieder ins Zentrum zurückzukommen.
7. Geräusch (Ruderboot/Wasserplätschern): Führt Sie dies eher hin zu Ihrem Zentrum oder eher weg? Wenn es Sie eher wegführt, finden Sie einen Weg, wieder ins Zentrum zurückzukommen.
8. Geräusch (Bahnhofshalle): Führt Sie dies eher hin zu Ihrem Zentrum oder eher weg? Wenn es Sie eher wegführt, finden Sie einen Weg, wieder ins Zentrum zurückzukommen.

9. Geräusch (Bachplätschern): Führt Sie dies eher hin zu Ihrem Zentrum oder eher weg? Wenn es Sie eher wegführt, finden Sie einen Weg, wieder ins Zentrum zurückzukommen.
10. Geräusch (Applaus): Führt Sie dies eher hin zu Ihrem Zentrum oder eher weg? Wenn es Sie eher wegführt, finden Sie einen Weg, wieder ins Zentrum zurückzukommen.
11. Geräusch (Meeresrauschen): Führt Sie dies eher hin zu Ihrem Zentrum oder eher weg? Wenn es Sie eher wegführt, finden Sie einen Weg, wieder ins Zentrum zurückzukommen.
12. Geräusch (Baustelle/Presslufthammer): Führt Sie dies eher hin zu Ihrem Zentrum oder eher weg? Wenn es Sie eher wegführt, finden Sie einen Weg, wieder ins Zentrum zurückzukommen.
13. Geräusch (Waldgeräusche): Führt Sie dies eher hin zu Ihrem Zentrum oder eher weg? Wenn es Sie eher wegführt, finden Sie einen Weg, wieder ins Zentrum zurückzukommen.

Und Sie können wieder Ihre Mitte spüren ... Ihr Zentrum ... den Atem ... und sich ausruhen ... und mit einem Teil Ihrer Aufmerksamkeit weiterhin Ihr Zentrum spüren, auch wenn Sie Ihre Augen öffnen, um sich ganz wach und frisch auch wieder im Außen zu orientieren.

Wir sind nun am Ende dieser Übungsabfolge. Sie können stolz auf sich sein.

Auswertung:

- *Was sind Ihre Erfahrungen bei der Übung?*

Notieren Sie das Wesentliche.

Mit jedem Durchgang trainieren Sie Ihre Hörfilter auf normale Empfindlichkeit und zugleich Ihre Stressresistenz. Denn Sie können diese Strategie des Zentrierens und des Wiederverbindens mit sich selbst auch auf andere Stressoren übertragen.

3.5 Hilfreiche Anregungen zum Schluss

Auch wenn die Übungen dieses Buches Ihnen dabei helfen, Ihrem Wunschzustand ein wenig näherzukommen, werden sich sicherlich auch hin und wieder Schwierigkeiten einstellen. Das ist völlig normal.

3.5.1 Das Erreichte schätzen – Von »Rückfällen« und »Ehrenrunden«

In der Natur gibt es keine lineare Entwicklung. Immer wieder können alte Verhaltens- und Erlebensmuster im Umgang mit dem Tinnitus wiederkehren, was viele Betroffene als »Rückfall« bezeichnen. Das Wort »Rückfall« suggeriert allerdings, dass Sie einen Schritt in Ihrer Entwicklung zurückgefallen sind, was prinzipiell nicht geht. Denn niemand macht zweimal dieselbe Erfahrung.

»Niemand steigt zweimal in denselben Fluss.«
Heraklit

Wenn Sie eine Wiederkehr alter Verhaltens- und Erlebensmuster mit dem Ohr- oder Kopfgeräusch erleben, heißt dies nur, dass es noch etwas zu lernen gibt, und sei es, mit solchen scheinbaren »Rückfällen« anders umzugehen.

Oft kommt es vor, dass Betroffene sich oder andere abwerten, wenn das Erreichte hinter dem Erwarteten zurückbleibt: »Was habe ich nur falsch gemacht, dass der Tinnitus wieder so laut ist?«, »Ich habe nichts gelernt«, »Alle Anstrengungen waren umsonst«, »Das hat alles nichts gebracht«, »Ich bin ein hoffnungsloser Fall.« Sie können selbst prüfen, ob es Ihnen als Betroffenem mit solchen Aussagen besser oder eher schlechter geht. Wenn es Ihnen damit schlechter geht, empfehle ich statt destruktiver Selbstkritik einen wertschätzenden und liebevollen oder zumindest freundlichen Umgang mit sich selbst. Denn dann stehen Ihnen mehr Ressourcen zur Verfügung. Sie haben auch nichts »falsch« gemacht, wenn der Tinnitus wieder laut ist, denn der Organismus straft nicht, er gibt Feedback.

Wenn sich das »Alte« wiederholt, nehmen Sie es als »Ehrenrunde« (Schmidt 2004). Damit würdigen Sie das, was Sie schon erreicht haben, und zugleich Ihr altes, oft monate- oder jahrelang praktiziertes Verhaltensmuster mit dem Ohrgeräusch, das gegenüber dem neuen schließlich die längere Tradition hat.

3.5.2 Das Unvermeidbare planen

Zur Vorbeugung hat es sich bewährt, einen solchen vermeintlichen »Rückfall« einmal bewusst durchzuspielen (Schmidt 2004). Mir ist klar, dass Sie eigentlich alles andere wollen, nur nicht das. Und dennoch sollten Sie es tun.

So merkwürdig es sich anhört: Das Problem mit dem Tinnitus tritt zwar auf, ohne dass Sie es wollen (also unwillkürlich), und doch geschieht es nicht ohne Sie. Meist müssen Sie sogar (unbewusst) etwas Bestimmtes tun, um das Problem als solches zu erleben – genauso das Gewünschte.

Um die bislang unbewussten Elemente zu beleuchten, die dazu beitragen, dass es Ihnen mit Ihrem Ohrgeräusch wieder einmal schlechter gehen könnte, beantworten Sie sich doch einmal folgende provokative Fragen.

Gesetzt den Fall, Sie wollten Ihr Tinnitus-Problem oder das Geräusch verewigen beziehungsweise verschlimmern:

- *Wie könnten Sie das tun? Was müssten Sie dann denken (über sich selbst, das Ohrgeräusch)?* (beispielsweise: »Warum ist er heute denn wieder so laut?«, »Wenn der Tinnitus laut ist, geht's mir schlecht.«)
- *Was müssten Sie dann glauben?* (beispielsweise: »Wenn der Tinnitus morgens laut ist, kann man den Tag vergessen.«)
- *Was müssten Sie dann spüren?* (beispielsweise Ärger, Hilflosigkeit)
- *Was müssten Sie dann tun (oder lassen)?* (beispielsweise: bloß keine schönen Dinge tun, möglichst passiv sein, grübeln)

Notieren Sie Ihre Antworten.

3.5.3 Neues entwickeln

Wenn Sie auf diese Weise erforscht haben, was Sie tun könnten, um das Tinnitus-Problem zu verschlimmern, ergeben sich daraus fast zwangsläufig Alternativen, was Sie stattdessen tun können, um das Problem mit dem Ohrgeräusch zu verringern oder gar zu verabschieden. Wahrscheinlich gab es auch »Problemlücken«, also Zeiten, wo das Tinnitus-Problem oder das Geräusch selbst in den Hintergrund getreten ist. Da wäre es gut herauszufinden, wie diese öfter und länger auftreten könnten, insbesondere, wie Sie dies unterstützen könnten. Beantworten Sie dazu folgende Fragen:

- *Wenn Sie wollten, dass es Ihnen mit dem Geräusch ein Stück weit besser geht, wie könnten Sie Ihr Wohlbefinden steigern?*
- *Was müssten Sie dann denken (von sich, über das Geräusch)?* (beispielsweise »Jeder Tag ist anders und ermöglicht mir neue Erfahrungen.«)
- *Was müssten Sie dann glauben?* (beispielsweise »Wenn der Tinnitus morgens laut ist, mache ich mir einen schönen Tag.«)
- *Was müssten Sie dann spüren?* (beispielsweise Wohlwollen, Liebe zu sich selbst)
- *Was müssten Sie dann tun (oder lassen)?* (beispielsweise einen Spaziergang in der Natur unternehmen, sinnlich genießen statt grübeln)

Notieren Sie Ihre Antworten.

3.5.4 Altes mit Neuem verbinden

Mit diesen beiden Listen haben Sie eine Art »Gebrauchsanweisung«, sowohl zur Verschlimmerung des Problemerlebens als auch zur Einleitung und Verstärkung des gewünschten Lösungserlebens mit dem Geräusch.

Lassen Sie sich durch die einzelnen Punkte der Problemliste oder durch das Ohrgeräusch selbst daran erinnern, was Sie *stattdessen* tun können (Lösungsseite) – ähnlich wie Hunger Sie zum Essen führt. Auf diese Weise führt Ihre Entwicklung zwar nicht geradlinig zum Neuen, aber vielleicht über ein paar »Ehrenrunden« weiter zu etwas, das die guten Seiten des »Alten« mit den Vorteilen des »Neuen« verbindet.

»Die Sicht des richtigen Fehlers hilft uns, falsche Richtigkeiten loszulassen, die unser Leben arm gemacht haben.«

Matthias Varga von Kibéd

TIPP: Problem- und Lösungserleben – Beides geht nicht ohne Sie!
Notieren Sie Ihre Antworten auf die obigen Fragen am besten in der folgenden Spaltenform:

1. »Problemverstärker«	2. »Lösungserleichterer«
Beispiele: So oft es geht kontrollieren, wie laut der Tinnitus ist. Bloß keine schönen Dinge tun, stattdessen möglichst oft darüber nachdenken, warum der Tinnitus so laut ist. Alles, was ich tue, daraufhin prüfen, ob der Tinnitus lauter oder leiser wird.	Beispiele: Das Ohrgeräusch »links liegen lassen«, weil dieses ewige Auf und Ab sowieso immer dasselbe ist. Schönes genießen, anstatt zu grübeln. Spüren statt denken. Dinge tun, die spürbar Spaß und Freude bereiten.
[Ihre Einträge:]	
...	...

Anhang

Das Wichtigste in Kürze

Was ist Tinnitus?

Tinnitus ist der Fachausdruck für Töne oder Geräusche, die ohne äußere Schallquelle in den Ohren oder im Kopf wahrgenommen werden und sich als Pfeifen, Rauschen, Summen, Zischen, Brummen oder Ähnliches bemerkbar machen.

Was ist Hyperakusis?

Hierunter versteht man eine erhöhte Geräuschempfindlichkeit, die etwa 40 Prozent der Tinnitus-Betroffenen bemerken. Ursache ist meist, dass die Hörfilter im Gehirn zu durchlässig sind, sodass bereits normale Alltagsgeräusche als unangenehm empfunden werden. Stille verstärkt das Problem, daher sollte man bei Hyperakusis die Stille vermeiden und sich Klängen und Geräuschen mäßiger Lautstärke durchaus aussetzen (beispielsweise Musik, Rauschen eines Baches oder Wasserfalls).

Was bringt eine Therapie bei anhaltend störendem Tinnitus?

Heute existieren sehr effektive Therapieverfahren, die bei anhaltend störendem Tinnitus helfen, das Ohrgeräusch neu zu bewerten, die Hörwahrnehmung günstig zu beeinflussen, die Tinnitus-Belastung zu senken, unnötigen Stress im Alltag zu reduzieren sowie den Schlaf und die Lebensqualität entscheidend zu verbessern. So gelingt es vielen Betroffenen, dem Ohrgeräusch mit Gelassenheit und innerer Ruhe zu begegnen und sich wieder anderen, freudvollen Lebensbereichen zuzuwenden.

Was tun bei plötzlich auftretendem Tinnitus?

Vor allem: Ruhe bewahren, denn akuter Tinnitus ist kein Notfall! Bei etwa 35 bis 45 Prozent der Menschen treten Ohrgeräusche vorübergehend auf und verschwinden in mehr als der Hälfte der Fälle von selbst innerhalb weniger Tage. Anhaltende Ohrgeräusche sollten, insbesondere bei gleichzeitiger Hörminderung oder Schwindel, innerhalb einer Woche durch Höruntersuchungen beim HNO-Arzt abgeklärt und gegebenenfalls behandelt werden.

Was kann ich tun, um dem Tinnitus-Leiden vorzubeugen?

Angst und Stress sind die größten Tinnitus-Verstärker und können einem Tinnitus-Leiden Vorschub leisten. Sorgen Sie also nach Möglichkeit für eine gelassene und ruhige innere Grundstimmung und lenken Sie Ihre Aufmerksamkeit auf das, was Sie im Leben wirklich interessiert und Ihnen Spaß oder Freude macht!

Audio-Material zum Buch

Hinweise zur Anwendung

Bitte hören Sie die Audio-Titel nur, wenn Sie ungestört sind. Ungeeignet sind Situationen, wo Ihre volle Aufmerksamkeit anderweitig erforderlich ist, zum Beispiel im Straßenverkehr. Zum Hören der Audio-Titel schaffen Sie sich einen Raum, wo Sie ganz bequem und ungestört für sich sein und sich gut entspannen können. Ansonsten beachten Sie die Hinweise auf Seite 148 und 161. Sie haben hier ein fundiertes, sorgsam ausgewähltes Übungsprogramm, mit dem ich Ihnen viel Freude und eine angenehme Zeit wertvoller Erfahrungen wünsche!

Audio-Titel-Liste

Audio-Files Titel	Dauer
0. Hinweise zur Anwendung des Audioprogramms	1:35
1. Atemübung	9:53
2. Unterschiede der Entspannung	3:07
3. Ruhebild	6:27
4. Haltungsänderung	4:01
5. Reaktion auf Tinnitus verändern	9:16
6. Bilateral-Training	14:36
7. Tinnitus Wahrnehmung mit Farben verändern	11:43
8. Tinnitus – Auslöser einer Kaskade angenehmer Erfahrungen	14:58
9. Tinnitus-Distanzierung und Neuausrichtung	22:36
10. Mentale Entlastung und Erholung	16:55
11. Erholungsraum	16:55
12. Geräusch-Widerstandskraft trainieren	24:54

Gesamt: 2:38:00

Audio-Aufnahmen und Schnitt: Michael Summ, acoustic media, Freiburg
Konzipiert und gesprochen von PD Dr. med. Uwe H. Ross, Freiburg

Hilfreiche Apps und Links

Kurzversion des Tinnitus-Fragebogens zum individuellen Belastungsgrad: Mini-TF12 (Goebel u. Hiller 2004), Deutsche Tinnitus Liga: https://www.tinnitus-liga.de/tinnitus/tinnitus-schweregrad-test/

Geräusch-App: *Mynoise*
App zum cleveren Mixen einer Vielzahl angenehmer Geräusche und Klänge: https://mynoise.net/

Tinnitus-Therapie, App-gestützt: *Kalmeda*
https://www.kalmeda.de/

Apps zur Lärmmessung
„Lärm"-App des HNO-Berufsverbands:
für iPhone: https://apps.apple.com/de/app/l%C3%A4rmapp/id465291587
für Android: https://play.google.com/store/apps/details?id=de.monks.laermApp

„Schallpegelmesser Tester" (iPhone): https://apps.apple.com/de/app/schallpegelmesser-tester/id1093419762

Dezibel X – dBA Lärm Messgerät (iPhone): https://apps.apple.com/de/app/dezibel-x-dba-l%C3%A4rm-messger%C3%A4t/id448155923

„Schallmessung" (für Android): https://play.google.com/store/apps/details?id=app.melon.sound_meter

Depression und Ängste: *Selfapy*
https://www.selfapy.com/

Schlafstörungen: *Somnio*
https://somn.io/

Verzeichnis Digitale Gesundheitsanwendungen (DiGA)
https://diga.bfarm.de/de/verzeichnis

Online-Resilienztraining
https://www.studicare.com/resilienz

Lebenssinn
https://www.sinnforschung.org/

Bücher, die weiterhelfen

D'Amelio R., H. Schaaf u. D. Kranz (2021): Module für die Tinnitus-Behandlung: Counseling, Psychoedukation und Psychotherapie. Göttingen (Hogrefe).

Damasio A. R. (1994): Descartes' Irrtum. Fühlen, Denken und das menschliche Gehirn. München (List).

Gößling, H. W. (2021): Besser schlafen mit Selbsthypnose. Das Fünf-Wochen-Programm für Aufgeweckte. Heidelberg (Carl-Auer), 2. Aufl.

Gößling, H. W. (2023): Hypnose für Aufgeweckte. Hypnotherapie bei Schlafstörungen. Heidelberg (Carl-Auer), 3., vollst. überarb. u. erw. Aufl.

Kröner-Herwig B., B. Jäger u. G. Goebel (2010): Tinnitus: Kognitiv-verhaltenstherapeutisches Behandlungsmanual. Mit Online-Materialien. Weinheim (Beltz).

Meiss, O. (2023): Hypnosystemische Therapie bei Depression und Burnout. Heidelberg (Carl-Auer).

Revenstorf, D. u. R. Zeyer (2019): Hypnose lernen. Anleitungen zur Selbsthypnose für mehr Leistung und weniger Stress. Heidelberg (Carl-Auer), 13. Aufl.

Storch, M. (2012): Das Geheimnis kluger Entscheidungen: Von Bauchgefühl und Körpersignalen. München (Piper), 13. Aufl.

Wilhelm-Gößling, C., C. Schweizer, C. Dürr, K. Fuhr, u. D. Revenstorf (2020): Hypnotherapie bei Depressionen: Ein Manual für Psychotherapeuten. Stuttgart (Kohlhammer).

Adressen, die weiterhelfen

Deutsche Tinnitus-Liga (DTL) e. V.
Am Lohsiepen 18
D-42353 Wuppertal
Tel.: +49 (0) 202 246 52-0
www.tinnitus-liga.de

Deutsche Gesellschaft für Manuelle Medizin e. V.
Lindauer Str. 16
D-88069 Tettnang
Tel. +49 (0) 171 286 43 59
www.dgmm.de

Institut für Klang-Massage-Therapie nach Peter Hess
Ortheide 29,
D-27305 Bruchhausen-Vilsen
Tel. +49 (0) 42 52 93 89 114
www.peter-hess-institut.de

Milton H. Erickson Gesellschaft für Klinische Hypnose (MEG) e. V.
Waisenhausstraße 55
D-80637 München
Tel. +49 (0) 89 34 02 97 20
www.meg-hypnose.de
https://hypnose.de

Deutsche Gesellschaft für Ärztl. Hypnose und autogenes Training (DGÄHAT)
www.dgaehat.de

Deutsche Gesellschaft für Hypnose und Hypnotherapie (DGH)
www.dgh-hypnose.de

Schweiz

Schweizerische Tinnitus-Liga (STL)
Thermenstrasse 5
CH-4310 Rheinfelden
Tel. +41 61 833 03 45
www.tinnitus-liga.ch

Schweizer Gesellschaft für medizinische Hypnose (SMSH)
www.smsh.ch

Österreich

Österreichische Tinnitus-Liga (ÖTL)
Schmerlingstraße 6
A-6020 Innsbruck
Tel: +43 (0) 676 915 21 79
www.oetl.at oder www.tinnitus.at

Milton Erickson Gesellschaft für klinische Hypnose und Kurzzeittherapie, Austria (MEGA)
www.hypno-mega.at

Bildnachweis

Illustrationen: Ohr, Hörschnecke, Hörbahn (Abb. 1, 2, 4): Ingrid Schobel, Hannover

Sonstige Grafiken: Uwe H. Ross

Fotos:

Abb. 3a, b, c: Prof. Dr. med. Gebhard Reiss, Institut für Anatomie und klinische Morphologie, Universität Witten/Herdecke, Witten

Abb. 10: Cave Paintings, Lascaux Caves, Peter80, CC, BY-SA 3.0, https://commons.wikimedia.org/w/index.php?curid=2416632

Abb. 11: https://pixabay.com/illustrations/egyptian-design-man-woman-priest-1822015/

Abb. 13: Wikimedia, https://commons.wikimedia.org/w/index.php?curid=2416632

Abb. 14: Copyright: Milton Erickson Foundation, 2014. Mit freundlicher Genehmigung

Literatur

Alvarado, J. C., V. Fuentes-Santamaría, P. Melgar-Rojas, M. C. Gabaldón-Ull, J. J. Cabanes-Sanchis a. J. M. Juiz (2020): Oral antioxidant vitamins and magnesium limit noise-induced hearing loss by promoting sensory hair cell survival: Role of antioxidant enzymes and apoptosis genes. *Antioxidants* 9 (12): 1177.

American Psychological Association (2014): The Road to Resilience. Verfügbar unter: https://advising.unc.edu/wp-content/uploads/sites/341/2020/07/The-Road-to-Resiliency.pdf [10.5.2024].

Andersson, G., N. Lindvall, T. Hursti a. P. Carlbring (2002): Hypersensitivity to sound (hyperacusis): A prevalence study conducted via the internet and post. *Int J Audiol* 41: 545–54.

Antonovsky, A. (1987) Unraveling the mystery of health. How people manage stress and stay well. Francisco (Jossey-Bass). [dt. (1997): Salutogenese. Zur Entmystifizierung der Gesundheit. Deutsche erweiterte Ausgabe von A. Franke. Tübingen (dgvt).]

Asnis, G. M., M. Henderson, C. Sylvester, M. Thomas, M. Kiran a. G. De La Richard (2021): Insomnia in tinnitus patients: A prospective study finding a significant relationship. *Int Tinnitus J.* 24 (2): 65–9.

Attanasio, G., F. Y. Russo, R. Roukos, E. Covelli, G. Cartocci a. M. Saponara (2013): Sleep architecture variation in chronic tinnitus patients. *Ear and Hearing* 34 (4): 503–507.

Attias, J., Z. Shemesh, S. Haim, S. Gold, C. Shoham a. D. Garaggi (1993): Comparison between self-hypnosis, masking and attentiveness for alleviation of chronic tinnitus. *Audiology* 32: 205–212.

AWMF (2017): S3-Leitlinie Nicht erholsamer Schlaf/Schlafstörungen. Deutsche Gesellschaft für Schlafforschung und Schlafmedizin Leitlinie 063/003: 1–44.

AWMF (2021): S3-Leitlinie Chronischer Tinnitus. Leitlinien der Deutschen Gesellschaft für Hals-Nasen-Ohren-Heilkunde, Kopf- und Halschirurgie. Leitlinie 017/064: 1–108.

Bardy, F., L. Jacquemin, C. L. Wong, M. R. D. Maslin, S. C. Purdy a. H. Thai-Van H (2024): Delivery of internet-based cognitive behavioral therapy combined with human-delivered telepsychology in tinnitus sufferers through a chatbot-based mobile app. *Front. Audiol. Otol.* 1: 1302215.

Baumeister, R. F., E. Bratslavsky, C. Finkenauer a. K. D. Vohs (2001): Bad is stronger than good. *Review of general psychology* 5 (4): 323–370.

Beck, J., E. Loretz u. B. Rasch (2021): Exposure to relaxing words during sleep promotes slow-wave sleep and subjective sleep quality. *Sleep* 44 (11): zsab148.

Bengel, J. u. L. Lyssenko (2012): Resilienz und psychologische Schutzfaktoren im Erwachsenenalter. Stand der Forschung zu psychologischen Schutzfaktoren von Gesundheit im Erwachsenenalter (Forschung und Praxis der Gesundheitsförderung, Bd. 43). Köln (BZgA).

Benson H et al. (1974): The relaxation response. *Psychiatry* 37: 37–46.

Beukes, E. W., G. Andersson, P. M. Allen, V. Manchaiah a. D. M. Baguley (2018): Effectiveness of guided internet-based cognitive behavioral therapy vs face-to-face clinical care for treatment of tinnitus: A randomized clinical trial. *JAMA Otolaryngology – Head & Neck Surgery* 144 (12): 1126–1133.

Biesinger, E., C. Heiden, V. Greimel, T. Lendle, R. Höing u. K. Albegger (1998): Strategien in der ambulanten Behandlung des Tinnitus. *HNO* 46: 157–169.

Biesinger, E., U. Kipman, S. Schätz a. B. Langguth (2010): Qigong for the treatment of tinnitus: a prospective randomized controlled study. *J Psychosom Res* 69: 299–304.

Biesinger, E., A. Reisshauer u. B. Mazurek (2008): Die Rolle der Halswirbelsäule und des Kiefergelenks bei Tinnitus. Der sog. somatosensorische Tinnitus (SST). *HNO* 56 (7): 673–677.

Biswas, R. a. D. A. Hall (2021): Prevalence, incidence, and risk factors for tinnitus. *Curr Top Behav Neurosci* 51: 3–28.

Biswas, R., A. Lugo, M. A. Akeroyd, W. Schlee, S. Gallus a. D. A. Hall (2022): Tinnitus prevalence in Europe: A multi-country cross-sectional population study. *The Lancet Regional Health – Europe* 12: 1–10.

Bo, L. D., S. Forti, U. Ambrosetti, C. Serena, D. Mauro, G. Ugazio a. A. Mancuso (2008): Tinnitus aurium in persons with normal hearing: 55 years later. Otolaryngology—Head and Neck Surgery 139 (3): 391–394.

Böhmer, M. C., P. la Cour a. T. Schnell (2022): A randomized controlled trial of the sources of meaning card method: A new meaning-oriented approach predicts depression, anxiety, pain acceptance, and crisis of meaning in patients with chronic pain. *Pain Medicine* 23 (2): 314–325.

Bongartz, P. u. B. Bongartz (2019): Trancesprache – die anthropologische Perspektive. *Hypnose-ZHH* 14 (1+2): 9–43.

Bröckelmann, A. K., C. Steinberg, C. Dobel, L. Elling, P. Zwanzger, C. Pantev a. M. Junghöfer (2013): Affect-specific modulation of the N 1m to shock-conditioned tones: Magnetoencephalographic correlates. *European Journal of Neuroscience* 37 (2): 303–315.

Buechner, A., A. Lesinski-Schiedat, P. Becker a. T. Lenarz (2022): Real-world clinical experience with bimodal neuromodulation for the treatment of tinnitus: A case series. *Brain Stimulation: Basic, Translational, and Clinical Research in Neuromodulation* 15 (2): 383–384.

Cederroth, C. R., A. Lugo, N. K. Edvall, A. Lazar et al. (2020): Association between hyperacusis and tinnitus. *Journal of Clinical Medicine* 9 (8): 2412.

Chandrasekhar S. S., B. S. Tsai Do, S. R. Schwartz et al. (2019): Clinical Practice Guideline: Sudden Hearing Loss (Update). Otolaryngology – Head and Neck Surgery, 161: 1–45.

Chopra, A., M. Jung, R. C. Kaplan, D. W. Appel, E. A. Dinces, S. Dhar, P. C. Zee, F. Gonzalez 2nd, D. J. Lee, A. R. Ramos, H. J. Hoffman, S. Redline, K. J. Cruickshanks a. N. A. Shah (2016): Sleep apnea is associated with hearing impairment: The Hispanic community health study/study of Latinos. *J Clin Sleep Med* 12 (5): 719–726.

Cima, R. F. F. (2018): Bothersome tinnitus: cognitive behavioral perspectives. *HNO* 66 (5): 369–374.

Citron, F. M. a. A. E. Goldberg (2014): Metaphorical sentences are more emotionally engaging than their literal counterparts. *Journal of cognitive neuroscience* 26 (11): 2585–2595.

Clauß, E., A. Hoppe, V. Schachler u. J. Dettmers (2016): Erholungskompetenz bei Berufstätigen mit hoher Autonomie und Flexibilität. *Personal quarterly* , 22–27.

Cohen, R., C. Bavishi a. A. Rozanski (2016): Purpose in life and its relationship to all-cause mortality and cardiovascular events: A meta-analysis. *Psychosomatic medicine* 78 (2): 122–133.

Coles, R. R. a. R. A. Hallam (1987): Tinnitus and its management. Br Med Bull. Oct 43 (4): 983-98.

Conlon, B., B. Langguth, C. Hamilton, S. Hughes, E. Meade, C. O. Connor, H. H. Lim et al. (2020): Bimodal neuromodulation combining sound and tongue stimulation reduces tinnitus symptoms in a large randomized clinical study. *Sci. Transl. Med.* 12: 1–15, eabb2830.

Cordi, M. J. (2021): Updated review of the acoustic modulation of sleep: Current perspectives and emerging concepts. *Nature and Science of Sleep* 24 (13): 1319–1330.

Cordi, M. J., S. Ackermann a. B. Rasch (2019): Effects of relaxing music on healthy sleep. *Sci Rep* 9: 9079.

Cordi, M. J., L. Rossier a. B. Rasch (2020): Hypnotic suggestions given before nighttime sleep extend slow-wave sleep as compared to a control text in highly hypnotizable subjects. *International Journal of Clinical and Experimental Hypnosis* 68 (1): 105–129.

Cordi, M. J., A. A. Schlarb a. B. Rasch (2014): Deepening sleep by hypnotic suggestion. *Sleep* 37 (6): 1143–1152.

Cronlein, T., B. Langguth, M. Pregler, P. M. Kreuzer, T. C. Wetter a. M. Schecklmann M. (2016): Insomnia in patients with chronic tinnitus: cognitive and emotional distress as moderator variables. *J Psychosom Res.* 83: 65–8.

Damasio A. (1994) Descartes' Irrtum. Fühlen, Denken und das menschliche Gehirn. München (List).

Damasio, A. (2001): Fundamental feelings. *Nature* 413 (6858): 781.

Dawes, P., J. Newall, D. Stockdale a. D. M. Baguley (2020): Natural history of tinnitus in adults: A cross-sectional and longitudinal analysis. BMJ Open.

Day, M. A., L. C. Ward, D. M. Ehde, B. E. Thorn, J. Burns, A. Barnier, J. B. Mattingley a. M. P. Jensen (2019): A pilot randomized controlled trial comparing mindfulness meditation, cognitive therapy, and mindfulness-based cognitive therapy for chronic low back pain. *Pain medicine* 20 (11): 2134–2148.

De Pascalis, V. (2024): Brain functional correlates of resting hypnosis and hypnotizability: A review. *Brain Sci.* 14: 115.

De Ridder, D., M. Congedo a. S. Vanneste (2015): The neural correlates of subjectively perceived and passively matched loudness perception in auditory phantom perception. *Brain Behav.* 5 (5): e00331.

De Ridder, D., W. Schlee a. S. Vanneste (2021): Tinnitus and tinnitus disorder: Theoretical and operational definitions (an international multidisciplinary proposal). *Progress in brain research* 260: 1–25.

De Ridder, D., S. Vanneste, J. J. Song a. D. Adhia (2022): Tinnitus and the triple network model: a perspective. *Clinical and Experimental Otorhinolaryngology* 15 (3): 205–212.

Desai, R. H. (2022): Are metaphors embodied? The neural evidence. *Psychological Research* 86: 2417–2433.

Desmarteaux, C., A. Streff, J.-I. Chen, B. Houzé, M. Piché a. P. Rainville (2021): Brain responses to hypnotic verbal suggestions predict pain modulation. *Front. Pain Res.* 2: 757384.

Dobel, C. u. M. Junghöfer (2023): Tinnitus im Wechselspiel zwischen Emotion und Kognition. *HNO* 71 (10): 648–655.

Dressle, R. J., D. Riemann, K. Spiegelhalder, L. Frase, M. L. Perlis a. B. Feige (2023): On the relationship between EEG spectral analysis and pre-sleep cognitive arousal in insomnia disorder: towards an integrated model of cognitive and cortical arousal. *Journal of Sleep Research* 32 (4): e13861.

Egli Gallo, D., E. Khojasteh, M. Gloor a. S. C. Hegemann (2013): Effectiveness of systemic high-dose dexamethasone therapy for idiopathic sudden sensorineural hearing loss. *Audiology and Neurotology* 18 (3): 161–170.

Frickson, M. H., E. L. Rossi u. S. Rossi (1986): Hypnose. München (Pfeiffer).

Espie, C. A. (2023): Revisiting the Psychobiological Inhibition Model: A conceptual framework for understanding and treating insomnia using cognitive and behavioural therapeutics (CBTx). *Journal of Sleep Research* 32 (6): e13841.

Fobbe, A., A. Bökel, A. Lesinski-Schiedat et al. (2022): Pilotstudie: manualmedizinische Methodenevaluation zur Modulierbarkeit des Leitsymptoms Tinnitus. *HNO* 70: 675–684.

Frankl, V. E. (2007): Theorie und Therapie der Neurosen: Einführung in Logotherapie und Existenzanalyse. Stuttgart (UTB), 9. Aufl.

Frankl, V. E. (2016): Der Wille zum Sinn. Göttingen (Hogrefe), 7. Aufl.

Frankl, V. E. (2022): Über den Sinn des Lebens. Weinheim (Beltz), 5. Aufl.

Friston, K. (2010): The free-energy principle: a unified brain theory? *Nat Rev Neurosci* 11 (2): 127–138.

Fuhr, K., C. Meisner, A. Broch, B. Cyrny, J. Hinkel, J. Jaberg, A. Batra et al. (2021): Efficacy of hypnotherapy compared to cognitive behavioral therapy for mild to moderate depression: Results of a randomized controlled rater-blind clinical trial. *Journal of Affective Disorders* 286: 166–173.

Gerisch, G., H. Fromm, A. Huesgen a. U. Wick (1975): Control of cell-contact sites by cyclic AMP pulses in differentiating Dictyostelium cells. *Nature* 255: 547–549.

Gilligan, S. (2012): Generative trance: The experience of creative flow. New York (Crown House). [dt. (2014): Generative Trance: Das Erleben kreativen Flows. Paderborn (Junfermann).]

Gilligan, S. (2018): Therapeutic trances: The cooperation principle in Ericksonian hypnotherapy. New York (Routledge). [dt. (1987): Therapeutische Trance: Das Prinzip Kooperation in der Ericksonschen Hypnotherapie. Heidelberg (Carl-Auer), 6. Auf. 2017.]

Goebel, G. (2023): Definition und Diagnostik der Misophonie: Es gibt noch viel Forschungsbedarf zu diesem Symptomkomplex. *HNO Nachrichten* 53 (3): 16–25.

Goebel, G. u. W. Hiller (1998): Tinnitus-Fragebogen (TF). Ein Instrument zur Erfassung von Belastung und Schweregrad bei Tinnitus. Göttingen (Hogrefe).

Gosepath, K., B. Nafe, E. Ziegler u. W. J. Mann (2001): Neurofeedback in der Therapie des Tinnitus. *HNO* 49: 29–35.

Gößling, H. W. (2023): Hypnose für Aufgeweckte. Hypnotherapie bei Schlafstörungen. Heidelberg (Carl-Auer), 3., vollst. überarb. u. erw. Aufl.

Goyal, M., S. Singh, E. M. S. Sibinga et al. (2014): Meditation programs for psychological stress and well-being: A systematic review and meta-analysis. *JAMA Intern Med* 174 (3): 357–368.

Grawe, K. (2004): Neuropsychotherapie. Göttingen (Hogrefe).

Gu, H., W. Kong, H. Yin a. Y. Zheng (2022): Prevalence of sleep impairment in patients with tinnitus: A systematic review and single-arm meta-analysis. *Eur Arch Otorhinolaryngol.* 279 (5): 2211–2221.

Güntensperger, D., C. Thüring, M. Meyer, P. Neff u. T. Kleinjung (2017): Neurofeedback for Tinnitus Treatment – Review and Current Concepts. *Front Aging Neurosci* 9: 386.

Halama, P. (1992): Erfahrungen mit der Hypnosetherapie bei ambulanten Patienten, die unter Tinnitus leiden. Vergleichende Pilotstudie. *Experimentel Klin Hypnose* 8: 49–69.

Hallam, R. S., R. Rachmann a. R. Hinchcliffe (1984): Psychological Aspects of Tinnitus. In: R. Rachmann (ed.): Contributions to medical psychology (Vol. 3). Oxford (Pergamon), S. 31–54.

Halsband, U. (2015): Neurobiologie der Hypnose. In: D. Revenstorf u. B. Peter (Hrsg.) Hypnose in Psychotherapie, Psychosomatik und Medizin. Berlin/ Heidelberg (Springer).

Harrer, E. M. (2018): Hypnose und Achtsamkeit: Zwei Schwestern auf dem Tandem. Heidelberg (Carl-Auer).

Heidenreich, T. u. J. Michalak (2011): Achtsamkeit und Akzeptanz. In: M. Linden u. M. Hautzinger (Hrsg.): Verhaltenstherapiemanual. Berlin/Heidelberg (Springer).

Heller, A. J. (2003): Classification and epidemiology of tinnitus. *Otolaryngologic clinics of North America* 36 (2): 239–248.

Heller, M. F. a. M. Bergman (1953). Tinnitus aurium in normally hearing persons. *Ann Otol Rhinol Laryngol.* 62 (1): 73–83.

Helmreich, I. u. K. Lieb (2015): Schutzmechanismen gegen Burnout und Depression. *InFo Neurologie & Psychiatrie* 17: 52–62.

Henry, J. A., S. M. Theodoroff, C. Edmonds, I. Martinez, P. J. Myers, T. L. Zaugg a. M. C. Goodworth (2022): Sound tolerance conditions (hyperacusis, misophonia, noise sensitivity, and phonophobia): Definitions and clinical management. *American journal of audiology* 31 (3): 513–527.

Hesse, G. u. H. Schaaf (2012): Manual der Hörtherapie: Schwerhörigkeit, Tinnitus und Hyperakusis. Stuttgart (Georg Thieme).

Hiller W. a. G. Goebel (2004): Rapid assessment of tinnitus-related psychological distress using the Mini-TQ. Int J Audiol 43: 600–604.

Hoeft, F., J. D. Gabrieli, S. Whitfield-Gabrieli et al. (2012): Functional brain basis of hypnotizability. *Arch Gen Psychiatry* 69 (10): 1064–1072.

Hofbauer, R. K., P. Rainville, G. H. Duncan a. M. C. Bushnell (2001): Cortical representation of the sensory dimension of pain. *Journal of Neurophysiology* 86 (1): 402–411.

Hölzel, B. K., S. W. Lazar, T. Gard, Z. Schuman-Olivier, D. R. Vago a. U. Ott (2011): How does mindfulness meditation work? Proposing mechanisms of action from a conceptual and neural perspective. *Perspectives on Psychological Science* 6: 537–559.

Jastreboff, P. J. (1999): The neurophysiological model of tinnitus and hyperacusis. In: J. W. P. Hazell (ed): Proceedings of the Sixth International Tinnitus Seminar. Cambridge, UK (Tinnitus and Hyperacusis Centre), pp. 32–38.

Jastreboff, P. J. (2015): 25 years of tinnitus retraining therapy. *HNO* 63 (4): 307–311.

Jastreboff, P. J. a. J. W. Hazell (1993): A neurophysiological approach to tinnitus: Clinical implications. *British journal of audiology* 27 (1): 7–17.

Jastreboff, P. J. a. M. M. Jastreboff (2014): Treatment for decreased sound tolerance (hyperacusis and misophonia). *Sem. Hear.* 35: 105–120.

Jastreboff, P. J. a. M. M. Jastreboff (2023): The neurophysiological approach to misophonia: Theory and treatment. *Front. Neurosci.* 17: 895574.

Jensen, M. P. (2015): Hypnose bei chronischem Schmerz – Ein Behandlungsmanual. Heidelberg (Carl-Auer).

Kahneman, D. (2012): Schnelles Denken, langsames Denken. München (Siedler).

Kaye, J. M., F. I. Marlowe, D. Ramshandani, S. Berman, B. Schindler a. G. Loscalzo (1994): Hypnosis as an aid for tinnitus patients. *Ear Nose Throat J* 73: 309–312.

Khalsa, S. S., R. Adolphs, O. G. Cameron, H. D. Critchley, P. W. Davenport, J. S. Feinstein, N. Zucker et al. (2018): Interoception and mental health: A roadmap. *Biological psychiatry: cognitive neuroscience and neuroimaging* 3 (6): 501–513.

Kim, S. Y., S. Sim, H. J. Kim et al. (2018): Sudden sensory neural hearing loss is not predictive of myocardial infarction: A longitudinal follow-up study using a national sample cohort. *Sci Rep* 8: 946.

Kimmel, A. R. a. C. A. Parent (2003): The signal to move: D. discoideum go orienteering. *Science* 6 (5625): 1525–1527.

Kirsch, I., G. Montgomery a. G. Sapirstein (1995): Hypnosis as an adjunct to cognitive-Behavioral Psychotherapy: A meta-analysis. *Journal of Consulting and Clinical Psychology* 63 (2): 214–220.

Klan, T., A. Straube, K. Meßlinger, B. Raffaelli u. Ç. Wöber-Bingöl (2020): Achtsamkeitsbasierte Stressreduktion zur prophylaktischen Behandlung der episodischen Migräne: Eine randomisiert kontrollierte Studie. *Nervenheilkunde* 39 (07/08): 496–502.

Knobel, K. A. B. a. T. G. Sanchez (2008): Influence of silence and attention on tinnitus perception. Otolaryngology—Head and Neck Surgery 138 (1): 18–22.

Koning, H. M. (2019): Sleep disturbances associated with tinnitus: Reduce the maximal intensity of tinnitus. *The International Tinnitus Journal* 23 (1): 64–68.

Koo, M. a. J. H. Hwang (2017): Risk of tinnitus in patients with sleep apnea: A nationwide, population-based, case-control study. *Laryngoscope* 127 (9): 2171–2175.

Kossak, H. C. (1993): Hypnose, ein Lehrbuch. München (Beltz/Psychologie Verlags Union) 5., vollst. überarb. Aufl. 2013.

Kraiker, C. (1989): Besessen vom Unbewußten. *Hypnose und Kognition* 6: 3–12.

Kratzsch, V. u. G. Goebel (2018): Aktuelle Aspekte zu Tinnitus und Depression. *HNO* 66: 188–97.

Krauss, P., A. Schilling, K. Tziridis u. H. Schulze (2019): Modelle der Tinnitusentstehung – Von der Cochlea zum Kortex. *HNO* 67: 172–177.

Krauss, P., K. Tziridis, C. Metzner et al. (2016): Stochastic resonance controlled upregulation of internal noise after hearing loss as a putative cause of tinnitus-related neuronal hyperactivity. *Front Neurosci* 10: 597.

Kreuzer, P. M., V. Vielsmeier, B. Langguth (2013): Chronischer Tinnitus – eine interdisziplinäre Herausforderung. *Dtsch Ärztebl* 110 (16): 278–84.

Kuhl, J. (2010): Lehrbuch der Persönlichkeitspsychologie. Göttingen (Hogrefe).

Kuhl, J. (2019): Wie funktioniert das Selbst? In: S. Rietmann u. P. Deing (Hrsg.): Psychologie der Selbststeuerung Berlin/Heidelberg (Springer), S. 45–62.

Kumar, S., O. Tansley-Hancock, W. Sedley, J. S. Winston, M. F. Callaghan, M. Allen, T. E. Cope, P. E. Gander, D. E. Bamiou a. T. D. Griffiths (2017): The brain basis for misophonia. *Curr Biol* 27: 527–533.

Kumar, S., P. Dheerendra, M. Erfanian, E. Benzaquén, W. Sedley, P. E. Gander a. T. D. Griffiths (2021): The motor basis for misophonia. *Journal of Neuroscience* 41 (26): 5762–5770.

Labus, J., J. Breil, H. Stützer a. O. Michel (2010): Meta-analysis for the effect of medical therapy vs. placebo on recovery of idiopathic sudden hearing loss. *The Laryngoscope* 120 (9): 1863–1871.

Lacey, S., R. Stilla a. K. Sathian (2012): Metaphorically feeling: comprehending textural metaphors activates somatosensory cortex. *Brain and language* 120 (3): 416–421.

Landry, E. C. et al. (2020): Systematic review and network meta-analysis of Cognitive and/or Behavioral Therapies (CBT) for tinnitus. *Otol Neurotol* 41 (2): 153–166.

Langguth, B., P. M. Kreuzer, T. Kleinjung a. D. De Ridder (2013): Tinnitus: causes and clinical management. *The Lancet Neurology* 12 (9): 920–930.

Lao-Rodríguez, A. B., K. Przewrocki, D. Pérez-González, A. Alishbayli, E. Yilmaz, M. S. Malmierca a. B. Englitz (2023): Neuronal responses to omitted tones in the auditory brain: A neuronal correlate for predictive coding. *Science Advances* 9 (24): eabq8657.

Lemke, B. (2019): Entdecke dein Ikigai: Mit japanischer Weisheit den Sinn des Lebens finden – Das Praxisbuch. München (dtv), 4. Aufl.

Le Prell, C. G. (2022): Prevention of noise-induced hearing loss using investigational medicines for the inner ear: Previous trial outcomes should inform future trial design. *Antioxid Redox Signal* 36 (16-18): 1171–1202. DOI: 10.1089/ars.2021.0166.

MacDonald, A. W., J. D. Cohen, V. A. Stenger a. C. S. Carter (2000): Dissociating the role of the dorsolateral prefrontal and anterior cingulate cortex in cognitive control. *Science* 288: 1835–1838.

Mason, J. D. a. D. Rogerson (1995): Client-centred hypnotherapy for tinnitus: Who is likely to benefit? *Am J Clin Hypn* 37: 294–299.

Mason, J. D., D. R. Rogerson a. J. D. Butler (1996): Client centred hypnotherapy – is it better than counselling? *J Laryngol Otol* 110: 117–120.

Masten, A. S. a. J. Obradović (2008): Disaster preparation and recovery: lessons from research on resilience in human development. *Ecology and Society* 13 (1): 9. Verfügbar unter: http://www.ecologyandsociety.org/vol13/iss1/art9/ [10.5.2024].

Mazurek, B., G. Hesse, C. Dobel, V. Kratzsch, C. Lahmann a. H. Sattel (2022): Clinical practice guideline: Chronic tinnitus—diagnosis and treatment. *Dtsch Arztebl Int* 119: 219–225.

McKenna, L., E. M. Marks, C. A. Hallsworth a. R. Schaette (2017): Mindfulness-based cognitive therapy as a treatment for chronic tinnitus: A randomized controlled trial. *Psychotherapy and psychosomatics* 86 (6): 351–361.

McKenna, L., L. Handscomb, D. J. Hoare a. D. A. Hall (2014): A scientific cognitive-behavioral model of tinnitus: Novel conceptualizations of tinnitus distress. *Front Neurol* 5: 196.

Merleau-Ponty, M. (1966): Phänomenologie der Wahrnehmung. Berlin (De Gruyter), S. 185, 251.

Michel, O. (2022): Trendwende der Hörsturztherapie in Sicht? *HNO Nachrichten* 52 (1): 48–53.

Moller, A. C., E. L. Deci a. R. M. Ryan (2006): Choice and ego-depletion: The moderating role of autonomy. *Personality and social psychology bulletin* 32 (8): 1024–1036.

Mühlmeier, G., D. Baguley, T. Cox, M. Suckfüll a. T. Meyer (2016): Characteristics and spontaneous recovery of tinnitus related to idiopathic sudden sensorineural hearing loss. *Otol Neurotol* 37 (6): 634–641.

Neacsiu, A. D., V. Szymkiewicz, J. T. Galla, B. Li, Y. Kulkarni a. C. W. Spector (2022): The neurobiology of misophonia and implications for novel, neuroscience-driven interventions. *Front. Neurosci.* 16: 893903.

Newman, D. B., L. Tay a. E. Diener (2014): Leisure and subjective well-being: A model of psychological mechanisms as mediating factors. *J. Happiness Stud.* 15: 555–578.

Ohayon, M. M. (2002): Epidemiology of insomnia: What we know and what we still need to learn. *Sleep Med Rev* 6: 97–111.

Ohayon, M. M. (2011): Epidemiological overview of sleep disorders in the general population. *Sleep Med Rev* 2: 1–9.

Olderog, M., M. Langenbach, O. Michel, T. Brusis u. K. Kohle (2004): Prädiktoren und Mechanismen der ausbleibenden Tinnitus-Toleranzentwicklung – eine Längsschnittstudie. *Laryngorhinootologie* 83: 5–13.

Pearson M. a. L. J. Barnes (1948) Objective tinnitus aurium; report of a case with recovery after hypnosis. Arch Neurol Psychiatry 59 (2): 265–267.

Peter, B. (2000): Ericksonsche Hypnotherapie und die Neukonstruktion des »Therapeutischen Tertiums«. *Psychotherapie* 5: 6–21.

Pilgramm, M., R. Rychlik, H. Lebisch, H. Siedentop, G. Goebel u. D. Kirschoff (1999): Tinnitus in the Federal Republic of German: A representative epidemiological study. In J. Hazell (ed.): Proceedings of the Sixth International Tinnitus Seminar, Cambridge. London (Tinnitus and Hyperacusis Center), pp. 64–67.

Plontke S. K. (2024): Die HODOKORT-Studie und aktuelle Aspekte der Hörsturztherapie mit Glukokortikoiden. *HNO* 72: 389–392.

Plontke, S. K., C. Meisner, S. Agrawal, P. Cayé-Thomasen, K. Galbraith, A. A. Mikulec, L. Parnes, Y. Premakumar, J. Reiber, A. G. M. Schilder a. A. Liebau (2022): Intratympanic corticosteroids for sudden sensorineural hearing loss. *The Cochrane Database of Systematic Reviews.*

Plontke, S. K., M. Girndt, C. Meisner, I. Fischer, I. Böselt, J. Löhler a. HODOKORT Trial Investigators (2023): High-dose glucocorticoids for the treatment of sudden hearing loss. *NEJM Evidence* 3 (1).

Probst, T., R. Pryss, B. Langguth, W. Schlee (2016): Emotional states as mediators between tinnitus loudness and tinnitus distress in daily life: Results from the »TrackYourTinnitus« application. *Sci Rep* 6: 20382.

Quadt, L., H. D. Critchley a. S. N. Garfinkel (2018): The neurobiology of interoception in health and disease. *Annals of the New York Academy of Sciences* 1428 (1): 112–128.

Rasch, B. a. J. Born (2013): About sleep's role in memory. *Physiological Reviews* 93 (2): 681–766.

Retzler, T. (2022): Ikigai. Die japanische Philosophie. o. O. (Readers Round, Amazon).

Revenstorf, D. (1993): Hypnose und Verhaltenstherapie. Bern (Huber).

Revenstorf, D. (2012): Hypnotherapie: Neurobiologie und Wirksamkeit und klinische Anwendung. *PDP – Psychodynamische Psychotherapie* 11 (3): 135–144.

Revenstorf, D. u. B. Peter (2009): Hypnose in Psychotherapie, Psychosomatik und Medizin. *Manual für die Praxis.* Berlin (Springer), 2. Aufl.

Rhee, T. M., D. Hwang, J. S. Lee, J. Park a. J. M. Lee (2018): Addition of hyperbaric oxygen therapy vs medical therapy alone for idiopathic sudden sensorineural hearing loss: A systematic review and meta-analysis. *JAMA Otolaryngology – Head & Neck Surgery* 144 (12): 1153–1161.

Rosendahl, J., C. T. Alldredge a. A. Haddenhorst (2024): Meta-analytic evidence on the efficacy of hypnosis for mental and somatic health issues: A 20 year perspective. *Front. Psychol.* 14: 1330238.

Ross, U. H. (2002): Die praktische Umsetzung des Salutogenese-Konzeptes bei chronischem Tinnitus als systemischer Hörwahrnehmungsstörung. In: H. Wydler, P. Kolip u. T. Abel (Hrsg.): Salutogenese und Kohärenzgefühl. Grundlagen, Empirie und Praxis eines gesundheitswissenschaftlichen Konzeptes. Weinheim (Juventa), S. 161–171.

Ross, U. H. (2006a): Systemwissenschaftliche Aspekte zur Tinnitus-Therapie. *Schweizerische Zeitschrift für Ganzheitsmedizin* 19 (7–8): 373–379.

Ross, U. H. (2006b): Tinnitus. So finden Sie wieder Ruhe. München (Gräfe und Unzer).

Ross, U. H. (2010): Entspannung: Neuropsychobiologische Aspekte einer vernachlässigten Selbstverständlichkeit. *Schweizerische Zeitschrift für Ganzheitsmedizin* 22 (2): 100–113.

Ross, U. H. (2011): Moderne Hypnose bei Tinnitus & Co. Grundlagen therapeutischer Hypnose in der HNO-ärztlichen Praxis. *HNO kompakt* 19 (1): 19–28.

Ross, U. H. (2022): Moderne Hypnose bei Tinnitus, Hyperakusis & Co. Online-Workshop der MEG-Jahrestagung, 24.–27.03.2022.

Ross, U. H., G. Brademann u. E. Lehnhardt (1993): Akute Hörminderung durch arteriellen Hypotonus. *HNO* 41: 436–439.

Ross, U. H., O. Lange, J. Unterrainer a. R. Laszig (2007): Ericksonian hypnosis in tinnitus therapy: Effects of a 28-day inpatient multimodal treatment concept measured by Tinnitus-Questionnaire and Health Survey SF-36. *European Archives of Otorhinolaryngol* 264 (5): 483–488.

Ross U. H. u. K. Fritzsche (2016): Entspannung, Körperwahrnehmung und Erholung. Psychosomatische Grundversorgung, 321–336.

Rossi, E. L. (1996): The symptom path to enlightenment: The new dynamics of self-organization in hypnotherapy: An advanced manual for beginners. Pacific Palisades (Palisades Gateway).

Roth, G. (2003): Aus Sicht des Gehirns. Frankfurt (Suhrkamp).

Sanchez, T. G., C. C. A. Valim a. W. Schlee (2021): Long-lasting total remission of tinnitus: A systematic collection of cases. *Prog Brain Res* 260: 269–282.

Sarkissian, H., A. Chatterjee, F. De Brigard, J. Knobe, S. Nichols a. S. Sirker (2010): Is belief in free will a cultural universal? *Mind & Language* 25 (3): 346–358.

Schaaf, H., B. Klofat u. G. Hesse (2003): Hyperakusis, Phonophobie und Recruitment. *HNO* 51 (12): 1005–1011.

Schaaf, H., S. Flohre, G. Hesse a. U. Gieler (2014): Chronic stress as an influencing factor in tinnitus patients. *HNO* 62: 108–114.

Schaefert, R., P. Klose, G. Moser a. W. Häuser (2014): Efficacy, tolerability, and safety of hypnosis in adult irritable bowel syndrome: Systematic review and meta-analysis. *Psychosomatic medicine* 76 (5): 389–398.

Schecklmann, M., M. Pregler, P. M. Kreuzer, T. B. Poeppl, A. Lehner, T. Crönlein a. B. Langguth (2015): Psychophysiological associations between chronic tinnitus and sleep: A cross validation of tinnitus and insomnia questionnaires. *BioMed research international* 2015.

Schilling, A., P. Krauss, R. Hannemann, H. Schulze u. K. Tziridis (2021): Reduktion der Tinnituslautstärke : Pilotstudie zur Abschwächung von tonalem Tinnitus mit schwellennahem, individuell spektral optimiertem Rauschen. *HNO* 69: 891–898.

Schlack, R., U. Hapke, U. Maske et al. (2013): Häufigkeit und Verteilung von Schlafproblemen und Insomnie in der deutschen Erwachsenenbevölkerung. Ergebnisse der Studie zur Gesundheit Erwachsener in Deutschland (DEGS1). *Bundesgesundheitsbl.* 56: 740–748.

Schmidt, G. (1989): Wenn Sie Ihr Unbewußtes treffen, grüßen Sie es von mir! Einige Anmerkungen zum Phänomen einer Verdinglichung. *Hypnose und Kognition* 6: 19–31.

Schmidt, G. (2004): Liebesaffären zwischen Problem und Lösung – hypnosystemische Konzepte für schwierige Kontexte. Heidelberg (Carl-Auer), 10. Aufl. 2023.

Schmidt, G. (2020): Einführung in die hypnosystemische Therapie und Beratung. Heidelberg (Carl-Auer), 9. Aufl.

Schnell, T. (2020): Sinn, Gesundheit und Krankheit. Psychologie des Lebenssinns. Berlin/Heidelberg (Springer).

Schulze, H., A. Schilling, P. Krauss et al. (2023): Erlanger Modell der Tinnitusentstehung – Perspektivwechsel und neue Behandlungsstrategie. *HNO* 71: 662–668.

Schwemmle, C. u. C. Arens (2022): »Wut im Ohr«: Misophonie. *HNO* 70: 3–13.

Sedley, W. (2019): Tinnitus: does gain explain? *Neuroscience* 407: 213–228.

Sedley, W., K. J. Friston, P. E. Gander, S. Kumar a. T. D. Griffiths (2016): An integrative tinnitus model based on sensory precision. *Trends in neurosciences* 39 (12): 799–812.

Sedley, W., S. Teki, S. Kumar, G. R. Barnes, D. E. Bamiou a. T. D. Griffiths (2012): Single-subject oscillatory gamma responses in tinnitus. *Brain* 135 (10): 3089–3100.

Sereda, M., J. Xia, P. Scutt, M. P. Hilton, A. El Refaie a. D. J. Hoare (2022): Ginkgo biloba for tinnitus. *Cochrane Database of Systematic Reviews* 11. Art. No.: CD013514. DOI: 10.1002/14651858.CD013514.pub2.

Siegel, D. J. (2010): Alchemie der Gefühle. München (Kailash).

Simões, J. F. C. P. M., S. Vlaminck, R. M. F. Seiça, F. Acke a. A. C. E. Miguéis (2023): Cardiovascular risk and sudden sensorineural hearing loss: A systematic review and meta-analysis. The *Laryngoscope* 133: 15–24.

Singh, A. a. D. V. Kumar Irugu (2020): Sudden sensorineural hearing loss – A contemporary review of management issues. *Journal of Otology* 15: 67–73.

Solms, M. a. J. Panksepp (2012): The »id« knows more than the »ego« admits: Neuropsychoanalytic and primal consciousness perspectives on the interface between affective and cognitive neuroscience. *Brain Sci.* 2: 147–175.

Sonnentag, S., B. H. Cheng a. S. L. Parker (2022): Recovery from work: Advancing the field toward the future. *Annual Review of Organizational Psychology and Organizational Behavior* 9: 33–60.

Spence, C. (2011): Crossmodal correspondences: A tutorial review. *Attention, Perception, & Psychophysics* 73: 971–995.

Spence, C., D. Senkowski a. B. Röder (2009): Crossmodal processing. *Experimental Brain Research* 198: 107–111.

Stein, A., R. Wunderlich, P. Lau, A. Engell, A. Wollbrink, A. Shaykevich, J. T. Kuhn, H. Holling, C. Rudack a. C. Pantev (2016): Clinical trial on tonal tinnitus with tailor-made notched music training. *BMC neurology* 16: 38.

Steinberg, R. (2010): Schlafmedizin – Grundlagen und Praxis. Bremen (UNI-MED), 2. Aufl.

Steiner, U. C. (2012): Ohrenrausch und Götterstimmen. Eine Kulturgeschichte des Tinnitus. München (Wilhelm Fink).

Stuck, B. A., M. Arzt, I. Fietze et al. (2020): Teilaktualisierung S3-Leitlinie Schlafbezogene Atmungsstörungen bei Erwachsenen, Somnologie. Verfügbar unter: https://doi.org/10.1007/s11818-020-00257-6

Teixeira, L. S., C. A. C. Oliveira, R. C. Granjeiro, C. Petry, A. B. L. Travaglia a. F. Bahmad Jr (2018): Polysomnographic findings in patients with chronic tinnitus. *Annals of Otology, Rhinology & Laryngology* 127 (12): 953–961.

Tenzer, E. (2001) Der Verlust der Stille. Süddeutsche Zeitung, 07.07.2001.

Thompson, T., D. B. Terhune et al. (2019): The effectiveness of hypnosis for pain relief: A systematic review and meta-analysis of 85 controlled experimental trials. *Neurosci Biobehav Rev.* 99: 298–310.

Tivadar, R. I., R. T. Knight a. A. Tzovara (2021): Automatic sensory predictions: A review of predictive mechanisms in the brain and their link to conscious processing. *Front. Hum. Neurosci.* 15: 702520.

Tsuzuki, N., K. Wasano, N. Oishi et al. (2021): Severe sudden sensorineural hearing loss related to risk of stroke and atherosclerosis. *Sci Rep* 11: 20204.

Tucker, D. A., S. L. Phillips, R. A. Ruth, W. A. Clayton, E. Royster a. A. D. Todd (2005): The effect of silence on tinnitus perception. Otolaryngology—Head and Neck Surgery 132 (1): 20–24.

Vaitl, D. u. F. Petermann (2000): Handbuch der Entspannungsverfahren, Band 1. Grundlagen und Methoden. Weinheim (Beltz).

Valentine, K. E., L. S. Milling, L. J. Clark a. C. L. Moriarty (2019): The efficacy of hypnosis as a treatment for anxiety: A meta-analysis. *International Journal of Clinical and Experimental Hypnosis* 67 (3): 336–363.

Vielsmeier, V., R. Santiago Stiel, P. Kwok, B. Langguth a. M. Schecklmann (2020): From acute to chronic tinnitus: Pilot data on predictors and progression. *Front. Neurol.* 11: 997.

Wallace, M.N. a. A. R. Palmer (2023): Neural Plasticity in Tinnitus Mechanisms. Brain Sci. 2023, 13, 1615.

Walter U., S. Pennig, T. Kottmann, L. Bleckmann, K. Roschmann-Doose, W. Schlee (2023): Randomized controlled trial of a smartphone-based cognitive behavioral therapy for chronic tinnitus. PLOS Digit Health 2(9): 1-12.

Weise, C., K. Heinecke u. W. Rief (2007): Biofeedback bei chronischem Tinnitus – Behandlungsleitfaden und vorläufige Ergebnisse zu Wirksamkeit und Akzeptanz. *Verhaltenstherapie* 17: 220–230.

Werner, E. a. R. Smith (1982): Vulnerable, but invincible: A longitudinal study of resilient children and youth. New York (McGraw-Hill).

Wissenschaftlicher Beirat Psychotherapie nach § 11 PsychThG (2006): Gutachten zur wissenschaftlichen Anerkennung der Hypnotherapie. *Deutsches Ärzteblatt* 6: 285–287.

Wolf, T. G., K. A. Faerber, C. Rummel, U. Halsband a. G. Campus (2022): Functional changes in brain activity using hypnosis: A systematic review. *Brain Sci.* 12: 108.

Wolinsky, S. (1993): Die alltägliche Trance. Freiburg (Lüchow).

Yakunina, N., W. H. Lee, Y. J. Ryu a. E. C. Nam (2019): Tinnitus suppression effect of hearing aids in patients with high-frequency hearing loss: A randomized double-blind controlled trial. *Otol Neurotol* 40: 865–871.

Yoon, H. a. H. J. Baek (2022): External auditory stimulation as a non-pharmacological sleep aid. *Sensors* 22: 1264.

Zirke, N., C. Seydel, D. Arsoy, B. F. Klapp, H. Haupt, A. J. Szczepek et al. (2013): Analysis of mental disorders in tinnitus patients performed with composite international diagnostic interview. *Qual Life Res* 22: 2095–2104.

Über den Autor

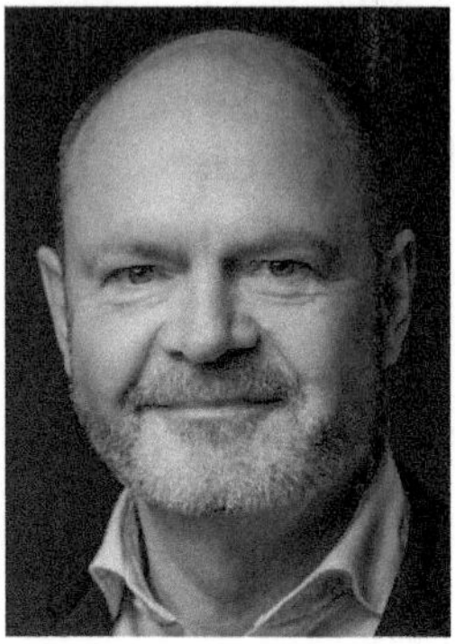
© Felix Groteloh

UWE H. ROSS, PD Dr. med.; Arzt für HNO-Heilkunde, Psychotherapeut (Verhaltenstherapie, Klinische Hypnose), Coach, Systemischer Supervisor in eigener Praxis in Freiburg i. Br. Er lehrt in den Bereichen Psychosomatik und Psychotherapie sowie Medizinische Hypnose für die Universität Freiburg i. Br., die Bezirksärztekammer Südbaden sowie für die Milton Erickson Gesellschaft (MEG) und die Schweizerische Ärztegesellschaft für Hypnose (SMSH).

In den Jahren 1998–2002 Entwicklung und ärztliche Leitung eines kompetenzorientierten Therapie-Konzepts bei chronischem Tinnitus an der Universitäts-HNO-Klinik Freiburg. Seither behandelt er schwerpunktmäßig Tinnitus und andere stressbezogene Gesundheitsstörungen (Schlafstörungen, Ängste, Burnout, Depression).

Kontakt: www.hno-tinnitus-freiburg.de, www.per-sono.de

Heinz-Wilhelm Gößling

Besser schlafen mit Selbsthypnose

Das Fünf-Wochen-Programm für Aufgeweckte

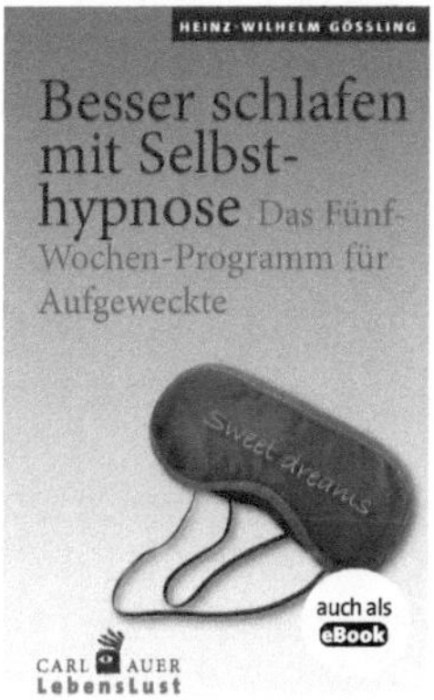

Mit einem Vorwort
von Björn Rasch

143 Seiten, Kt, 2. Aufl. 2021
ISBN 978-3-8497-0084-3

Besser schlafen in fünf Wochen? Wie soll das gehen, wenn man schon seit Monaten keine Nacht mehr durchgeschlafen hat?! Sicher ist: Mit ein paar Schlaftipps alleine ist es nicht getan. Der Psychiater, Coach und Mentaltrainer Dr. Heinz-Wilhelm Gößling stellt in diesem Buch ein verständlich und unterhaltsam geschriebenes Übungsprogramm vor. Es vermittelt ein tieferes Verständnis dafür, wie unsere innere Tag-Nacht-Uhr funktioniert und welche psychologischen Hintergründe einen guten Schlaf ausmachen.

Herzstück des Programms sind Anleitungen zu verschiedenen Formen von wissenschaftlich bewährter, schnell erlernbarer Selbsthypnose. Die fünf Wochenetappen des Programms sind aufeinander abgestimmt und greifen die wichtigsten Aspekte von Schlafstörungen auf: In der ersten Woche lernen Sie, wie Sie kreisende Gedanken abschalten, die Sie am (Wieder-)Einschlafen hindern. Auf welche Weise Sie Ihren natürlichen Biorhythmus für einen erholsamen Schlaf nutzen können, wird in der zweiten Woche erläutert. Woche drei widmet sich dem „inneren Konto“ und der Frage, wie Sie es ins Plus bringen, um abends unbeschwert ins Bett zu gehen. Die vierte Woche zeigt drei verschiedene Imaginationen zur Verbesserung des Tiefschlafs, und in der fünften Woche lernen Sie eine Methode, mit der Sie schon tagsüber den Kopf frei bekommen, um nachts traumhaft schlafen zu können. Probieren Sie es aus!

Carl-Auer Verlag • www.carl-auer.de

Michael Müller | Christine Erlach

In Aktanz gehen

Wie man hinderliche Geschichten loswird

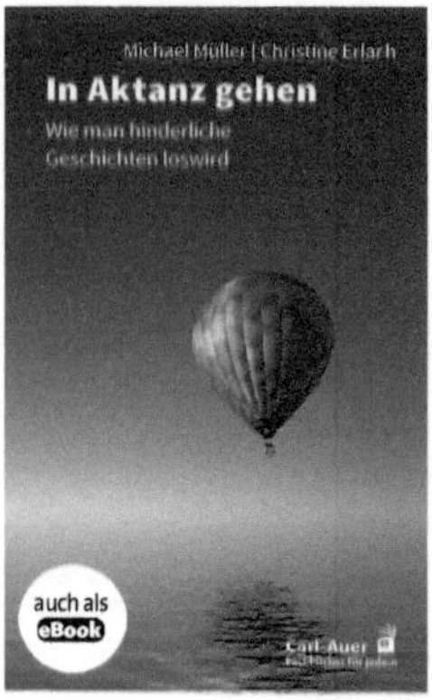

223 Seiten, Kt, 2024
ISBN 978-3-8497-0551-0

So geht es nicht weiter! – Wie oft fällt dieser Satz, und dann bleibt doch alles, wie es ist: Unsere Art des Wirtschaftens und unser Lebensstil stehen im krassen Widerspruch zum notwendigen Klima- und Umweltschutz; Unternehmen fehlt es angesichts rasanter Veränderungen an Wendigkeit; überforderte Menschen bräuchten Leichtigkeit und Spontaneität, um ihre Situation zu überdenken.

Warum fällt es uns so schwer, tatsächlich etwas zu ändern? Ein Grund ist, dass wir an eingeschliffenen Denkmodellen, Glaubenssätzen und Narrativen festhalten, die unser Handeln (mit)bestimmen. Diese „Störnarrative“ waren vielleicht einmal funktional, sind es aber nicht mehr. Jetzt erscheinen sie als alternativlose Wahrheiten und stehen neuem Denken und Handeln im Weg.

Aktanz nennen Michael Müller und Christine Erlach eine Haltung, die es erlaubt, mit Leichtigkeit und offen auf sich verändernde Bedingungen zu reagieren und ihnen auf innovative Weise zu begegnen. Praxisnah vermitteln sie in Beispielen und Mitmach-Experimenten Werkzeuge, die die eigenen Narrative und Glaubenssätze verändern helfen und Wege ins Neue ebnen. In Aktanz gehen können sowohl Einzelne wie auch Organisationen oder die Gesellschaft als Ganze, denn letztlich geht es in allen Fällen um das Gleiche: zukunftsfähig zu werden.

Carl-Auer Verlag • www.carl-auer.de

Carl-Auer
Fachbücher für jede:n